SKYE ALEXANDER
ANNE SCHNEIDER

LA PETITE ENCYCLOPEDIE

DES POINTS DE GUÉRISON

136 TECHNIQUES POUR SOULAGER LA DOULEUR, CALMER L'ESPRIT ET RETROUVER LA SANTÉ

TROISIÈME ÉDITION

LE COURRIER DU LIVRE
27, RUE DES GRANDS-AUGUSTINS
75006 PARIS

Titre original : *The pocket encyclopedia of healing touch therapies*

Traduit de l'anglais par Anne Clarisson et Isabelle Leymarie

ISBN : 978-2-7029-2641-3

www.editions-tredaniel.com
info@guytredaniel.com
facebook.com/editions.tredaniel

Photographies de Jack Deutsch
Illustrations de Mike Wanke

Imprimé en Chine

MIXTE
Papier | Pour une gestion forestière responsable
FSC® C016973
www.fsc.org

Les données présentées dans cet ouvrage ont une valeur exclusivement pédagogique. Elles ne doivent en aucun cas se substituer à l'avis d'un médecin ou d'un professionnel de santé. Il est recommandé de consulter son médecin traitant avant d'entamer une démarche de santé, quelle qu'elle soit.

Sommaire

Introduction 6

Acupressure 8

Migraine 11
Céphalées de tension 13
Lendemain de fêtes 15
Affection des sinus 17
Rhume saisonnier/Congestion nasale 19
Rhume des foins/Allergies 21
Toux/Maux de Gorge 23
Difficultés respiratoires 25
Perte de mémoire 27
Lucidité/Concentration 29
Acné 31
Élasticité de la peau 33
Fatigue oculaire 35
Otites/Troubles de l'audition 37
Maux de dents 39
Épaule douloureuse 43
Syndrome du Canal Carpien 45
Tendinites 47
Palpitations 49
Douleurs dorsales 51
Lombalgies 53
Sciatique 55
Douleurs et ankylose de la hanche 57
Arthrites et rhumatismes 59
Varices 61
Douleurs du genou 63
Crampes des membres inférieurs 65
Foulure de la cheville 67
Digestion difficile 69
Nausées 71
Constipation 73
Syndrome prémenstruel 75
Douleurs menstruelles 77
Rétention d'eau 79
Bouffées de chaleur 81
Stérilité/Impuissance 83
Baisse de la libido 85
Mal des transports 87
Pertes d'équilibre/Vertiges 89
Stress 91
Fatigue 93
Insomnie 95
Irritabilité/Colère 97
Traumatisme psychologique 99
Anxiété 101
Peur/Insécurité 103
Dépression 105
Baisse de l'estime de soi 107
Tristesse et chagrin 109

Reiki 110

Les cinq principes du Reiki 113
Niveaux et initiations : le Reiki premier et deuxième degré 115
Niveaux et initiations : le Reiki troisième degré 117

Les principaux organes du corps – vue de face 119
Les principaux organes du corps – vue de dos 121
Les sept chakras 123
Se préparer 125
Préparer le lieu 127
Préparer le receveur 129

AUTOGUÉRISON

Les yeux 131
Les tempes 133
L'occiput 135
La gorge 137
Le sternum/le thymus 139
Les épaules 141
Les poumons 143
Le cœur 145
Le bas de la cage thoracique 147
La taille 149
Les os du bassin 151
L'os du pubis 153
Les genoux 155
Les chevilles 157
Les pieds 159
La nuque 161
Le milieu du dos/la taille 163
Le bas du dos/le sacrum 165

GUÉRIR D'AUTRES PERSONNES

Les yeux 167
Les tempes 169
L'occiput 171
La gorge 173
Le thymus 175
Les poumons 177
Le cœur 179
Le bas de la cage thoracique 181
Les os du bassin 185
L'os du pubis 187
Les genoux 189
Les pieds 193
La nuque/les épaules 195
Les omoplates 197
Le milieu du dos/la taille 199
Le bas du dos/le sacrum 201

Reflexologie 202

Le cerveau 205
Les yeux 207
Les oreilles 209
Les sinus 211
Les réflexes 213
Les tempes 215
Les dents 217
Les apophyses mastoïdes 219
L'hypothalamus 221
L'hypophyse 223
La thyroïde 225
Le cou 227
La colonne vertébrale 229
L'œsophage 231
Les bronches 233
Le système lymphatique 235

Les épaules 237
Les bras 239
Les seins 241
Les poumons 243
Le cœur 245
Le diaphragme 247
L'estomac 249
Le pancréas 251
Le plexus solaire 253
La rate 255
Le foie 257
Les glandes surrénales 259
La vésicule biliaire 261
Le duodénum 263
Les reins 265
Le pubis 267
Les trompes de Fallope 269
Les ovaires/les testicules 271
Le col de l'utérus 273
L'utérus 275
La prostate 277
L'appendice 279
Les hanches 281
Le bas du dos 283
Le bassin 285
Les genoux 287
Le côlon ascendant 289
Le côlon descendant 291
Le côlon transverse 293
L'intestin grêle 295
Le rectum/l'anus 297
L'uretère 299
La vessie 301
Le nerf sciatique 303

Introduction

Depuis des milliers d'années, partout dans le monde, les gens utilisent leurs mains pour soulager les douleurs, tant psychologiques que physiques.

Les Chinois sont à l'origine de la digipuncture ; ce sont eux qui ont mis au point une carte de points du corps qui, quand ils sont soumis à une pression ferme, répandent une énergie guérisseuse par le biais de méridiens invisibles. Dans l'Antiquité, les Égyptiens et les Grecs ont établi des correspondances entre des points des pieds et des mains et des organes et des tissus, au travers d'une forme de massage appelée réflexologie. La pratique du Reiki, plus récente, trouve elle ses origines au Japon. Le Reiki fait appel à une énergie engendrée par un pouvoir suprême qui est transmise par certaines personnes qui y sont sensibles.

On constate de nos jours un regain d'intérêt pour ces trois méthodes de guérison naturelle. Ce guide les réunit et vous en expose les techniques et les principes aux noms si pittoresques. La digipuncture, le Reiki et la réflexologie peuvent être utilisés pour vous soigner vous-même ou pour soigner les autres, mais ils ne se substituent en aucun cas à une consultation médicale.

L'acupressure

Une des plus anciennes méthodes de guérison au monde, l'acupressure est pratiquée en Asie depuis des milliers d'années pour soulager un large éventail d'affections courantes. L'acupressure était quasiment inconnue en Occident jusqu'à la moitié du XXe siècle, mais aujourd'hui on la pratique de plus en plus pour se soigner soi-même en premier recours, en utilisant les capacités naturelles du corps.

Cette thérapie par le toucher, douce et efficace, suit les mêmes principes généraux que l'acupuncture sans être aussi invasive. Au lieu de planter des aiguilles dans certains points du corps, on exerce sur les parties à soigner une pression du bout des doigts pour stimuler la circulation de l'énergie vitale – appelée Qi en Chine.

L'acupressure facilite, fluidifie et harmonise la circulation du Qi dans un système de canaux, qu'on appelle méridiens, qui parcourent le corps. La pression exercée sur un point peut soulager un inconfort localement, à l'endroit même du point, mais elle permet aussi d'intervenir sur une autre partie du corps éloignée du point de pression. En effet, activer un point de pression affecte la circulation du Qi par le méridien, et la guérison est alors effective tout au long de ce méridien. On pourra aussi, pour obtenir de meilleurs résultats, stimuler plusieurs points à la fois.

Reiki

Le Reiki a été créé assez récemment au Japon par le Dr Mikao Usui (1865-1926). La pratique du Reiki consiste en l'apposition des mains afin de relaxer et de soigner. « Rei » veut dire savoir spirituel, et « ki » signifie énergie universelle. Les maîtres Reiki forment et sensibilisent leurs élèves à mesure qu'ils progressent dans les niveaux, ou degrés, du Reiki. Ces maîtres s'inscrivent dans la lignée du Dr Usui.

Cette sensibilisation reçue d'un maître Reiki sert à ouvrir ou à « démarrer » votre capacité à acheminer l'énergie Reiki. Ce pouvoir, et votre volonté, permettent de vous aider vous-même et d'aider les autres. Le Reiki est à la portée de tous, quels que soient votre âge ou la maladie en cause.

Le Reiki soigne à différents niveaux : physique, émotionnel, mental et spirituel. Le Reiki ne peut pas faire de mal. Son but est de prodiguer le meilleur soin possible. Remarquez que le Reiki « soigne », ce qui ne veut pas dire qu'il « guérit », bien que souvent ce soit le cas. Grâce au Reiki, vous percevrez à coup sûr un changement d'énergie. Cela peut être subtil, voire imperceptible, mais l'énergie Reiki qui pénètre en vous conduit les vibrations basses de l'énergie cellulaire de votre corps à un niveau plus élevé.

On pense que le Reiki est intelligent, en ce sens qu'il trouve de lui-même la voie de la guérison dans le corps, l'esprit et l'âme. Le rôle de celui qui le pratique consiste simplement à appuyer sur le bouton « démarrer ».

La réflexologie

Dans l'Antiquité, les Égyptiens, les Grecs et les Chinois pratiquaient déjà la réflexologie, souvent couplée à l'aromathérapie, pour soigner toutes sortes de maladies. La réflexologie consiste à masser des points spécifiques pour les stimuler, principalement sur les pieds, mais parfois aussi sur les mains ou d'autres parties du corps.

On évoque, dans la Bible, une habitude de l'onction des pieds qui peut être considérée comme une forme de réflexologie. On a également trouvé des preuves de l'utilisation des massages des pieds chez les Amérindiens pour soigner les blessures et guérir les maladies. Développée en Occident vers 1915 par un médecin américain, William Fitzgerald, cette technique ancienne est de nouveau appréciée pour sa douceur et son efficacité.

La réflexologie peut être prodiguée sur soi-même ou sur les autres. C'est une façon agréable de se soigner, psychologiquement et physiquement. Les pouces, les autres doigts de la main, les articulations et le plat de la main peuvent être utilisés pour masser et manipuler les pieds. Un produit lubrifiant – comme de l'huile de massage ou de la lotion –, en particulier parfumé aux huiles essentielles, peut considérablement améliorer le traitement.

Si vous devez traiter un problème en particulier, concentrez vos efforts sur le point du pied qui correspond à la partie du corps affaiblie. Certaines maladies, comme la grippe, affectent plusieurs endroits du corps ; dans ce cas, vous devrez stimuler tous les points de réflexologie qui s'y rapportent. Des résultats peuvent être obtenus assez rapidement, et il arrivera souvent qu'après seulement quelques séances de quinze minutes, vous constaterez des améliorations remarquables. Vous rencontrerez aussi des cas qui demanderont une attention régulière et soutenue. Quoi qu'il en soit, gardez toujours en tête que la réflexologie ne peut pas se substituer à des soins médicaux.

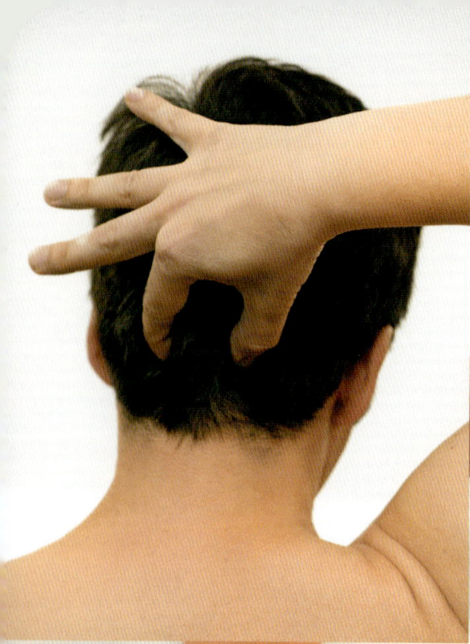

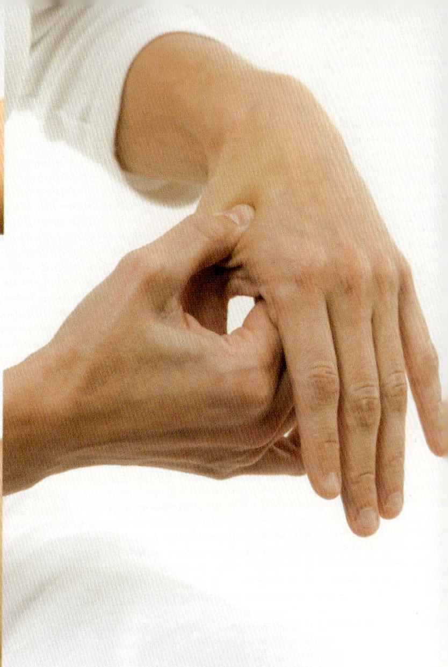

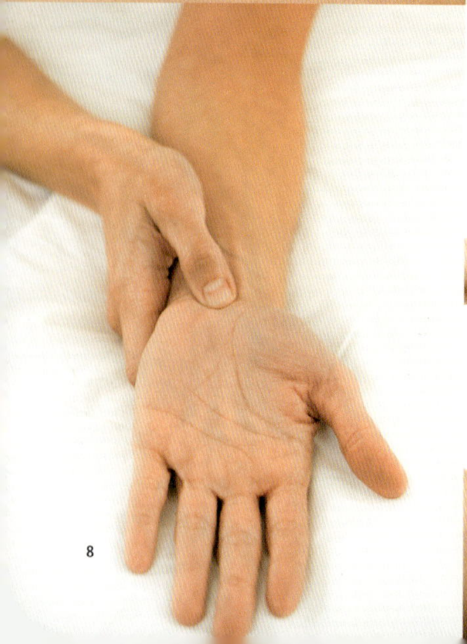

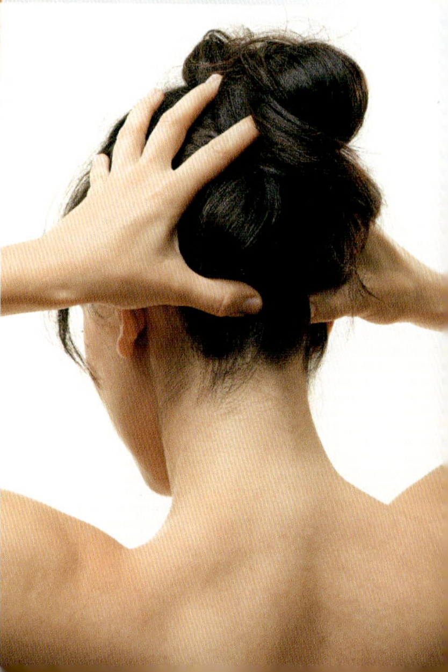

ACUPRESSURE

évacue le stress

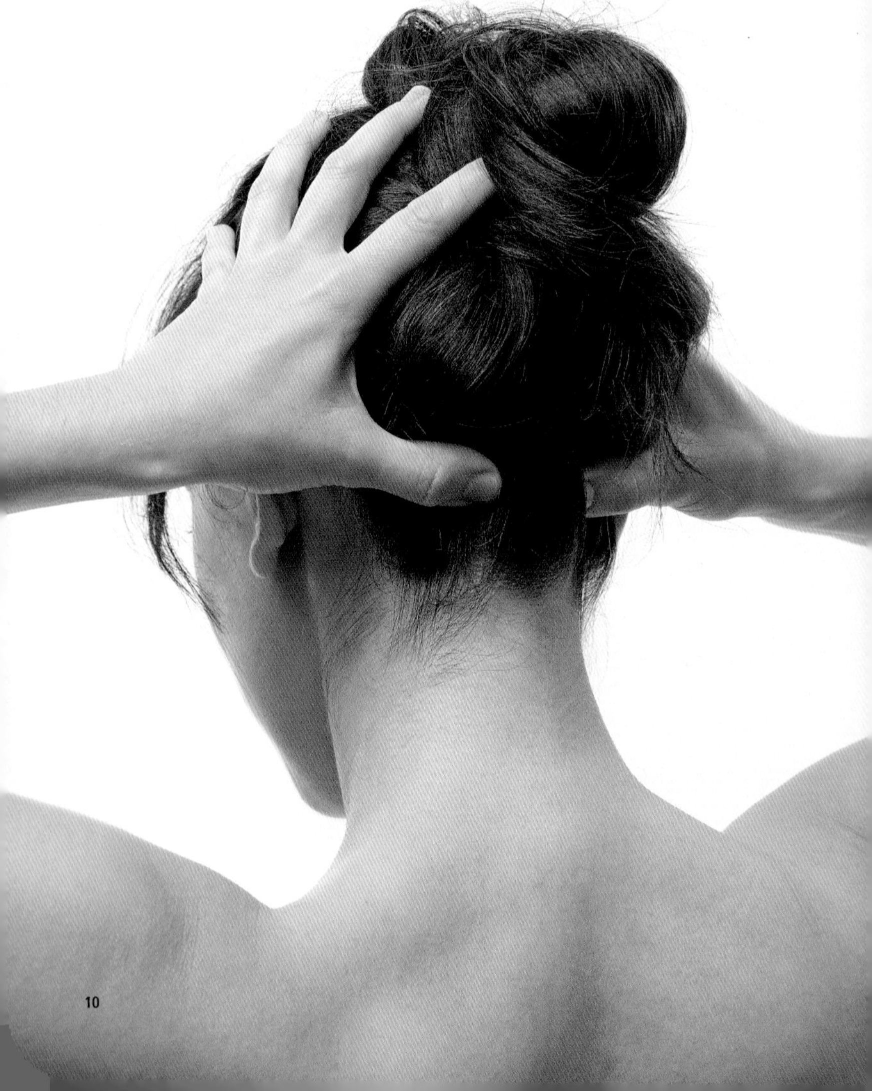

Migraine

POINT D'ACUPRESSION 20 VB, « La porte du vent »

LOCALISATION Ces deux points sont situés sur la nuque, de chaque côté de la colonne vertébrale, à la base du crâne.

TECHNIQUE Appuyez le pouce et l'index, ou bien l'index et le majeur, selon ce qui vous semble le plus facile, et maintenez la pression durant au moins une minute.

UTILITÉ L'activation du point 20 VB soulage la migraine et les céphalées de tension. La stimulation de 20 VB décongestionne les sinus, atténue les raideurs de la nuque, élimine le stress et la fatigue oculaire. Il est utile de masser ces points régulièrement tout au long de la journée lorsqu'on travaille assis devant un écran d'ordinateur.

diminue la fatigue oculaire et les sensations ébrieuses

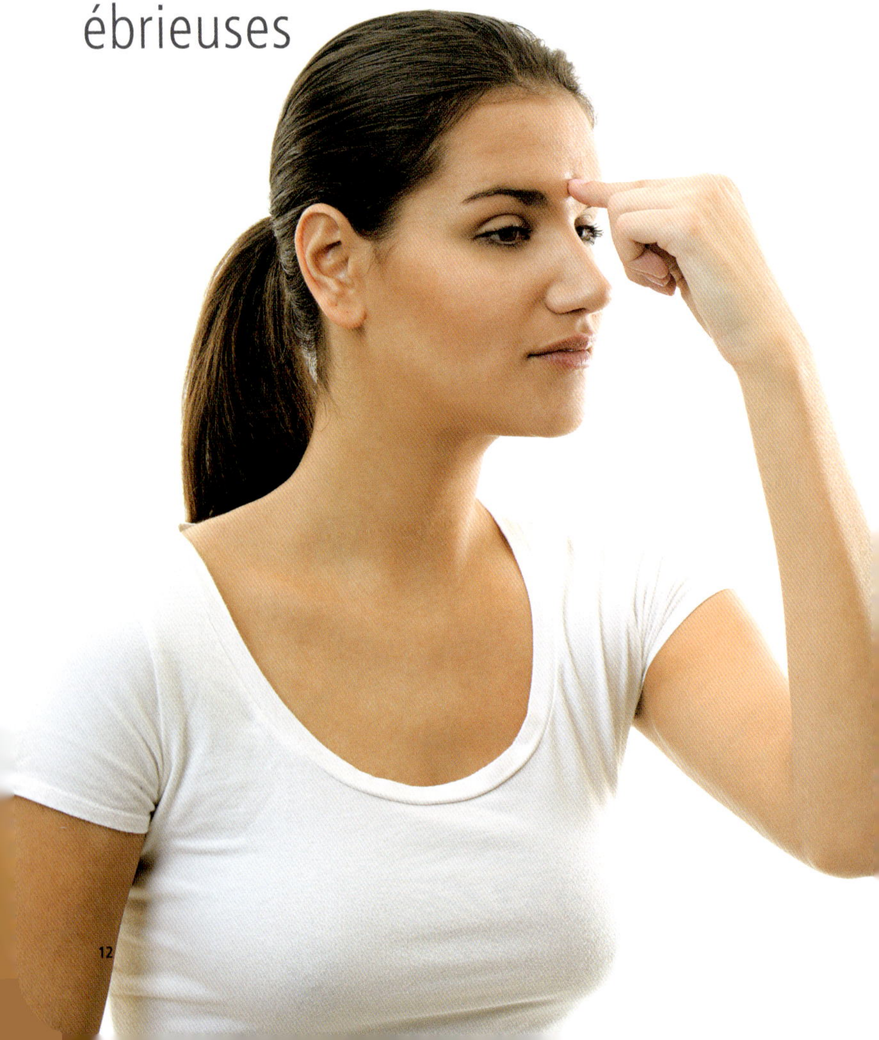

Céphalées de tension

POINT D'ACUPRESSION 1 PC, « La trace du front »

LOCALISATION Ce point, parfois appelé « le troisième œil » se situe entre les sourcils, à la jonction entre les sourcils et l'arête nasale.

TECHNIQUE Appuyez la pulpe de l'index et maintenez la pression durant au moins une minute.

UTILITÉ L'activation de « La trace du front » soulage les céphalées de tension, ainsi que les maux de tête liés à une affection des sinus, à une congestion nasale, au rhume saisonnier ou encore aux lendemains douloureux de la gueule de bois. Ce point peut aussi servir à estomper la fatigue oculaire et les sensations ébrieuses. Il est utile de masser ce point régulièrement tout au long de la journée, lorsqu'on réalise un travail méticuleux ou que l'on travaille assis devant un écran.

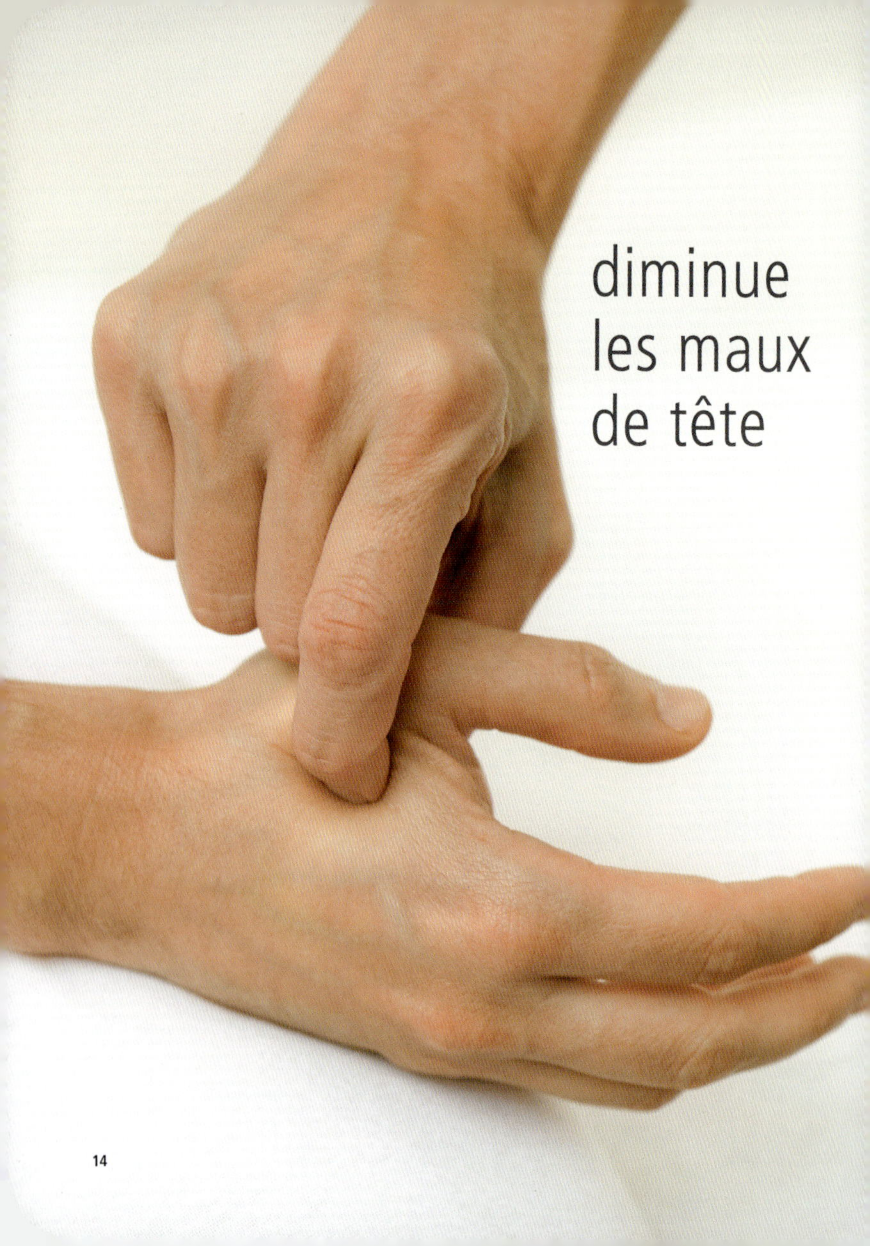
diminue
les maux
de tête

Lendemain de fêtes

POINT D'ACUPRESSION 4 GI, « Vallée des réunions »

LOCALISATION Ce point se situe sur chaque main, au centre de la palmature qui sépare le pouce et l'index.

TECHNIQUE À l'aide du pouce et de l'index de la main droite, comprimez ce point de part et d'autre sur votre main gauche et maintenez la pression durant au moins une minute. Changez de main et recommencez.

UTILITÉ L'activation du point 4 GI permet de calmer les maux de tête liés aux lendemains de fêtes. On en tirera également profit en cas de céphalées de tension, de congestion nasale, de rhume saisonnier, de tension oculaire et de sensation ébrieuse. Il est utile de masser ce point régulièrement tout au long de la journée, lorsqu'on réalise un travail méticuleux ou que l'on travaille assis devant écran. Attention : vous ne devez pas activer ce point chez une femme enceinte ou désireuse de l'être.

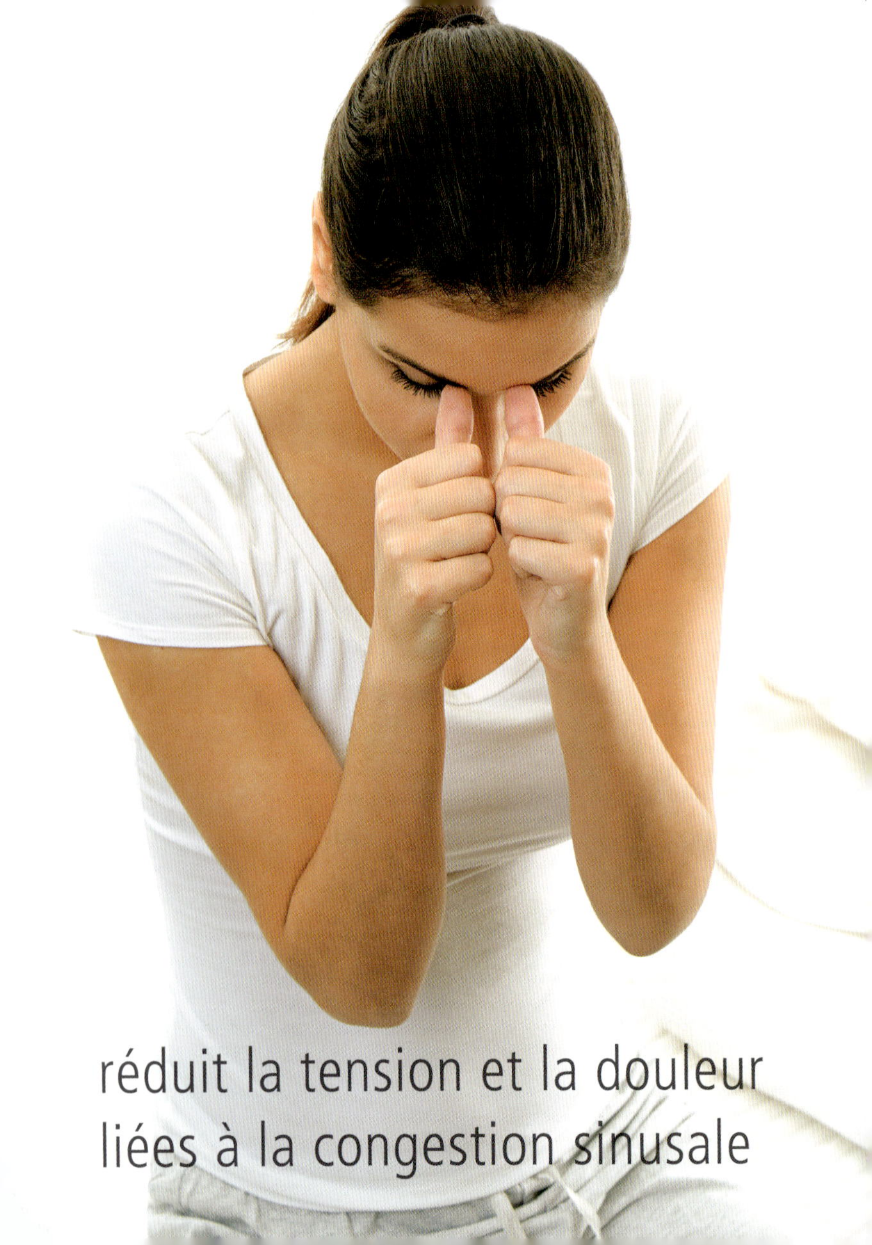

réduit la tension et la douleur
liées à la congestion sinusale

Affection des sinus

POINT D'ACUPRESSION	2 V, « Amas de bambous »
LOCALISATION	Ces deux points se situent à l'intérieur et au-dessous des sourcils, au point de jonction avec l'arête nasale.
TECHNIQUE	Appuyez avec vos pouces et maintenez la pression durant au moins une minute. Recommencez régulièrement, dès que le besoin s'en fait sentir.
UTILITÉ	L'activation de « Amas de bambous » facilite le relâchement de la pression et la diminution de la douleur liées à une congestion des sinus. La stimulation de ce point est également utile en cas de fatigue oculaire, de céphalées de tension, de rhume saisonnier, lorsqu'on a l'impression d'avoir la tête prise dans un étau, au décours d'une grippe, d'un rhume des foins ou d'une allergie.

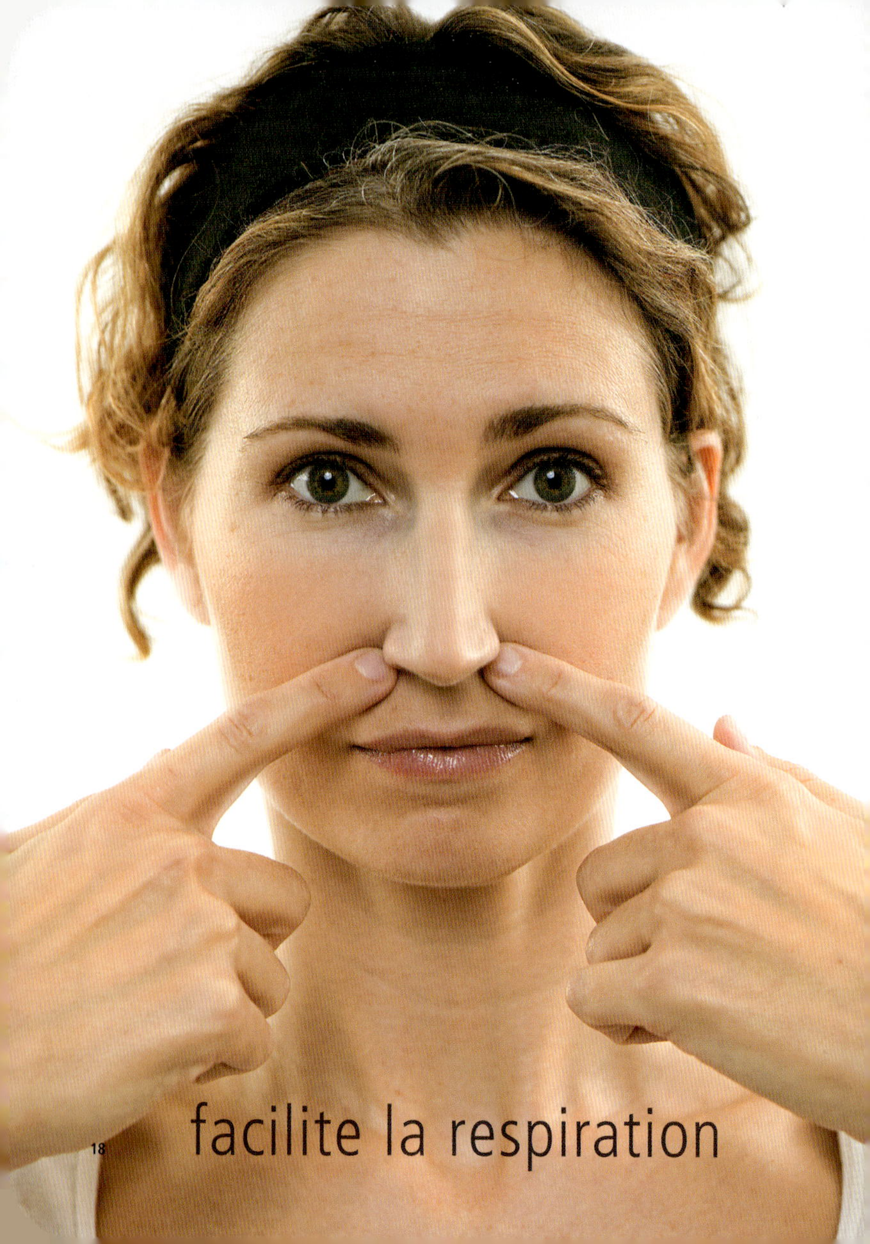

facilite la respiration

Rhume saisonnier/Congestion nasale

POINT D'ACUPRESSION 20 GI, « Accueil des parfums »

LOCALISATION Ces deux points se situent de chaque côté du nez, dans le creux formé par la jonction de la joue et de la narine.

TECHNIQUE Appuyez le pouce ou le majeur et maintenez la pression durant au moins une minute. Recommencez régulièrement si nécessaire.

UTILITÉ La stimulation de 20 GI permet de dégager des sinus sus et sous-orbitaux congestionnés et aide à soulager l'inconfort lié au rhume. L'activation de ces points favorise également la diminution des maux de tête, des sinusites, du rhume des foins et des difficultés respiratoires d'origine allergique.

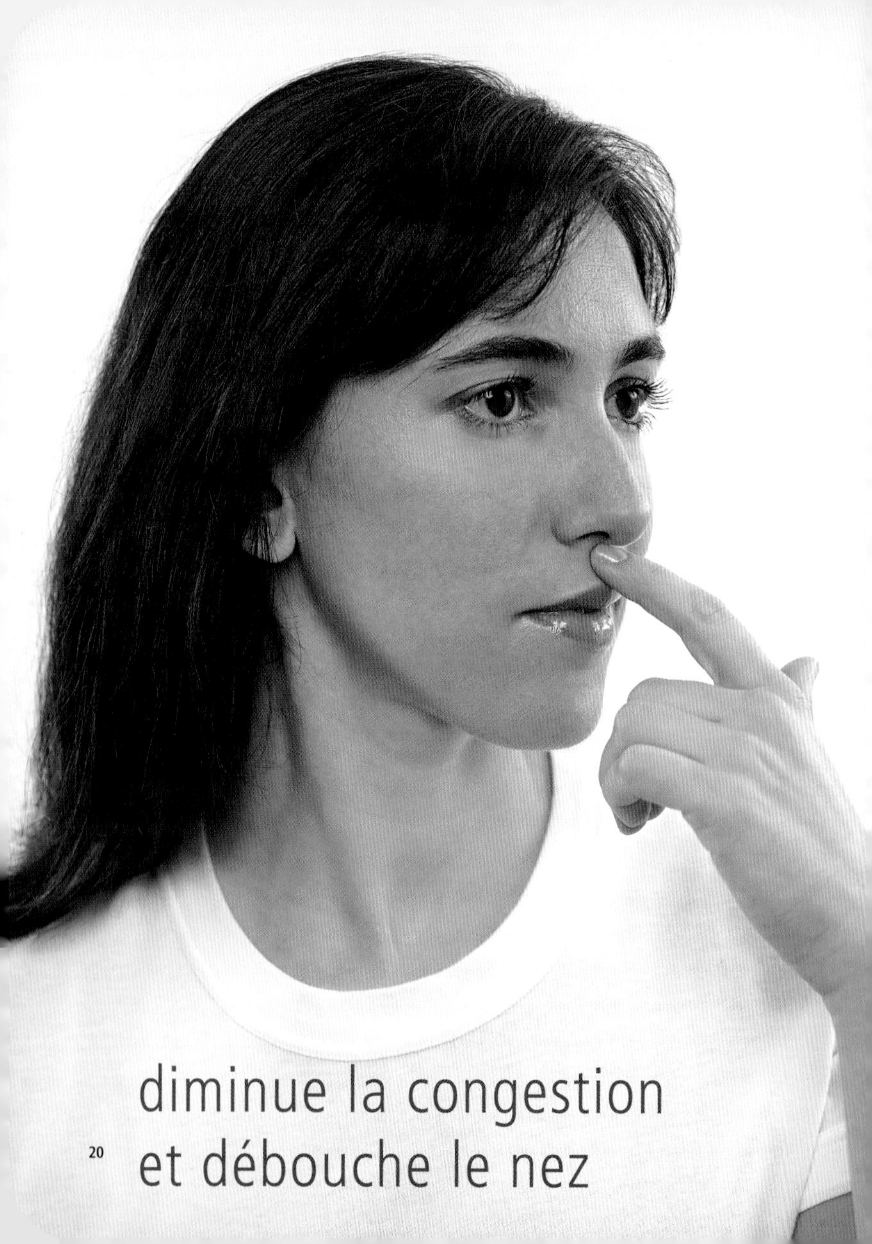

diminue la congestion
et débouche le nez

Rhume des foins/Allergies

POINT D'ACUPRESSION 26 VG, « Le milieu de l'homme ».

LOCALISATION Ce point se situe dans le creux formé par le sillon nasogénien, entre l'extrémité basse du dôme du nez et la lèvre supérieure.

TECHNIQUE Appuyez la pulpe de l'index et maintenez la pression durant au moins une minute. Recommencez régulièrement si nécessaire.

UTILITÉ L'activation de 26 VG diminue la congestion nasale et les sensations d'irritation qui se manifestent lors du rhume des foins. La stimulation de 26 VG atténue les difficultés respiratoires d'origine allergique, diminue les éternuements, les sécrétions nasales, la congestion des sinus et les sensations ébrieuses.

- On utilise également ce point pour améliorer la concentration. Se référer à la carte 10.

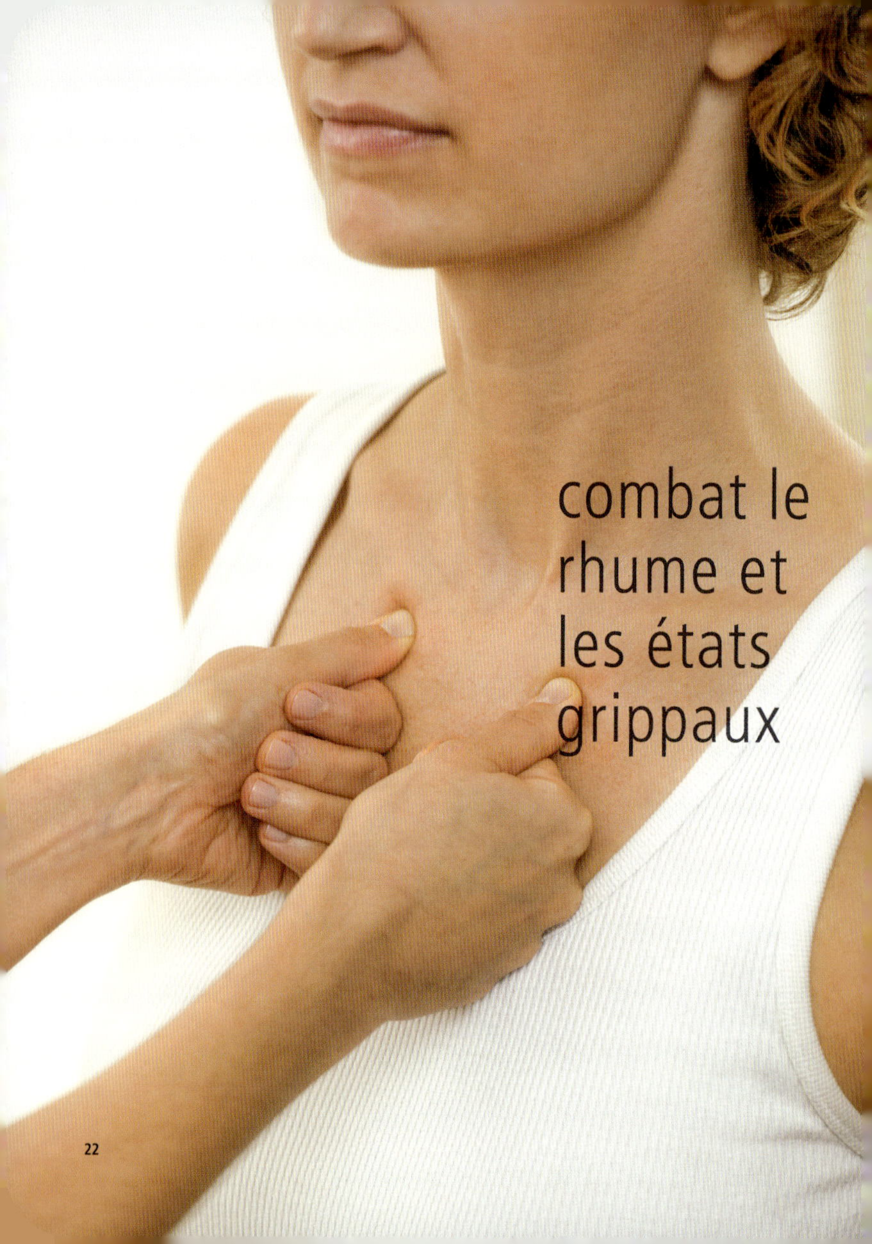
combat le
rhume et
les états
grippaux

Toux/Maux de Gorge

POINT D'ACUPRESSION	27 Rn, « Palais des transports »
LOCALISATION	Ces deux points se situent sur la partie haute du thorax, juste en dessous de l'extrémité proximale des clavicules, en regard de la jonction avec le sternum.
TECHNIQUE	Appuyez la pulpe de vos deux index ou de vos pouces et maintenez la pression durant au moins une minute. Vous pouvez simultanément acupresser 1 P « Palais central », décrit carte n°8. Renouveler à intervalles réguliers, si nécessaire.
UTILITÉ	L'activation de 27 Rn diminue la toux et la congestion des bronches liées au rhume et aux états grippaux. L'activation de ces points atténue également les maux de gorge et les difficultés respiratoires d'origine allergique. On l'utilise également pour atténuer l'asthme.

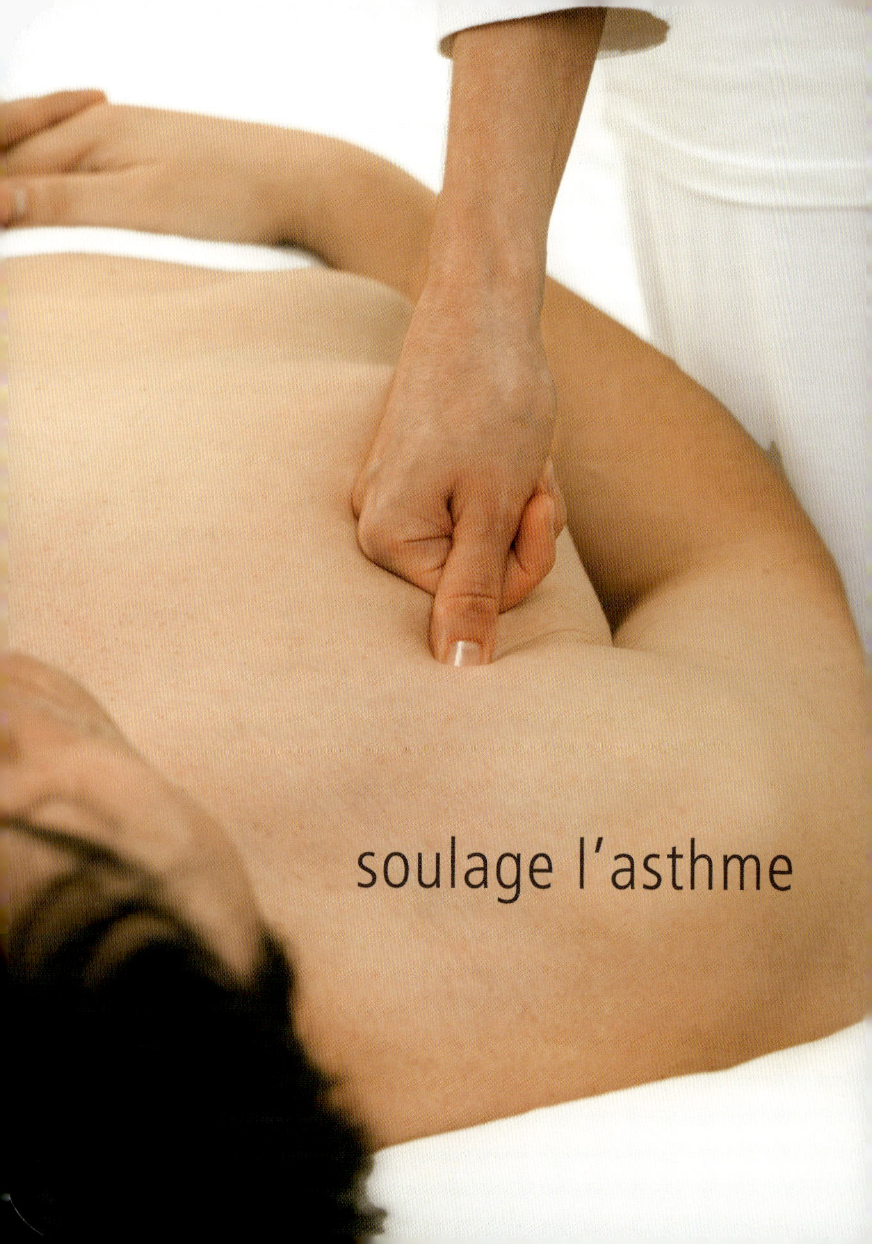
soulage l’asthme

Difficultés respiratoires

POINT D'ACUPRESSION 1 P, « Palais central »

LOCALISATION Ces deux points se trouvent sur la partie haute du thorax, dans le creux situé au-dessous de l'extrémité distale des clavicules, au-dessous de la jointure avec l'articulation de l'épaule.

TECHNIQUE Appuyez vos pouces et maintenez la pression durant au moins une minute. Vous pouvez y associer l'activation des points 27 Rn, « Palais des transports » décrits en carte n°7, en inspirant plusieurs fois à fond.

UTILITÉ La stimulation de 1 P, « Palais central » agit dans le cas de nombreux problèmes respiratoires, soulage les allergies, les symptômes du rhume et des états grippaux. 1 P agit sur la congestion des bronches, atténue l'asthme et soulage l'essouflement.

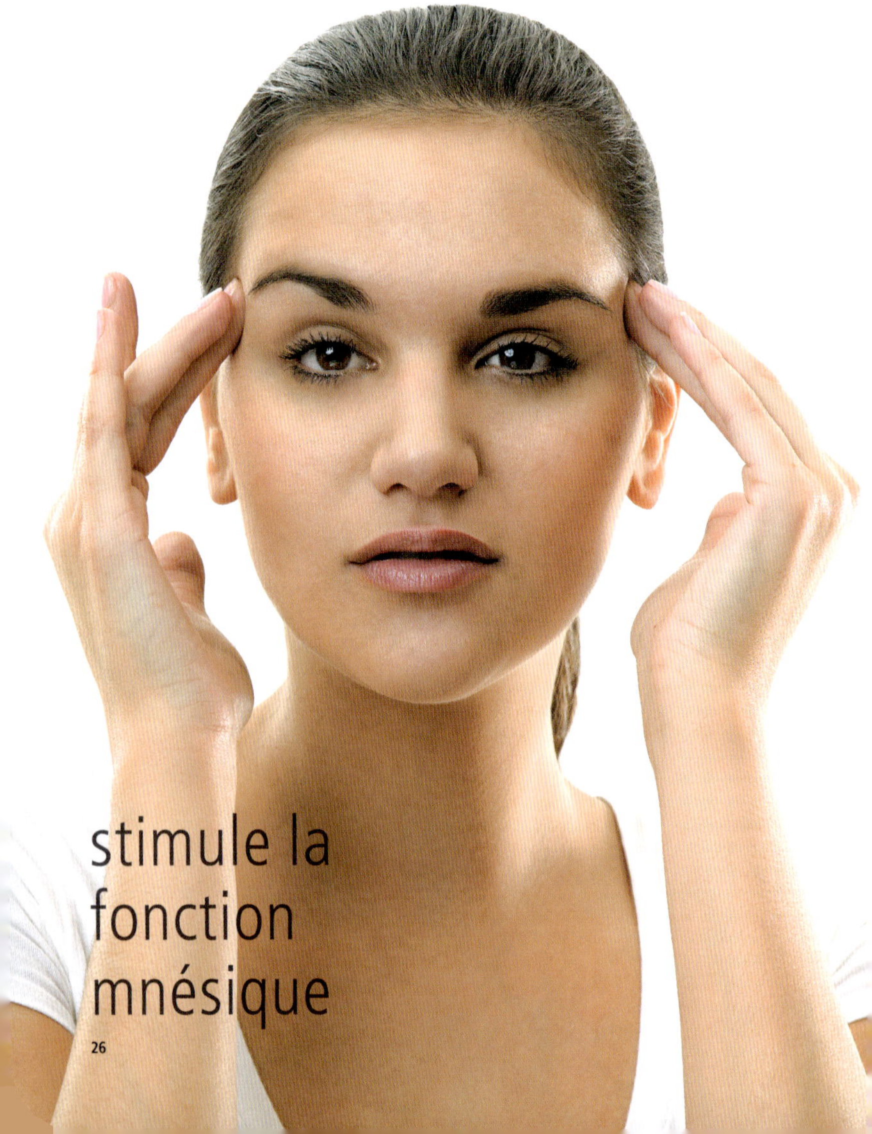

stimule la fonction mnésique

Perte de mémoire

POINT D'ACUPRESSION	2 HM, « Grand soleil »
LOCALISATION	Ces points sont situés sur les deux tempes.
TECHNIQUE	La pression de l'index et du majeur simultanément sur les deux points stimule la fonction mnésique. Une séance quotidienne d'acupression permet d'améliorer la mémoire et l'acuité mental.
UTILITÉ	L'acupression des points « Grand soleil » améliore la mémoire et la capacité de concentration. On en tirera également les plus grands bénéfices en cas de sensations ébrieuses, de stress psychologique, de fatigue mentale ou oculaire, de confusion, de céphalées et de tension.

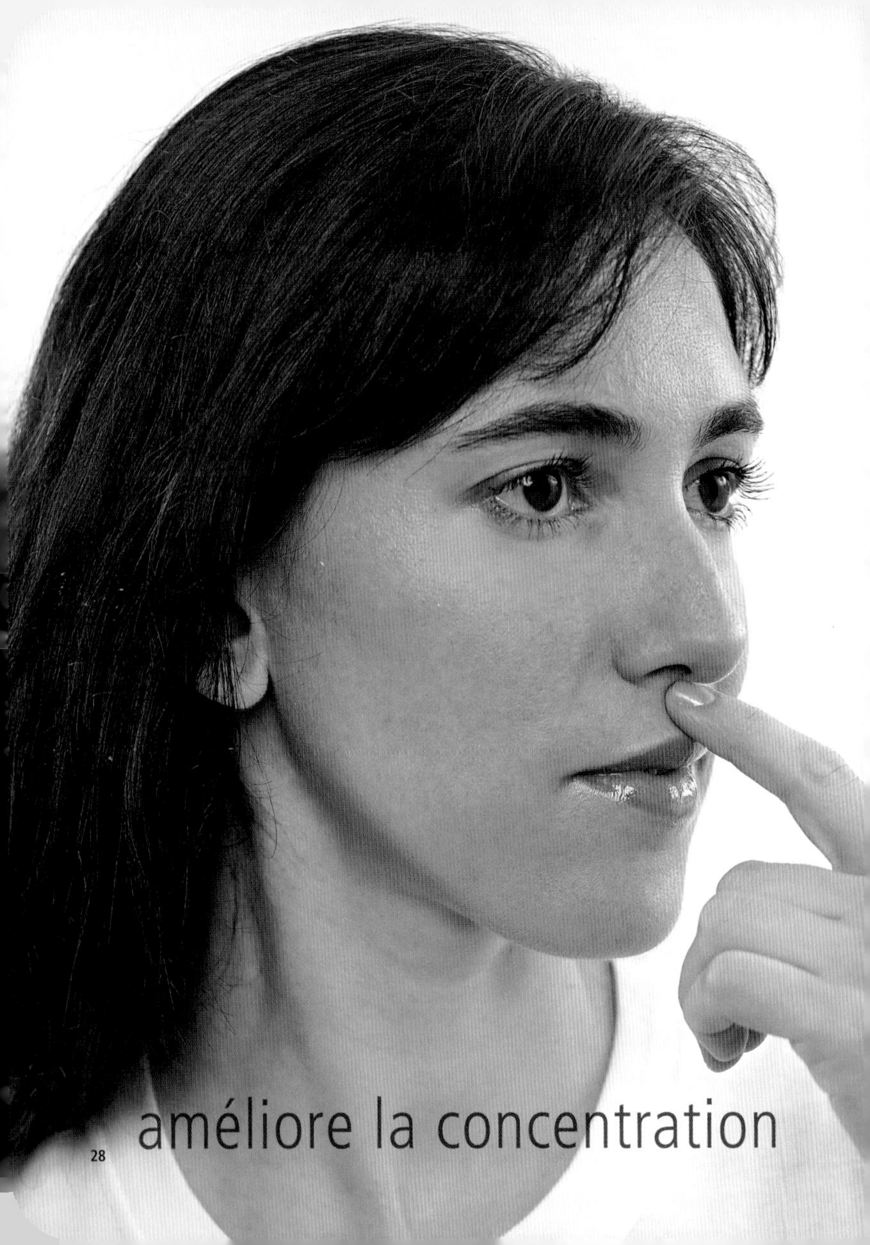

améliore la concentration

Lucidité/Concentration

POINT D'ACUPRESSION 26 VG, « Le milieu de l'homme ».

LOCALISATION Ce point se situe dans le creux formé par le sillon nasogénien, entre l'extrémité basse du dôme du nez et la lèvre supérieure.

TECHNIQUE Appuyez la pulpe de l'index et maintenez la pression durant au moins une minute.

UTILITÉ La stimulation de 26 VG favorise l'évacuation du stress et améliore la concentration. En activant 26 VG, la distraction, voire la confusion mentale, s'estompe et l'attention parvient à se focaliser. Utilisez 26 VG en préalable à la méditation ou comme un support d'apprentissage scolaire.

- On utilise également ce point pour soigner le rhume des foins et les allergies. Se référer à la carte 6.

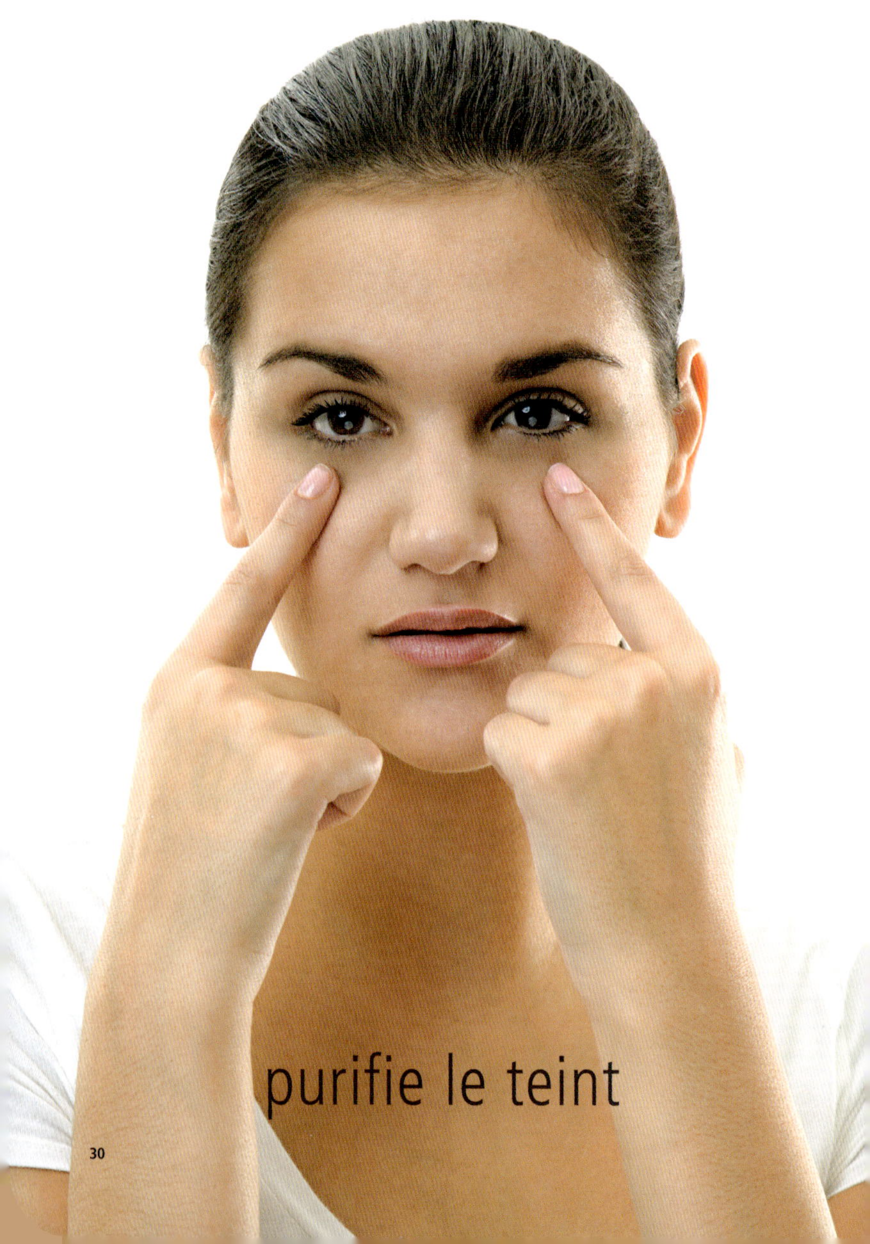
purifie le teint

Acné

POINT D'ACUPRESSION	2 ES, « Quatre blancs »
LOCALISATION	Ces deux points se situent sur les pommettes, environ la largeur d'un doigt au-dessous des orbites, dans l'alignement des pupilles.
TECHNIQUE	Appuyez la pulpe de l'index ou du majeur et maintenez la pression durant au moins une minute. Répétez à intervalles réguliers tout au long de la journée, en association avec vos soins cosmétiques habituels.
UTILITÉ	La stimulation de 2 ES permet de résorber l'acné, d'atténuer les imperfections du teint et d'améliorer la circulation superficielle de la peau du visage. Dans le cas où l'acné est liée au stress, vous pouvez aussi stimuler 10 V, « Palais du vent », carte 16.

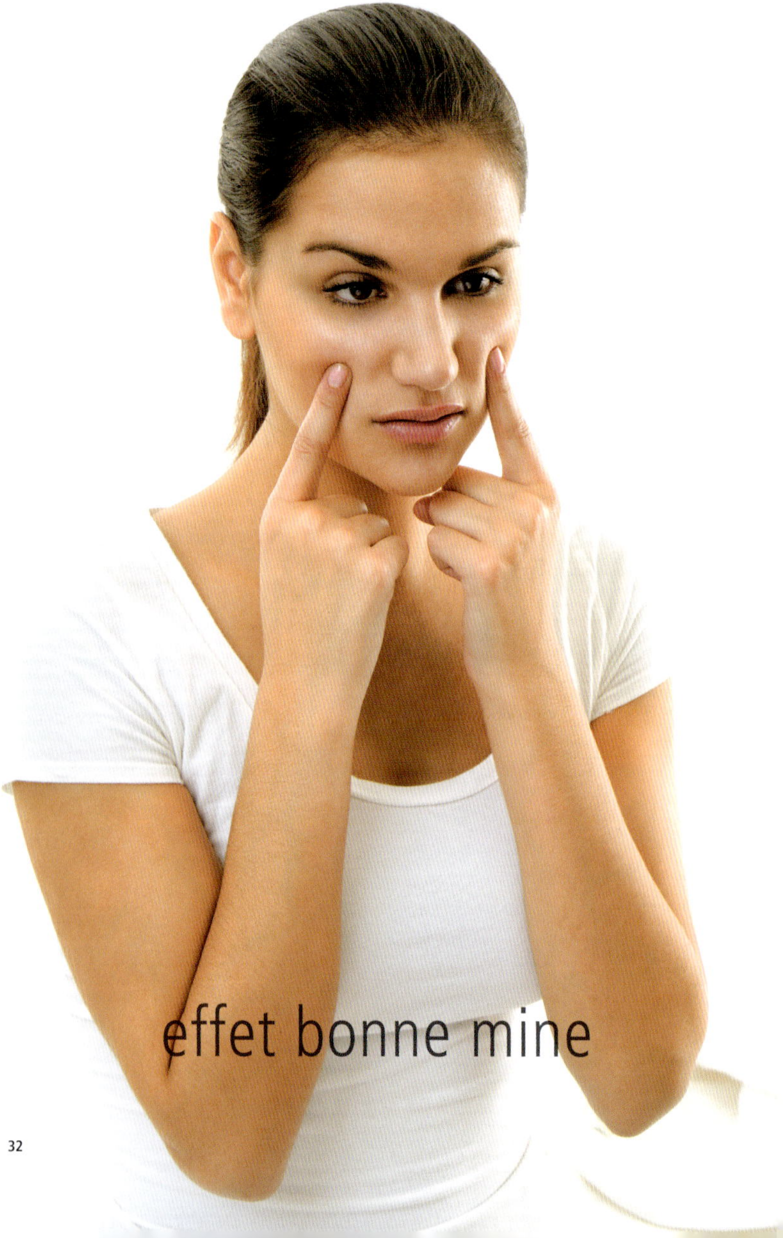

effet bonne mine

Élasticité de la peau

POINT D'ACUPRESSION 3 ES, « Creux de l'os en équerre »

LOCALISATION Ces points sont situés au milieu de la joue, juste au-dessous des pommettes, dans l'alignement des pupilles.

TECHNIQUE Appuyez l'index ou le majeur et maintenez la pression durant au moins une minute. Répétez à intervalles réguliers tout au long de la journée, en association avec vos soins cosmétiques habituels.

UTILITÉ L'activation de 3 ES permet de stimuler la circulation superficielle de la peau du visage et d'unifier le teint. Utilisez 3 ES pour lutter contre les rides, l'affaissement des traits du visage, les imperfections cutanées, la sécheresse de la peau, les irritations et les dépigmentations localisées.

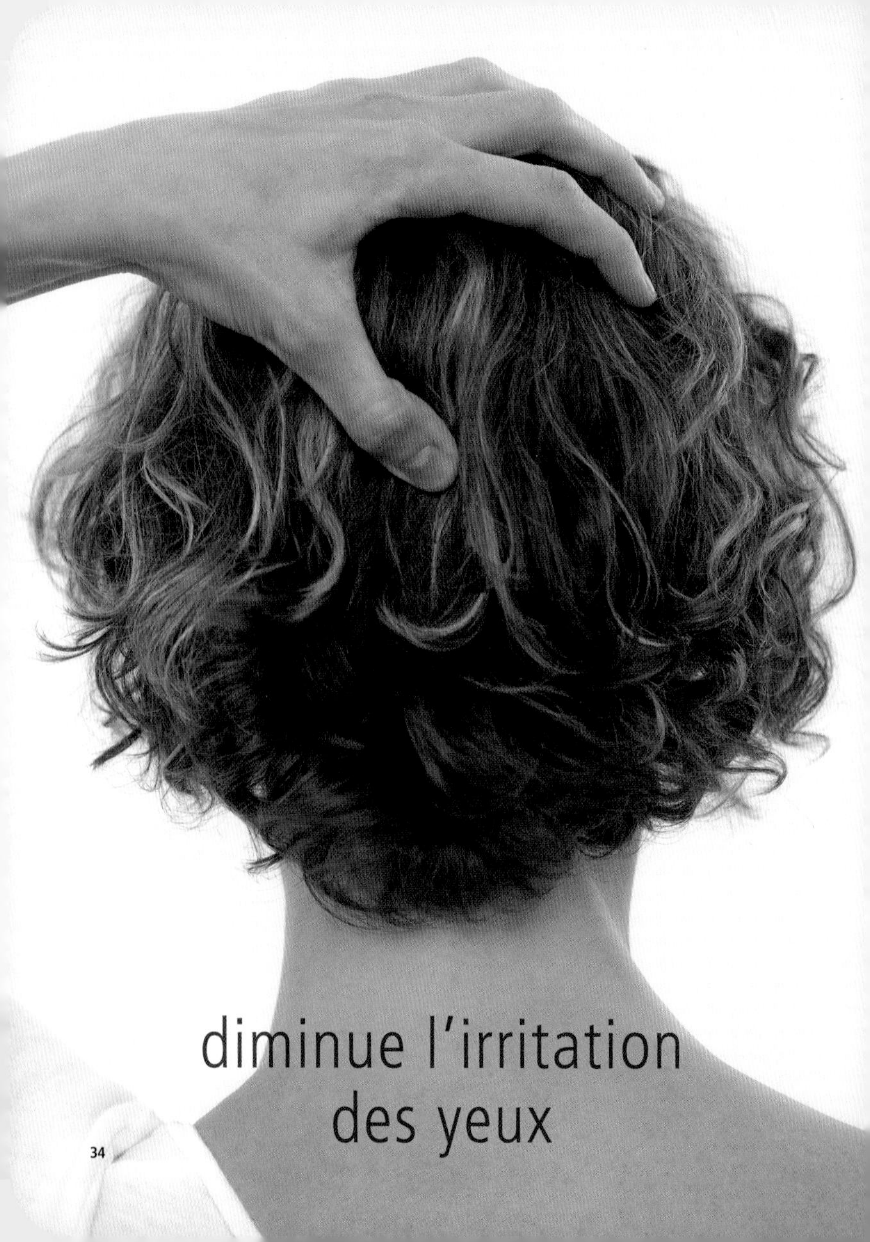

diminue l'irritation des yeux

Fatigue oculaire

POINT D'ACUPRESSION	16 VG, « Palais du vent »
LOCALISATION	Ce point est situé derrière la tête, dans le creux de jonction entre le crâne et la nuque.
TECHNIQUE	Appuyez la pulpe du pouce et maintenez la pression durant au moins une minute.
UTILITÉ	L'activation de ce point permet de diminuer la tension nerveuse à l'origine de l'irritation des yeux et de la fatigue musculaire périoculaire. 16 VG favorise également la diminution des maux de tête, de la congestion, atténue les raideurs de la nuque et permet de garder l'esprit clair. Il est utile de masser ce point régulièrement tout au long de la journée, lorsqu'on réalise un travail méticuleux ou que l'on travaille assis devant un écran.

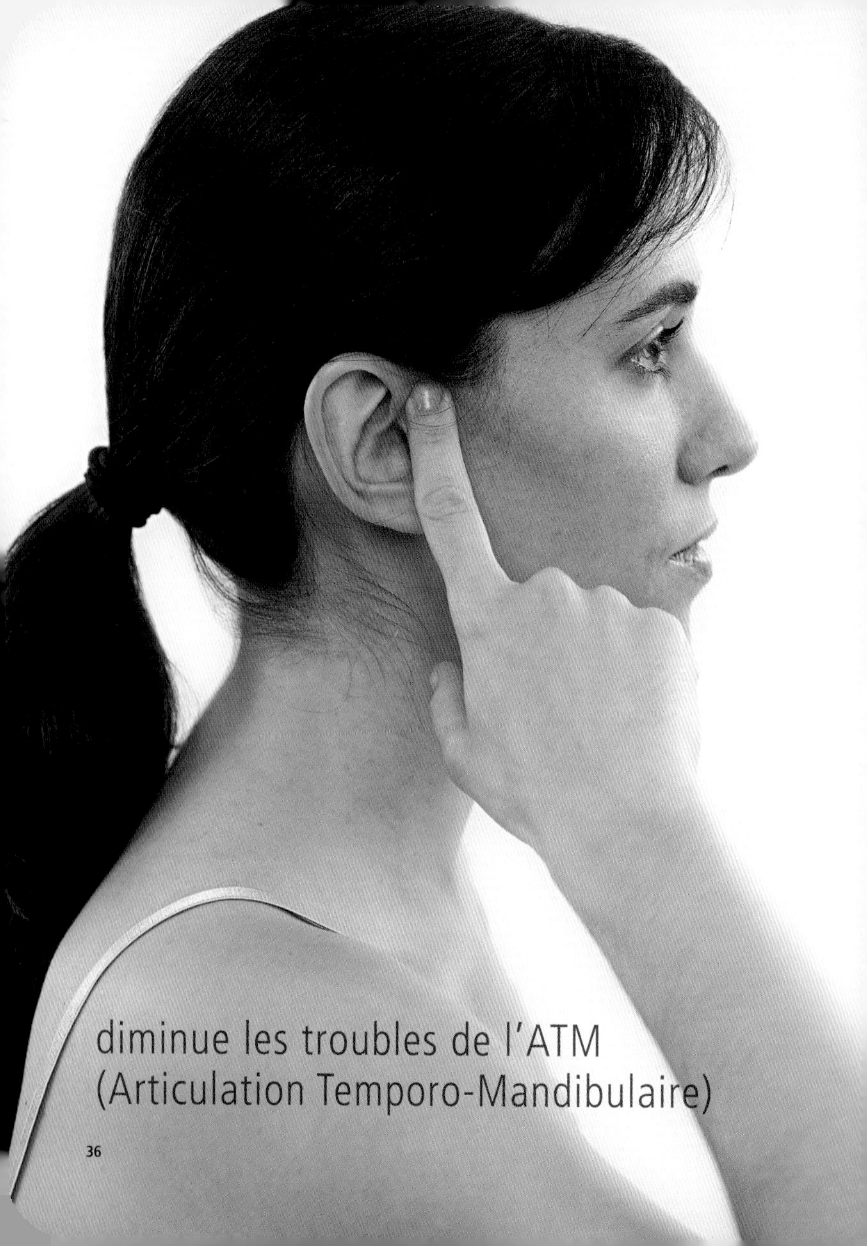

diminue les troubles de l'ATM
(Articulation Temporo-Mandibulaire)

Otites/Troubles de l'audition

POINT D'ACUPRESSION 21 TR, « Porte de l'oreille »

LOCALISATION Ces deux points se trouvent de chaque côté de la tête, juste sous les tempes, au point de jonction entre le bord libre du pavillon de l'oreille et la tête.

TECHNIQUE Appuyez la pulpe de l'index et maintenez la pression durant au moins une minute.

UTILITÉ La stimulation de 21 TR atténue la douleur et équilibre les pressions dans l'oreille. Ce point peut également être utilisé pour diminuer les troubles de l'audition, les démangeaisons et les sensations de brûlure. On y trouvera aussi un bénéfice dans le traitement des troubles de l'Articulation Temporo-Mandibulaire. En association avec 21 TR, on peut également utiliser d'autres points d'acupression, situés à l'intérieur et à l'arrière du pavillon de l'oreille, ainsi que dans le creux situé derrière le lobe de l'oreille.

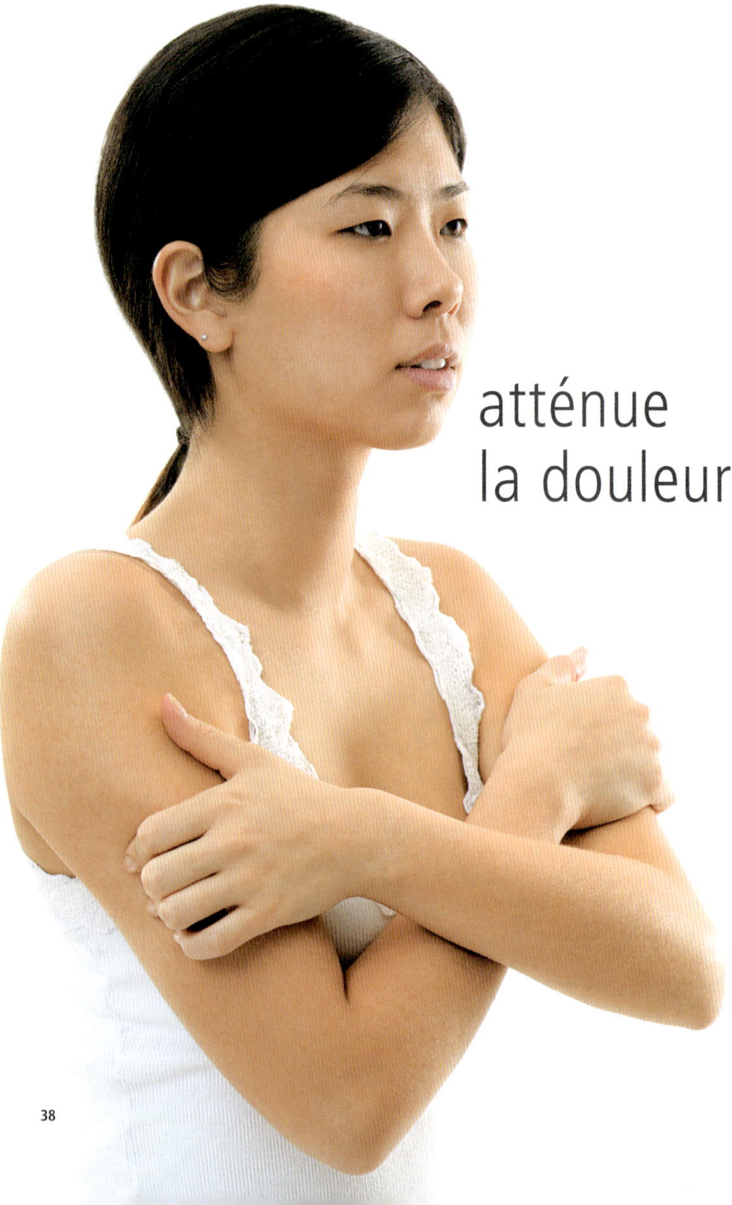
atténue
la douleur

Maux de dents

POINT D'ACUPRESSION
13 TR, « Réunion du deltoïde »

LOCALISATION
Ce point se situe sur la face externe de chaque bras, vers l'arrière du biceps, à mi-chemin entre le coude et l'épaule.

TECHNIQUE
Lorsque la douleur se situe à droite de la mâchoire, appuyez l'index et le majeur gauche sur le point 13 TR du bras droit et maintenez la pression durant deux ou trois minutes. Faites l'inverse si la douleur se trouve sur le côté gauche.

UTILITÉ
La stimulation de 13 TR permet de soulager temporairement un mal de dent. Au cours des soins dentaires, il est possible d'engourdir la zone à traiter en stimulant simultanément 13 TR et 4 GI, ce qui permet même parfois de diminuer la dose d'anesthésiant nécessaire. L'activation de 13 TR permet d'éliminer les contractures musculaires et d'atténuer les douleurs articulaires du coude et de l'épaule.

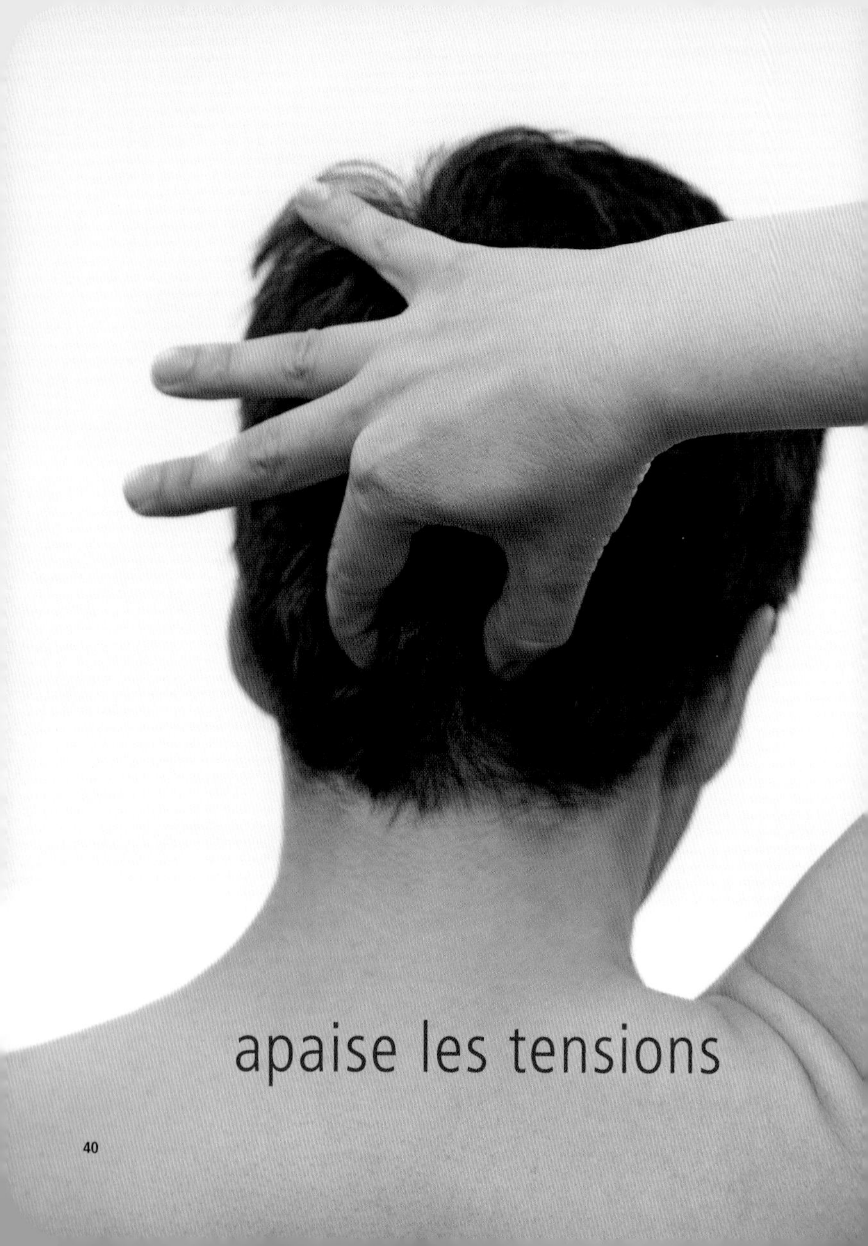

apaise les tensions

Douleurs et raideurs de la nuque

POINT D'ACUPRESSION	10 V, « Pilier céleste »
LOCALISATION	Ces deux points sont situés sur la nuque, à proximité et de chaque côté de la colonne vertébrale, à environ deux largeurs de doigt au-dessous de la base du crâne.
TECHNIQUE	Utilisez le pouce et l'index d'une seule main, ou bien l'index et le majeur des deux mains, selon ce qui vous convient le mieux et appuyez sur ces deux points durant une minute. Relâchez la pression et recommencez durant une minute. Recommencez si nécessaire.
UTILITÉ	L'acupression des points 10 V favorise le relâchement de la tension musculaire et diminue la raideur de la nuque. On en tirera également grand bénéfice en cas de maux de gorge, de fatigue intense et de tension nerveuse. Le massage régulier et quotidien de 10 V est particulièrement recommandé pour les personnes qui travaillent assises devant écran.

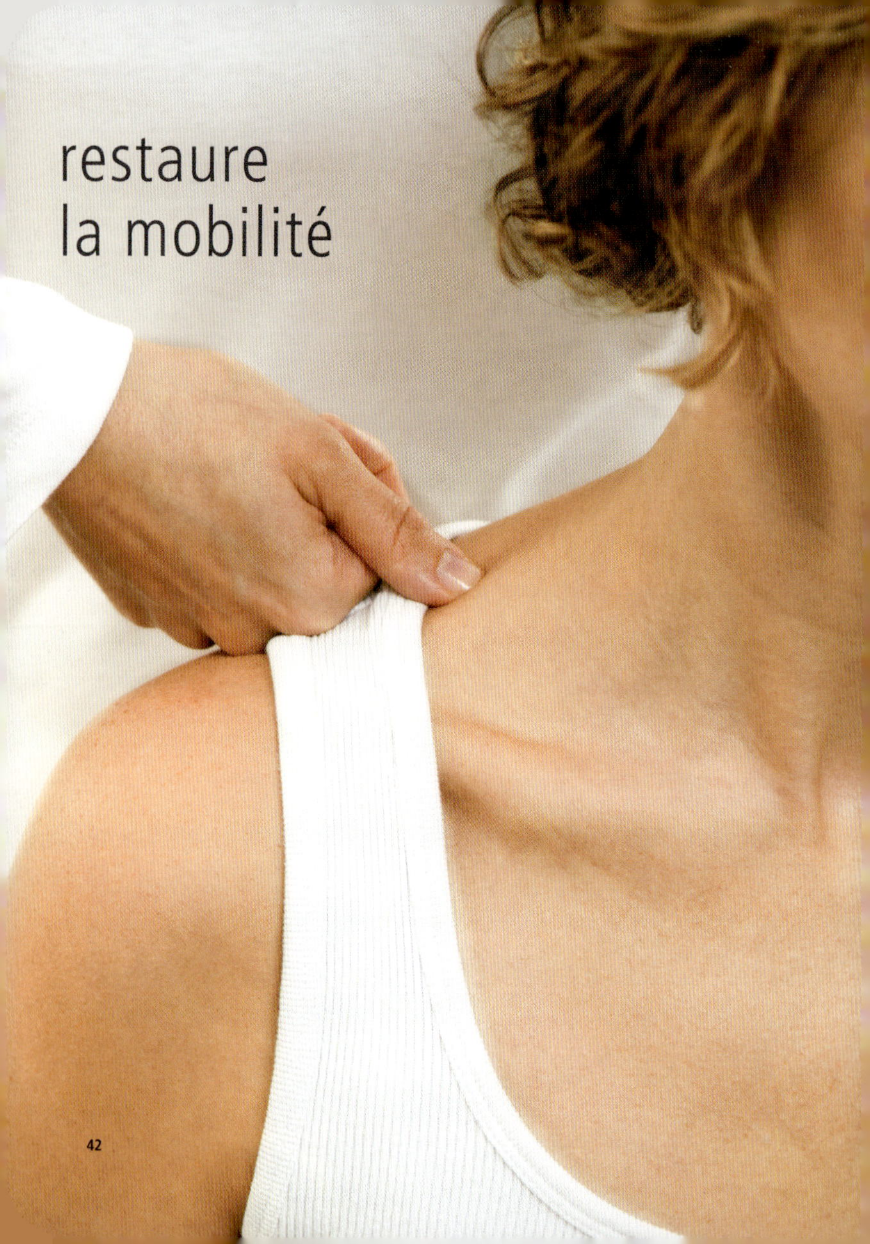

restaure la mobilité

Épaule douloureuse

POINT D'ACUPRESSION 21 VB, « Puit de l'épaule »

LOCALISATION Ces deux points se situent sur le bord supérieur des trapèzes, sur la ligne qui va du cou aux épaules.

TECHNIQUE Appuyez le pouce ou le majeur et massez durant au moins une minute, plusieurs fois par jour.

UTILITÉ La stimulation de 21 VB fait céder la tension, atténue les contractures musculaires et libère l'articulation de l'épaule. Ce point permet de soulager la fatigue, la tension nerveuse, l'irritabilité et augmente la mobilité de l'épaule. Par voie de cause à effet, votre posture s'en trouvera améliorée.

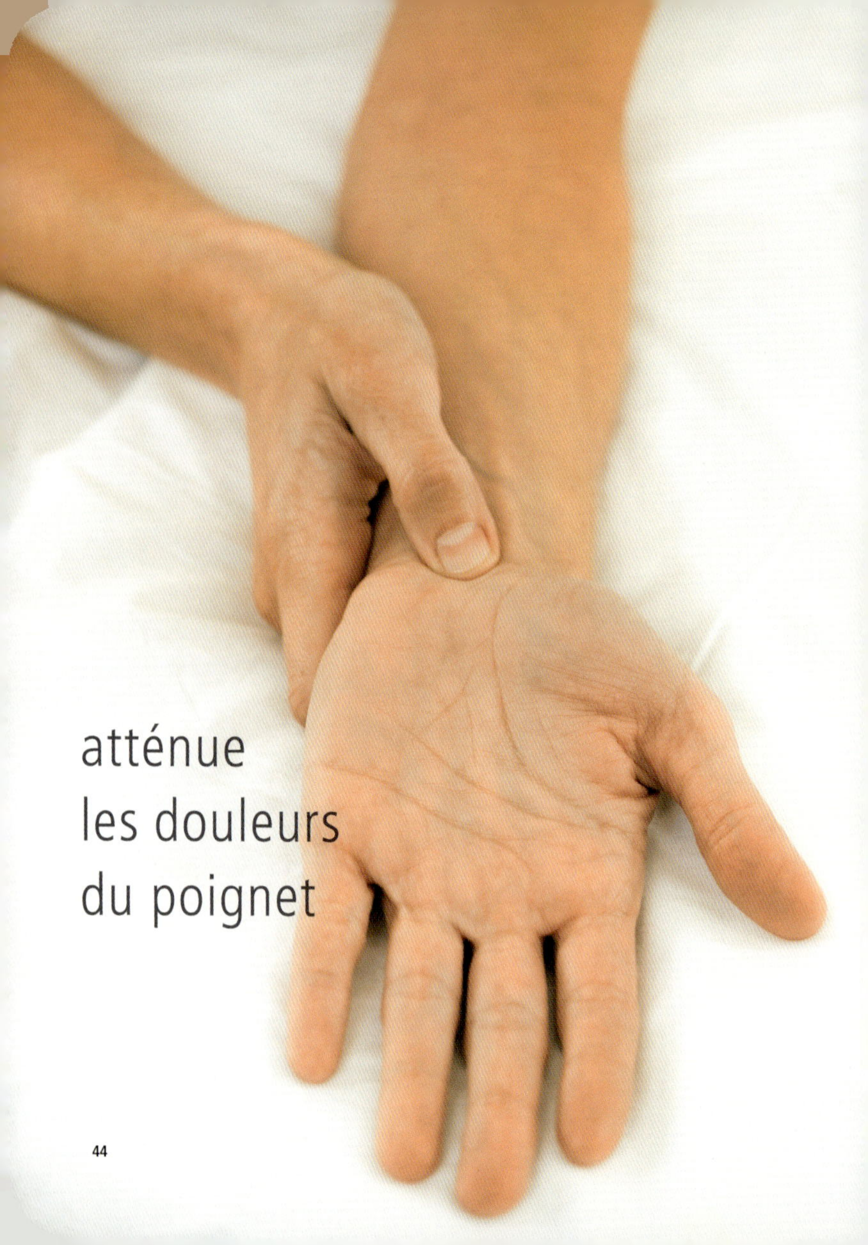

atténue les douleurs du poignet

Syndrome du Canal Carpien

POINT D'ACUPRESSION 7 MC, « La grande colline »

LOCALISATION Ces deux points se trouvent au milieu de la face interne des poignets, à la jonction de l'avant-bras et de la main.

TECHNIQUE Appuyez la pulpe du pouce droit sur le point 7 MC du poignet gauche et maintenez la pression durant au moins une minute. Faites l'inverse avec le pouce gauche sur le poignet droit, selon le poignet qui vous fait souffrir. Votre technique sera encore plus efficace si vous comprimez le poignet avec le pouce en 7 MC d'une part, et avec l'index, d'autre part, exactement en face de 7 MC, sur la face dorsale du poignet.

UTILITÉ L'activation de ce point atténue la douleur causée par le syndrome du Canal Carpien ou les tendinites du poignet. Ces points présentent aussi une certaine utilité dans les cas de raideur du poignet, d'arthrite, de rhumatismes, de rétention d'eau ou de tout autre trouble bénin du poignet.

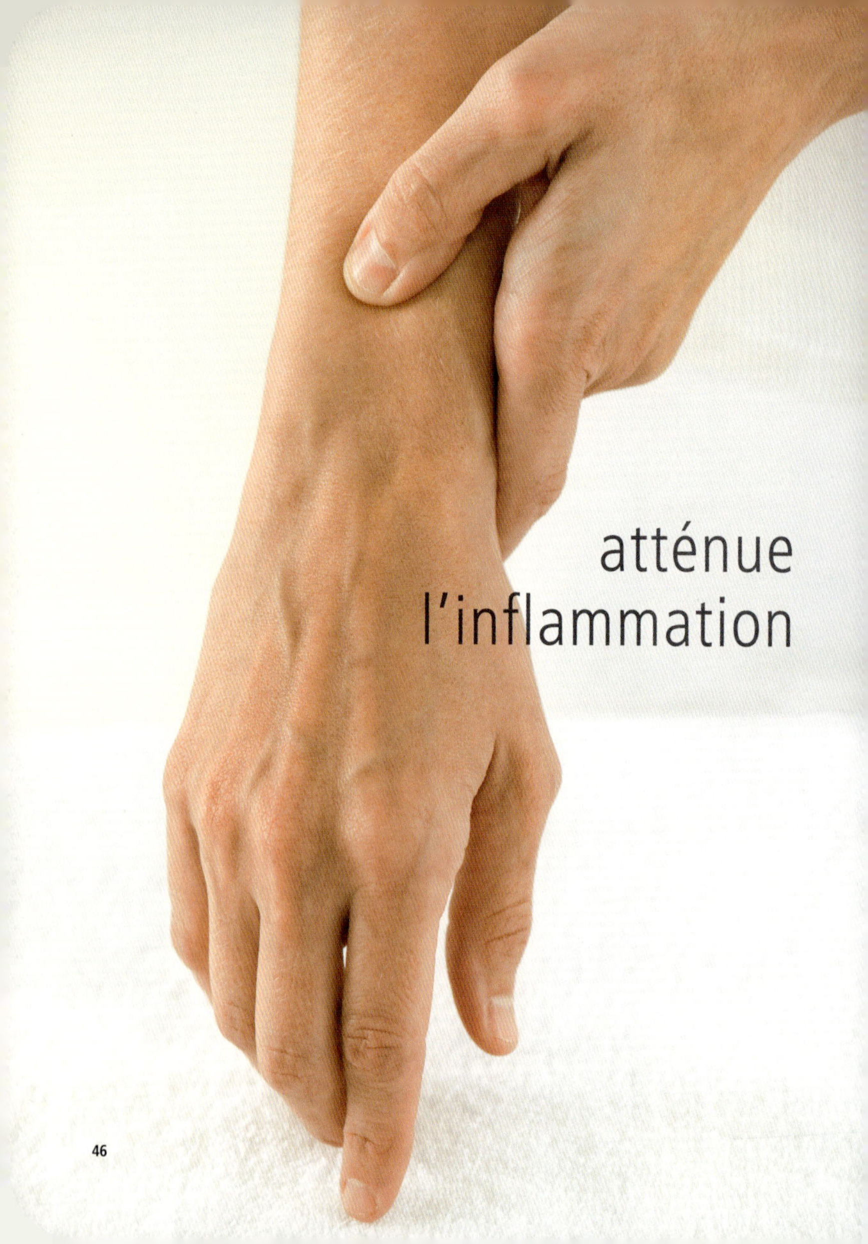

atténue l'inflammation

Tendinites

POINT D'ACUPRESSION 5 TR, « Barrière de l'externe »

LOCALISATION Ce point se situe au milieu de la face externe de l'avant-bras côté dos de la main, environ trois largeurs de doigt au-dessus de la jonction entre l'avant-bras et la main, en remontant vers le coude.

TECHNIQUE Appuyez la pulpe du pouce ou des doigts de la main droite sur le point 5 TR de l'avant-bras gauche et maintenez la pression durant au moins une minute. Faites l'inverse sur l'avant-bras droit, selon le bras qui vous fait souffrir. Votre technique sera encore plus efficace si vous y associez la pression des doigts ou du pouce en 6 MC, telle que décrite sur la carte n°20.

UTILITÉ La stimulation de 5 TR soulage les tendinites du bras et du poignet. Ces points présentent aussi une certaine utilité dans les cas de raideur du poignet, d'arthrite, de rhumatismes, de rétention d'eau ou d'entorses bénignes.

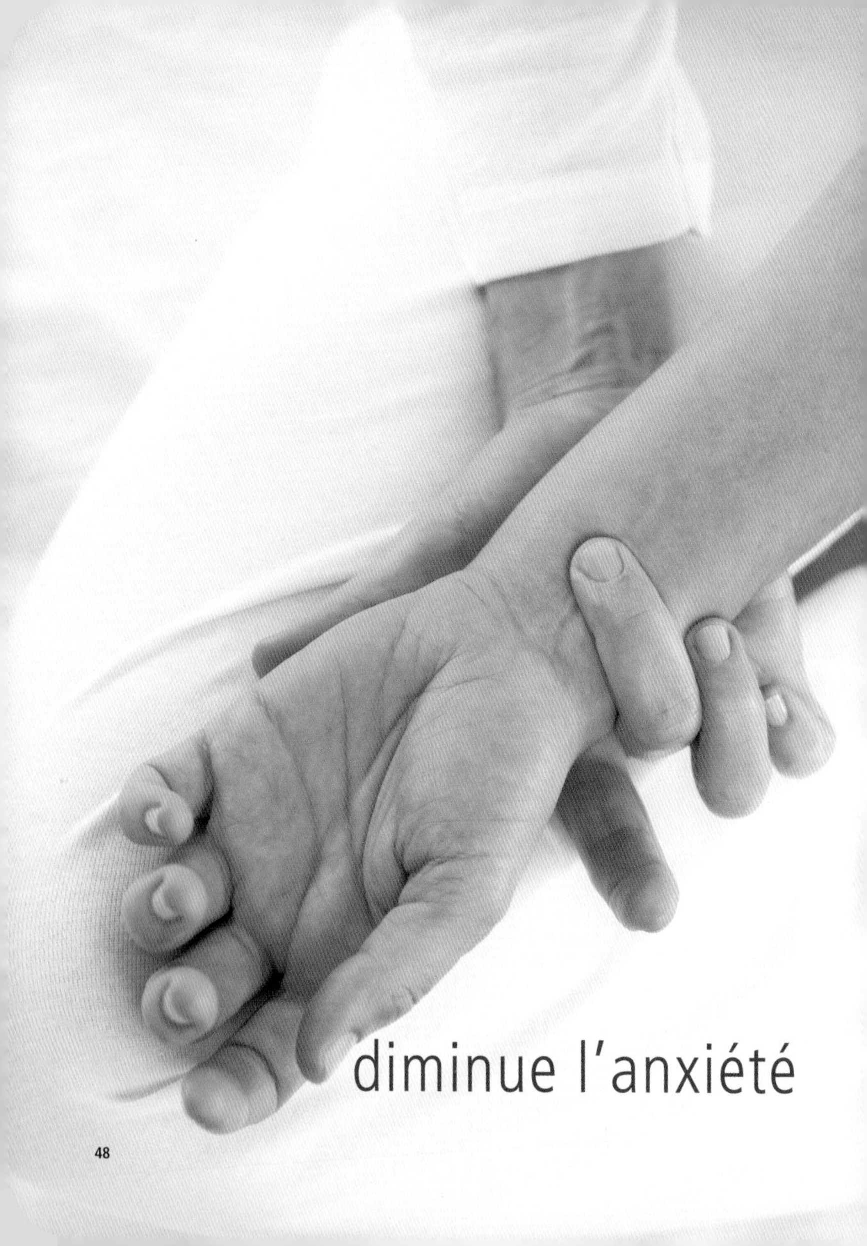

diminue l’anxiété

Palpitations

POINT D'ACUPRESSION 6 MC, « Barrière de l'interne »

LOCALISATION Ce point se situe au milieu de la face interne de l'avant-bras côté paume, environ trois largeurs de doigt au-dessus de la jonction entre l'avant-bras et la main, en remontant vers le coude.

TECHNIQUE Appuyez la pulpe du pouce droit ou de l'index droit sur le point 6 MC de l'avant-bras gauche et maintenez la pression durant au moins une minute. Faites l'inverse pour l'avant-bras droit.

UTILITÉ La stimulation de 6 MC permet de réguler les battements du cœur et de calmer les palpitations, en particulier lorsque celles-ci sont liées au stress. On utilisera 6 MC pour calmer l'anxiété, la nervosité et le stress. Utilisée en association avec les points 7 MC, « La grande colline » et 5 TR, « Barrière de l'externe », la stimulation de ce point soulage les tendinites, les douleurs et les raideurs du poignet.

- 6 MC est également utile pour traiter les digestions difficiles.

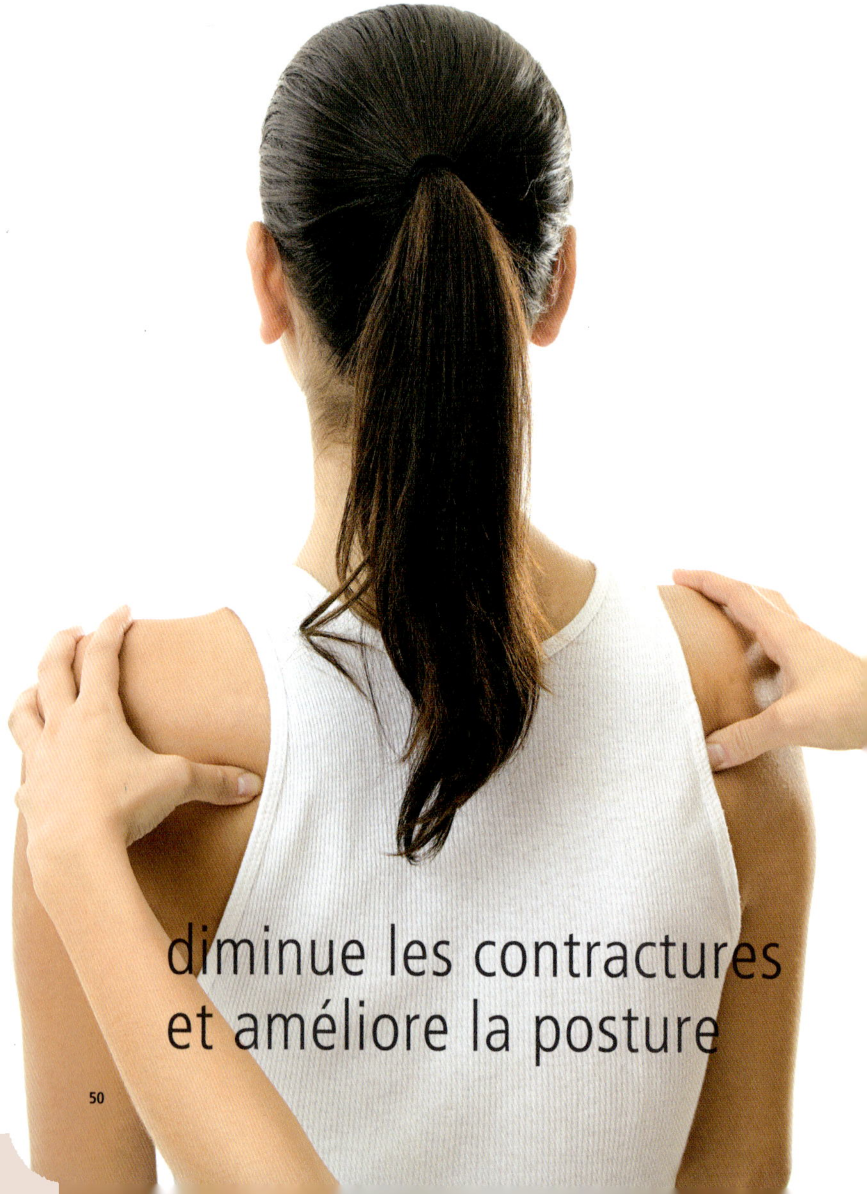

diminue les contractures et améliore la posture

Douleurs dorsales

POINT D'ACUPRESSION 11 IG, « Temple céleste »

LOCALISATION Ce point se situe dans le creux de l'omoplate.

TECHNIQUE Appuyez la pulpe des doigts de la main droite sur l'omoplate gauche et maintenez la pression durant au moins une minute. Faites l'inverse avec les doigts de la main gauche sur l'omoplate droite.

UTILITÉ La stimulation de ce point soulage la douleur dans la partie haute du dos et réduit les contractures. 11 IG montre également son efficacité en cas de douleurs cervicales et de fatigue intense. Cette technique augmente la mobilité de la partie haute du dos et favorise une meilleure amplitude articulaire, ce qui, par voie de cause à effet, améliore la posture. Sur un plan psychologique, la stimulation de ce point atténue les effets du *burn out* et allège le sentiment d'accablement.

atténue la fatigue

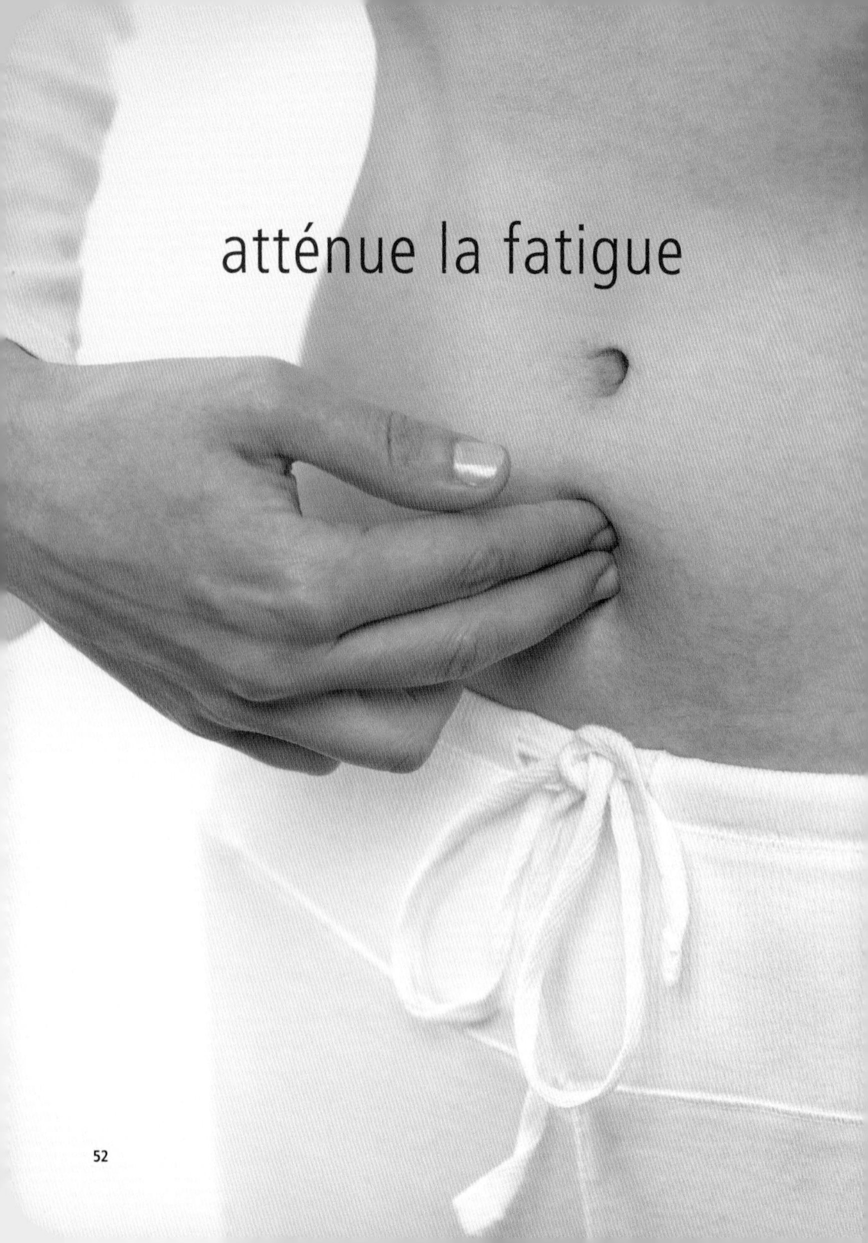

Lombalgies

POINT D'ACUPRESSION 6 VC, « Mer de l'énergie »

LOCALISATION Ce point se situe au centre de l'abdomen, à peu près deux largeurs de doigt au-dessous du nombril.

TECHNIQUE Appliquez la pulpe de l'index et du majeur sur 6 VC et exercez une pression, légère au début puis d'intensité croissante, durant au moins une minute.

UTILITÉ La stimulation du point « Mer de l'énergie » soulage les douleurs lombaires et atténue le sentiment d'épuisement, d'origine physique ou mentale. Une pression légère sur ce point entraîne la détente physique, apaise les émotions et soulage les contractures de la musculature abdominale. La libido et le désir sexuel peuvent également s'en trouver vivifiés, car l'activation de ce point entraîne l'accroissement du flux d'énergie vers le bas du corps.

améliore la mobilité

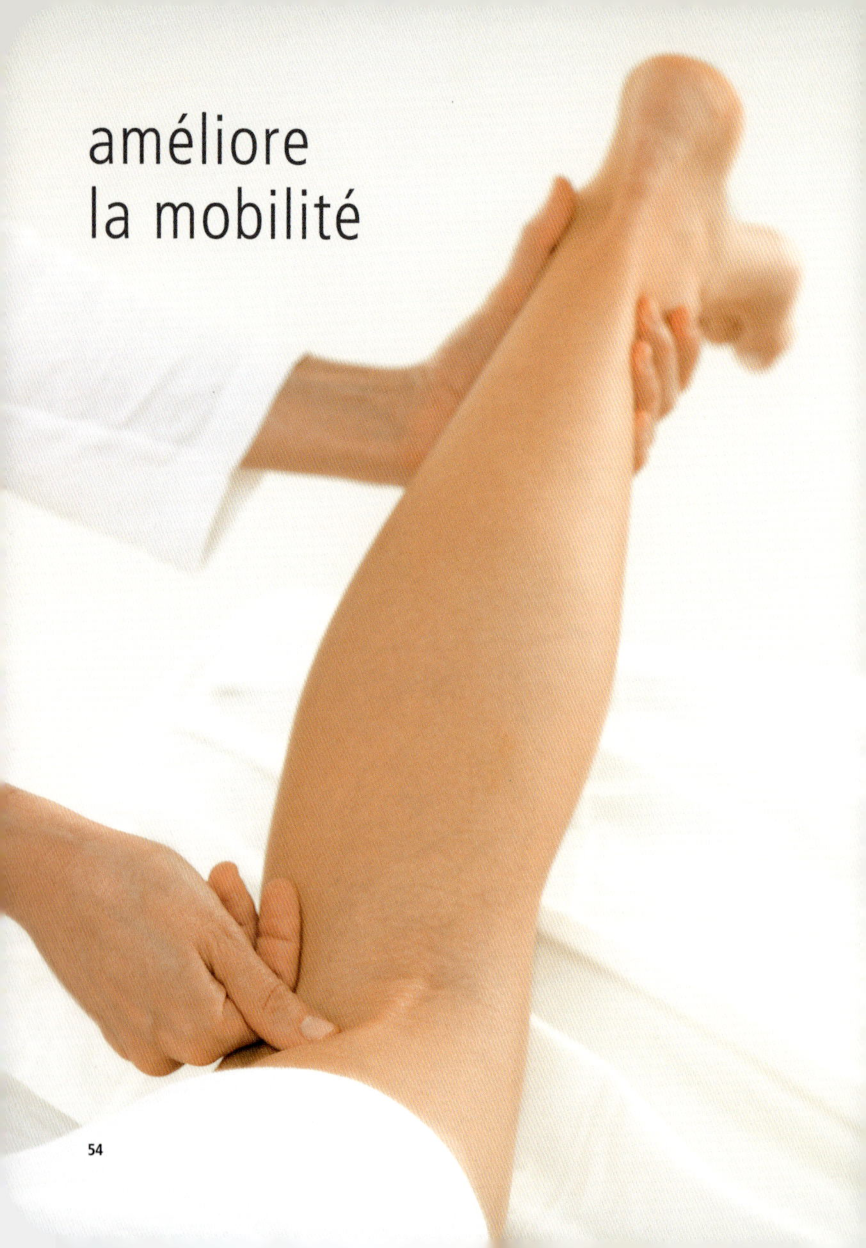

Sciatique

POINT D'ACUPRESSION	40 V, « Milieu du creux poplité »
LOCALISATION	Ce point se situe derrière le genou, au milieu du creux poplité.
TECHNIQUE	Appuyez fermement la pulpe du pouce ou bien de l'index et du majeur sur ce point, et maintenez la pression pendant au moins une minute. Changez de jambe si nécessaire.
UTILITÉ	La stimulation de 40 V soulage les douleurs sciatiques ainsi que les douleurs lombaires. La technique diminue les contractures musculaires du dos et restaure la souplesse, ce qui, par voie de cause à effet, améliore la posture et augmente l'amplitude articulaire. Le point « Milieu du creux poplité » permet aussi d'atténuer la douleur dans l'arthrite de la hanche, les douleurs dans le genoux et le bas du dos.

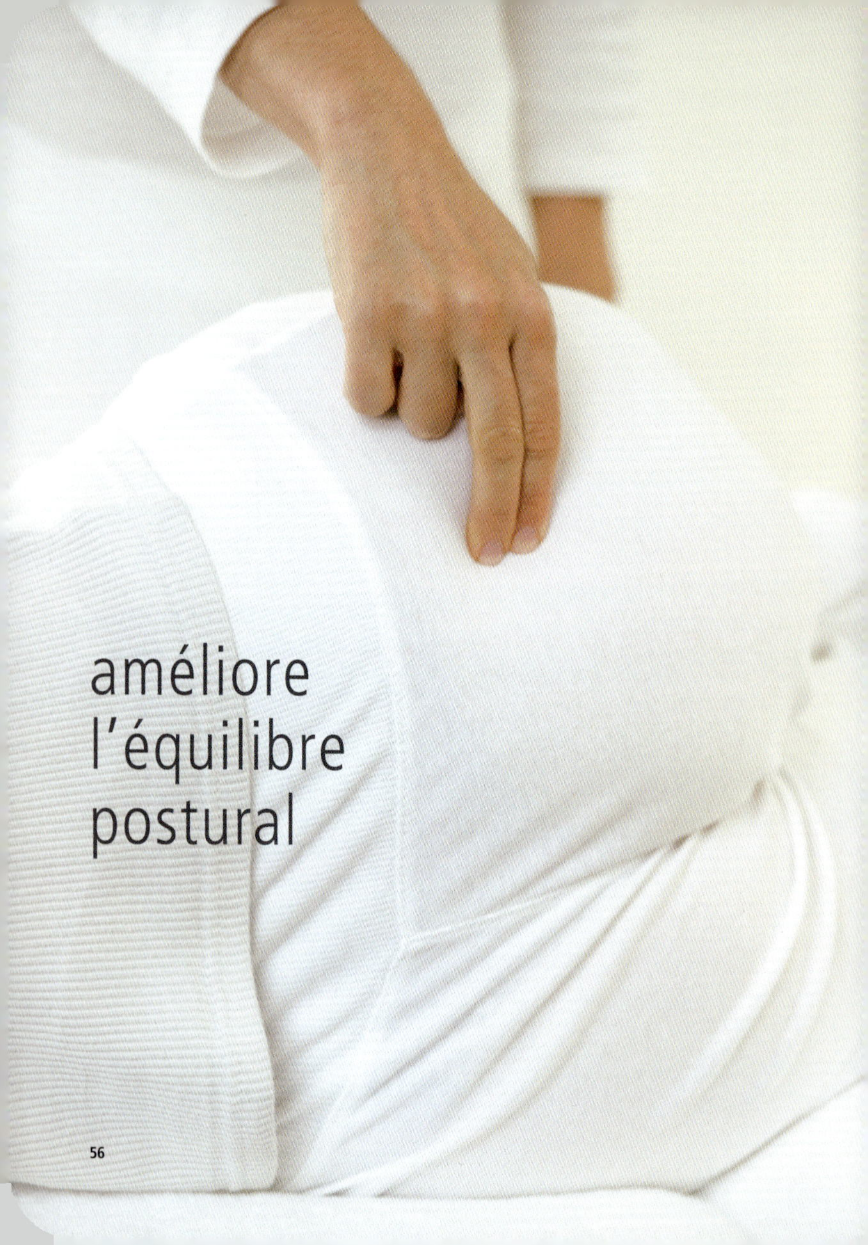

améliore l'équilibre postural

Douleurs et ankylose de la hanche

POINT D'ACUPRESSION	30 VB, « Cercle bondissant »
LOCALISATION	Ce point se situe au milieu de chaque fesse.
TECHNIQUE	Appliquez simultanément l'index et le majeur et exercez une pression ferme et constante pendant au moins une minute. Relâchez la pression et recommencez une fois.
UTILITÉ	La stimulation de ce point permet de diminuer la douleur et de lutter contre la raideur de l'articulation de la hanche, améliorant de ce fait la souplesse et l'amplitude articulaire. On utilise également 30 VB en cas de sciatique et de lombalgie. Les douleurs liées à l'arthrite ou aux rhumatismes étant soulagées, la posture et l'équilibre s'en trouvent améliorés.

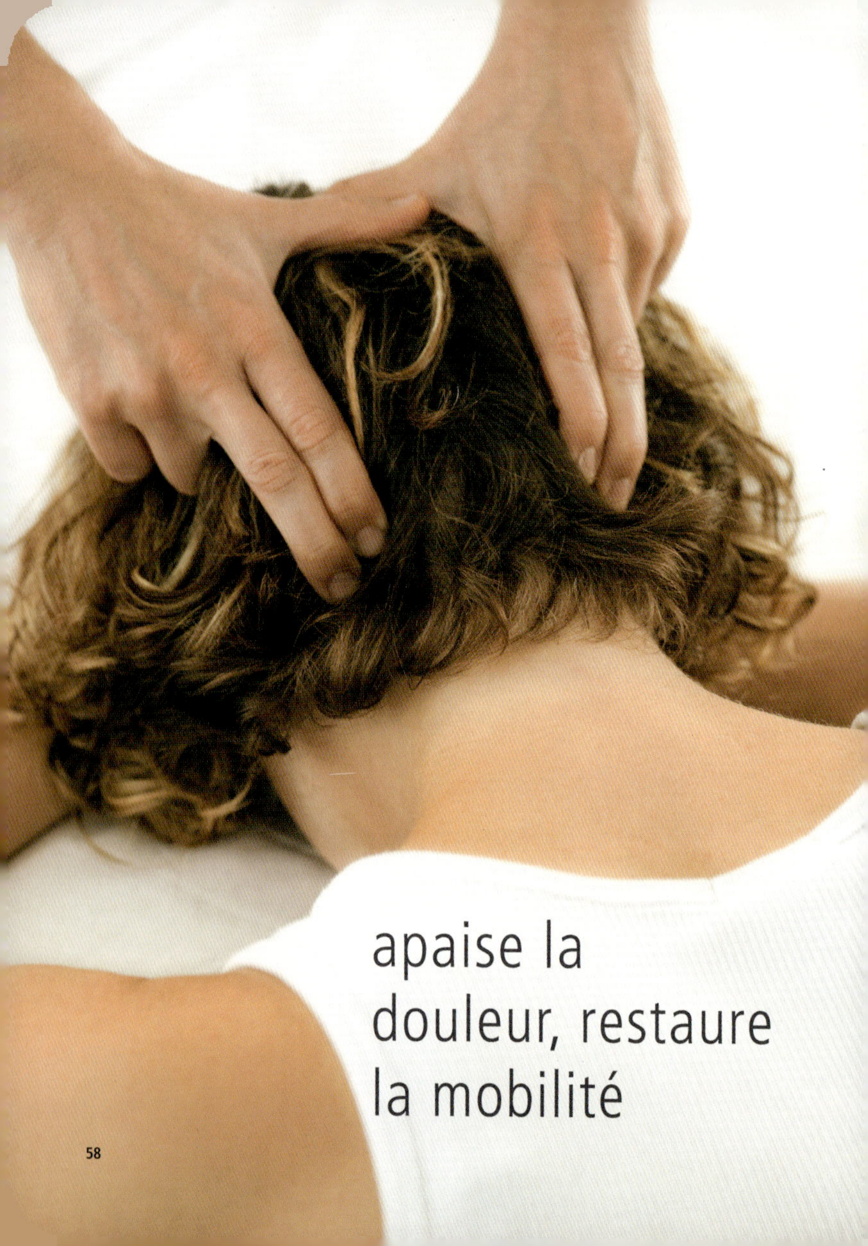

apaise la
douleur, restaure
la mobilité

Arthrites et rhumatismes

POINT D'ACUPRESSION 20 VB, « La porte du vent »

LOCALISATION Ces deux points se situent sur la nuque, de chaque côté de la colonne vertébrale, à la base du crâne.

TECHNIQUE Appuyez la pulpe du pouce et de l'index ou de l'index et du majeur, selon ce qui vous convient le mieux, et maintenez la pression durant au moins une minute.

UTILITÉ L'activation de 20 VB calme les douleurs arthritiques ou rhumatismales de la ceinture scapulaire, de la ceinture pelvienne et des membres supérieurs aussi bien qu'inférieurs. En effet, 20 VB favorise la circulation de l'énergie dans l'ensemble du corps. L'activation de ce point est également utile pour soulager les maux de tête, la fatigue intense et l'ankylose des articulations.

atténue la sensation de jambe lourde

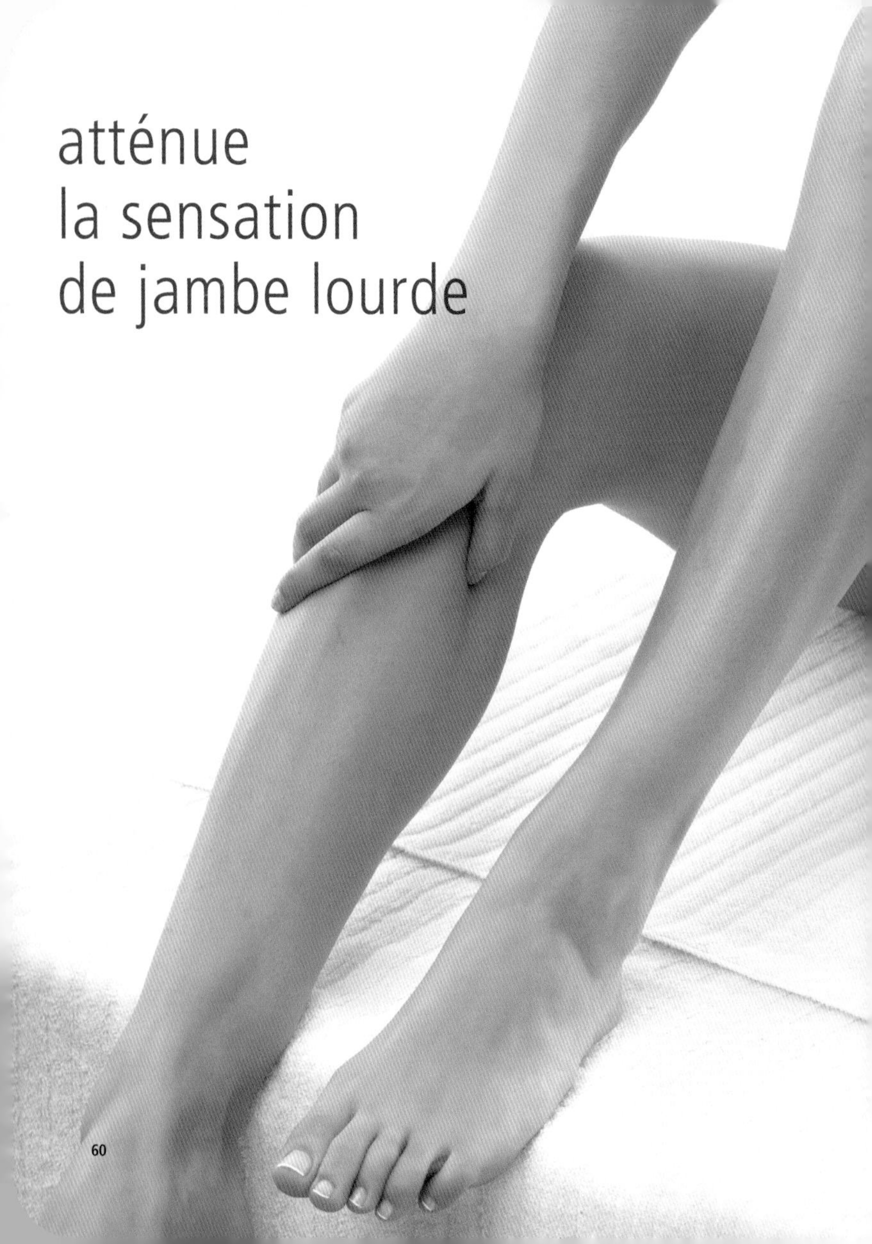

Varices

POINT D'ACUPRESSION 9 RT, « Source de la colline Yin »

LOCALISATION Ces deux points se situent sur la face interne de la jambe, juste au-dessous du genou, au-dessus du mollet et à côté du tibia.

TECHNIQUE Appuyez le pouce ou la pulpe des doigts et maintenez la pression durant au moins une minute.

UTILITÉ La pression exercée sur ces points permet d'atténuer l'inconfort lié aux douleurs variqueuses. 9 RT atténue le gonflement et permet de résorber les œdèmes. S'avère très utile aussi en cas de douleurs du genou ou de la cheville.

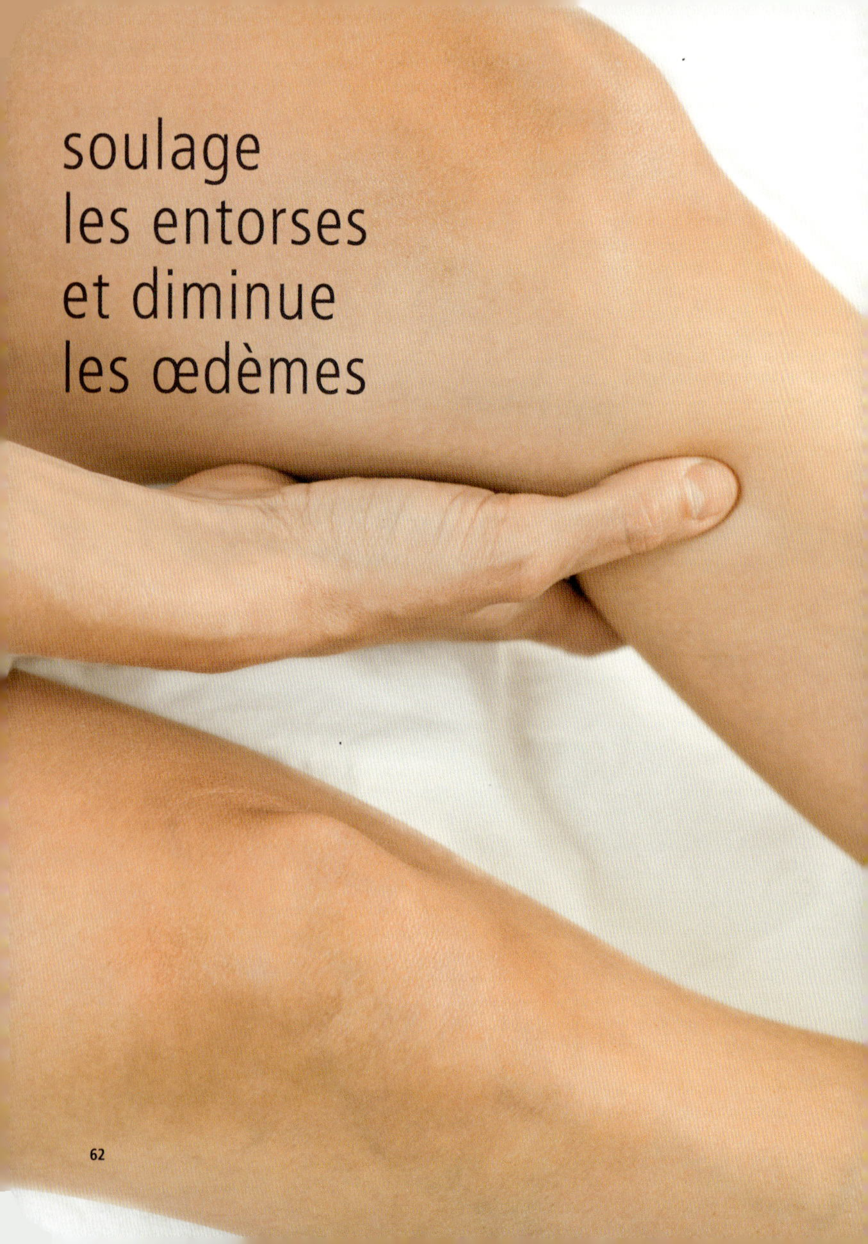

soulage les entorses et diminue les œdèmes

Douleurs du genou

POINT D'ACUPRESSION 9 RT, « Source de la colline Yin »

LOCALISATION Ces deux points se situent sur la face interne de la jambe, au-dessous du genou et au-dessus du mollet, de chaque côté du tibia.

TECHNIQUE Appuyez vos pouces ou la pulpe des doigts et maintenez la pression durant au moins une minute.

UTILITÉ Lorsque vous stimulez 9 RT, la douleur localisée au genou s'atténue, l'œdème et le gonflement liés à l'inflammation diminuent. L'activation de 9 RT peut présenter un intérêt en cas de problèmes de genou, de cheville, ainsi que pour toute autre partie inférieure de la jambe.

atténue la douleur fait céder la crampe

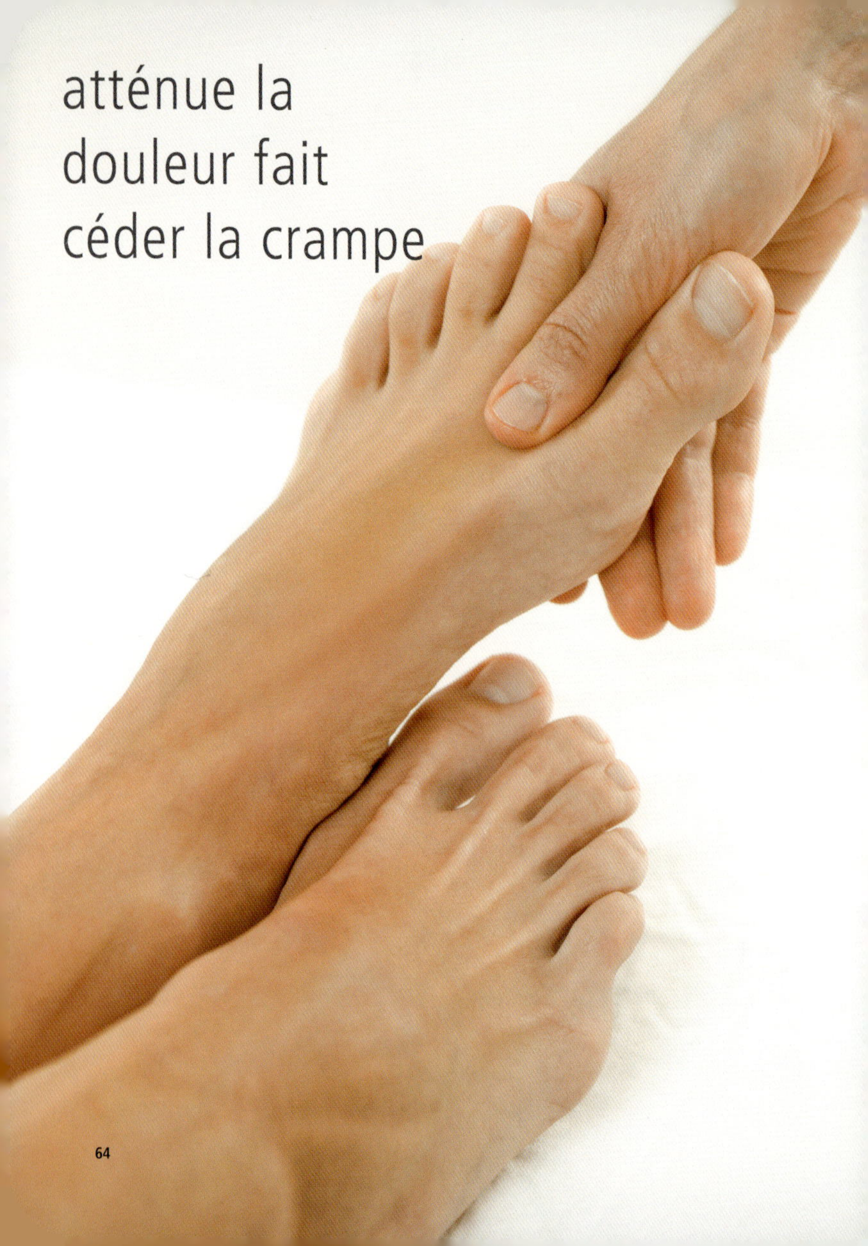

Crampes des membres inférieurs

POINT D'ACUPRESSION	2 F, « Intervalle de la marche »
LOCALISATION	Ces points sont situés sur la partie dorsale de chaque pied, dans le creux de l'espace interdigital séparant le gros orteil du second doigt de pied.
TECHNIQUE	Appuyez le pouce et maintenez la pression durant une minute voire plus, le temps de faire disparaître la crampe.
UTILITÉ	En appuyant sur ce point dès l'apparition de la contracture, il est possible de faire disparaître les crampes siégeant dans le mollet ou dans le pied. La stimulation de 2 F apporte également un bénéfice certain dans tous les cas d'arthralgie, de douleurs ou de raideurs articulaires de la jambe, de la cheville ou du pied, ainsi que dans les cas de foulures ou d'entorses bénignes.

soulage la douleur

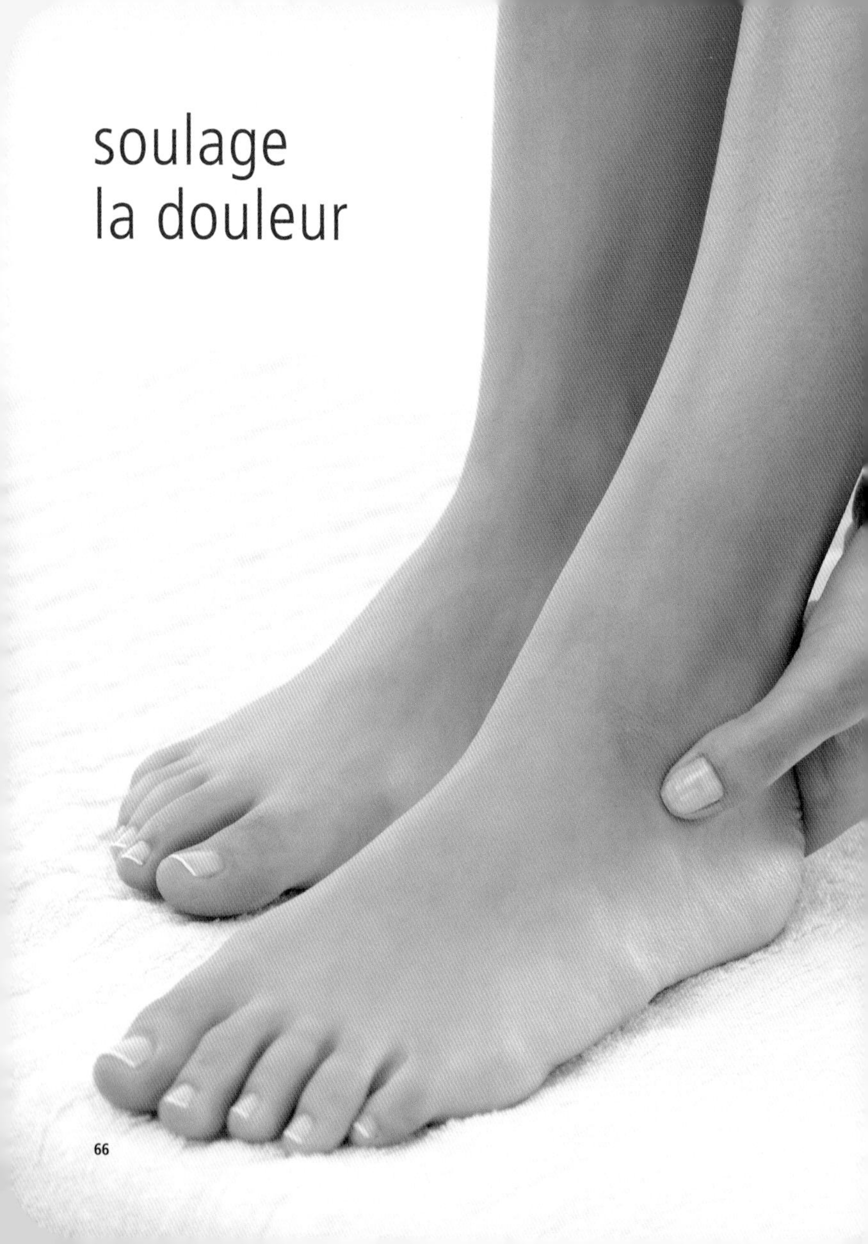

Foulure de la cheville

POINT D'ACUPRESSION 40 VB, « Grand tertre »

LOCALISATION Ce point se situe sur la face externe de chaque pied, en avant de la malléole externe, dans le creux, en face de l'astragale.

TECHNIQUE Traitez la cheville blessée en appuyant le pouce ou l'index pendant environ cinq minutes. Alternez pressions légères à modérées et pressions fortes, toutes les minutes, en fonction de la douleur ressentie.

UTILITÉ La douleur et le gonflement résultant de la foulure peuvent être immédiatement résorbés/diminués en exerçant une pression sur ce point. Ce même geste soulagera aussi les crampes au niveau de la chevilleet du pied dues à une sciatique.

atténue les brûlures d'estomac

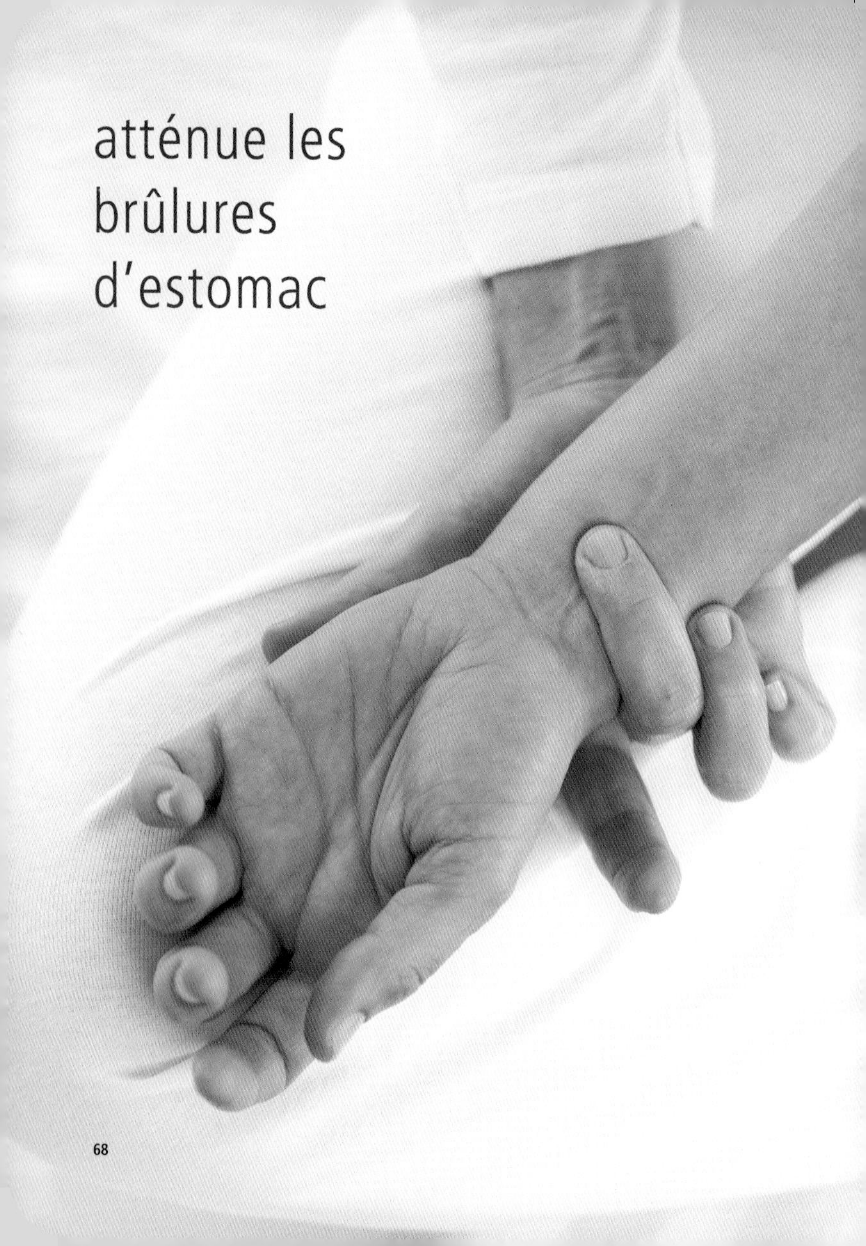

Digestion difficile

POINT D'ACUPRESSION	6 MC, « Barrière de l'interne »
LOCALISATION	Ce point se situe au milieu de la face interne de l'avant-bras côté paume, environ trois largeurs de doigt au-dessus du poignet, en remontant vers le coude.
TECHNIQUE	Appuyez le pouce ou l'index simultanément sur les deux bras et maintenez la pression durant au moins une minute, voire plus, le temps de soulager la gêne digestive.
UTILITÉ	L'acupression de 6 MC est susceptible d'apporter un mieux-être dans tous les cas de troubles mineurs de la digestion, et en particulier dans le cas de brûlures d'estomac, de digestion difficile, d'acidité gastrique ou de nausées. L'anxiété et la nervosité, deux états parfois à l'origine de troubles gastriques, s'en trouveront également améliorées.

- Ce point agit également sur les palpitations. Voir carte 20.

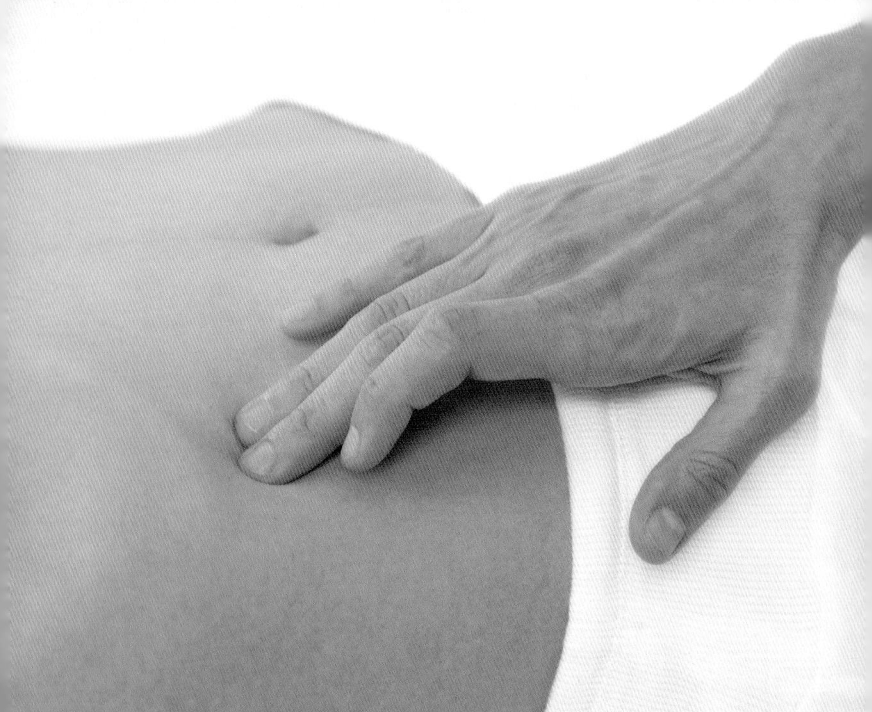

régule la sensation de faim et stimule l'appétit

Nausées

POINT D'ACUPRESSION	16 RT, « Plainte du ventre »
LOCALISATION	Ces points se situent de chaque côté de l'estomac, juste au-dessous de la cage thoracique, dans l'alignement avec les mamelons.
TECHNIQUE	Appuyez un doigt et maintenez la pression durant au moins une minute.
UTILITÉ	La stimulation de 16 RT permet de dompter la nausée, de faciliter la digestion et d'atténuer les crampes d'estomac. « Plainte du ventre » possède une fonction régulatrice, aussi bien en cas de perte d'appétit que de sensation de faim compulsive.

améliore le transit

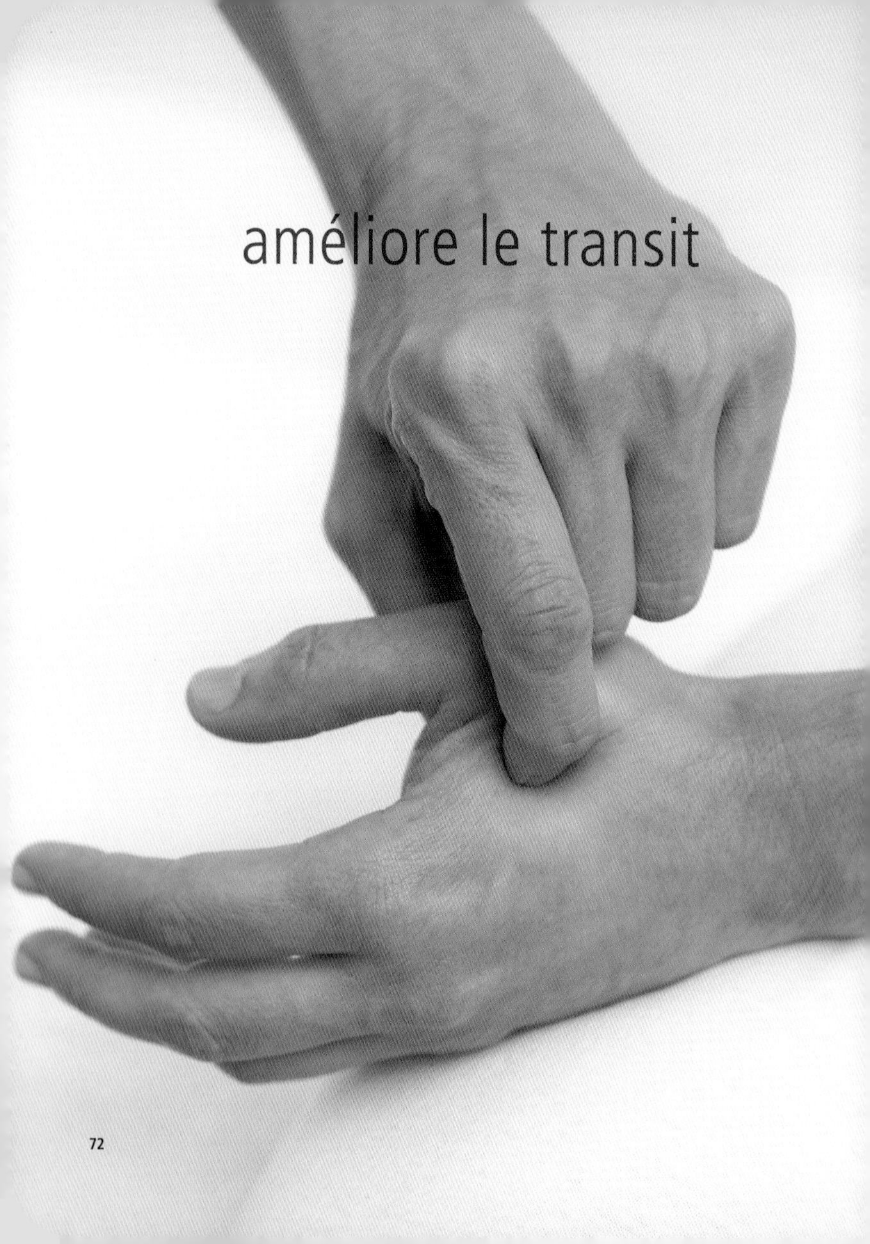

Constipation

POINT D'ACUPRESSION 4 GI, « Vallée des réunions »

LOCALISATION Ce point se situe sur chaque main, au centre de la palmature qui sépare le pouce et l'index.

TECHNIQUE À l'aide du pouce et de l'index de la main droite, comprimez ce point de part et d'autre sur votre main gauche et maintenez la pression durant au moins une minute. Changez de main et recommencez. À faire au moment du repas pour faciliter la digestion. Attention : les femmes enceintes ne doivent pas stimuler 4 GI.

UTILITÉ La stimulation des points 4 GI facilite la digestion et lève la constipation. À utiliser également en cas de maux de tête ou d'arthralgies.

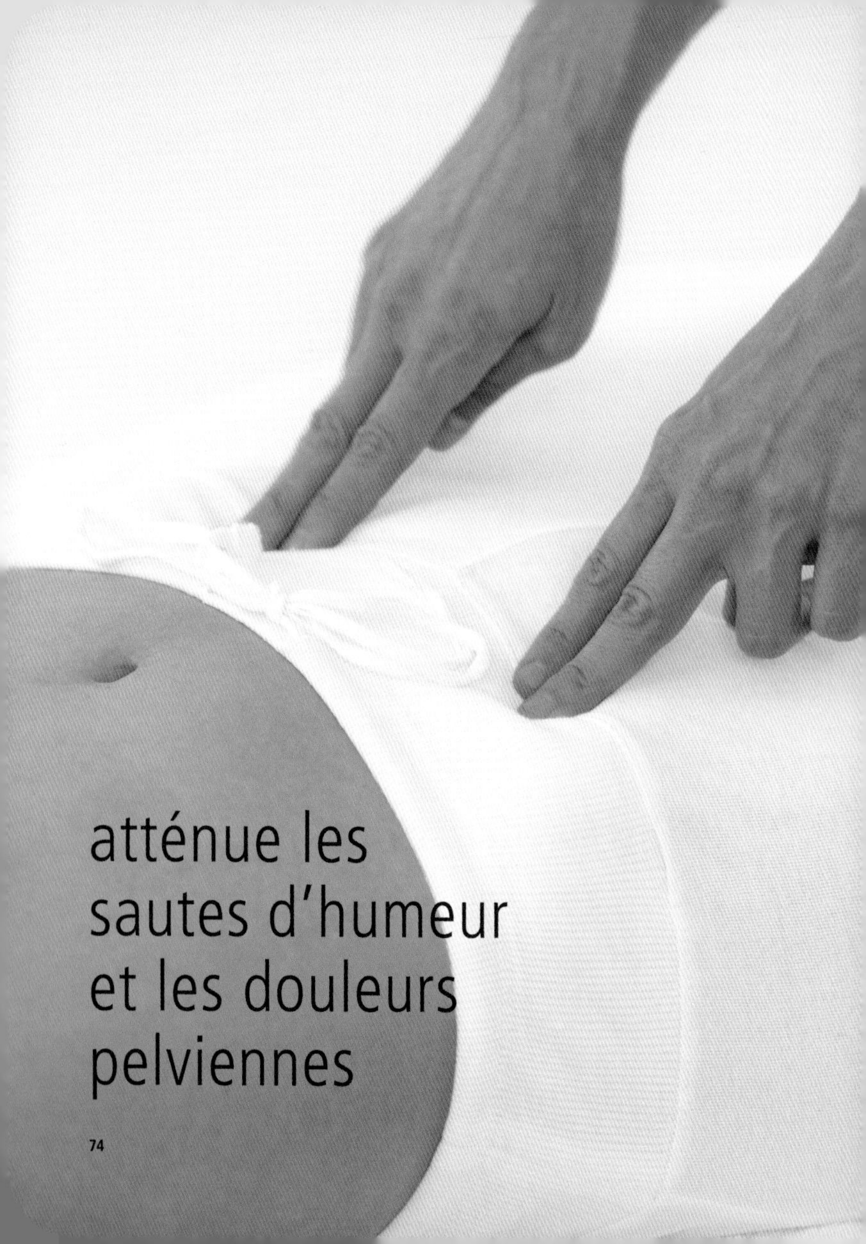

atténue les sautes d'humeur et les douleurs pelviennes

Syndrome prémenstruel

POINT D'ACUPRESSION	12 Rt, « Porte des assauts »
LOCALISATION	Ces deux points se situent de chaque côté du bas-ventre, sur la ligne du pubis, dans le pli de l'aine.
TECHNIQUE	Appuyez fermement deux doigts, simultanément à droite et à gauche, et maintenez la pression durant au moins une minute.
UTILITÉ	La stimulation de ces points atténue la tension nerveuse, les signes dépressifs et l'irritabilité liés au Syndrome prémenstruel. Lorsqu'on active 12 Rt, certains troubles somatiques tels que la rétention d'eau, les spasmes utérins, la sensation de fatigue et les douleurs du bas du dos disparaissent.

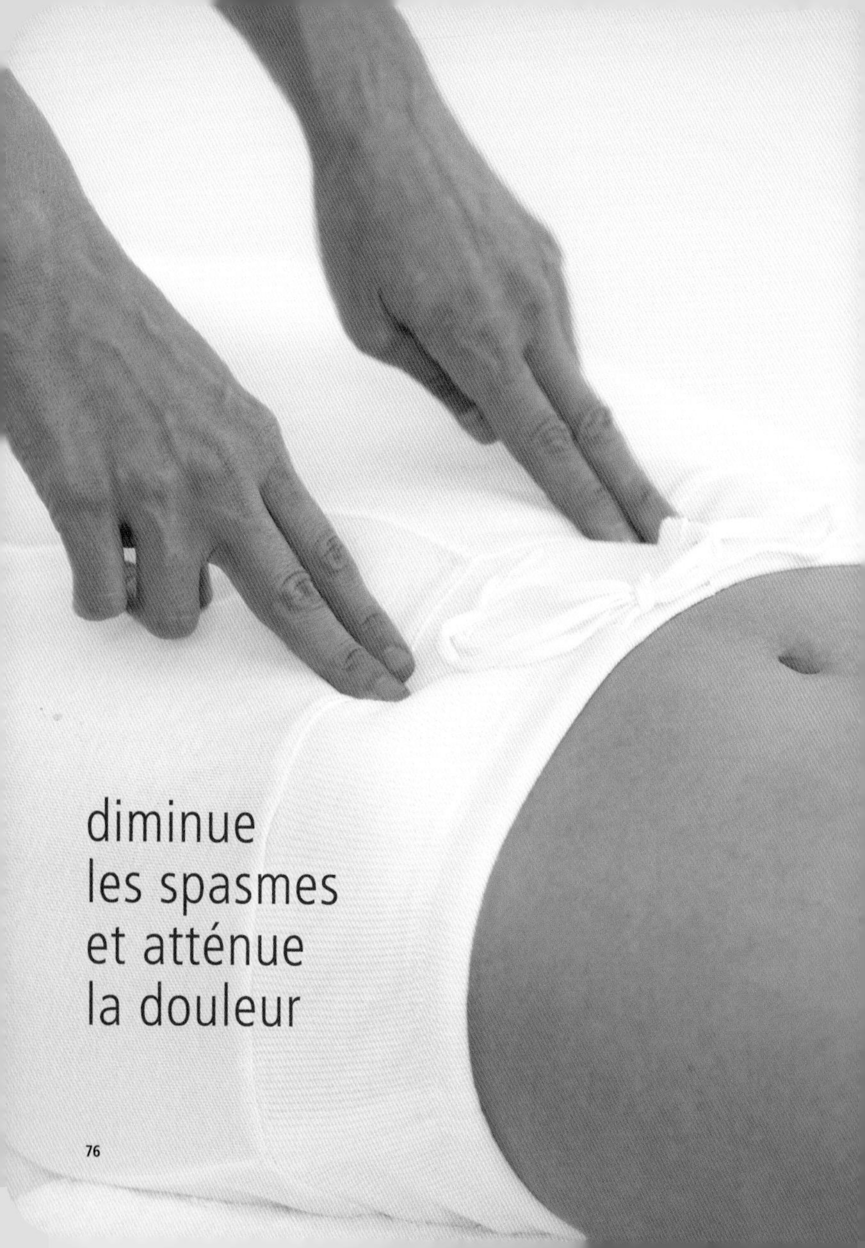

diminue
les spasmes
et atténue
la douleur

Douleurs menstruelles

POINT D'ACUPRESSION	13 Rt, « Demeure des Fu »
LOCALISATION	Ces deux points se situent de chaque côté du pelvis, environ deux largeurs de doigts au-dessus de la ligne du pubis, au-dessus du pli de l'aine.
TECHNIQUE	Appuyez fermement deux doigts, simultanément à droite et à gauche et maintenez la pression durant au moins une minute.
UTILITÉ	La stimulation de 13 Rt permet de diminuer les spasmes de l'utérus ainsi que la douleur associée aux règles. Ce point permet également de débloquer la rétention d'eau, de lever la tension du bas-ventre, de soulager le bas du dos et d'atténuer la fatigue liée aux menstruations.

atténue les douleurs menstruelles

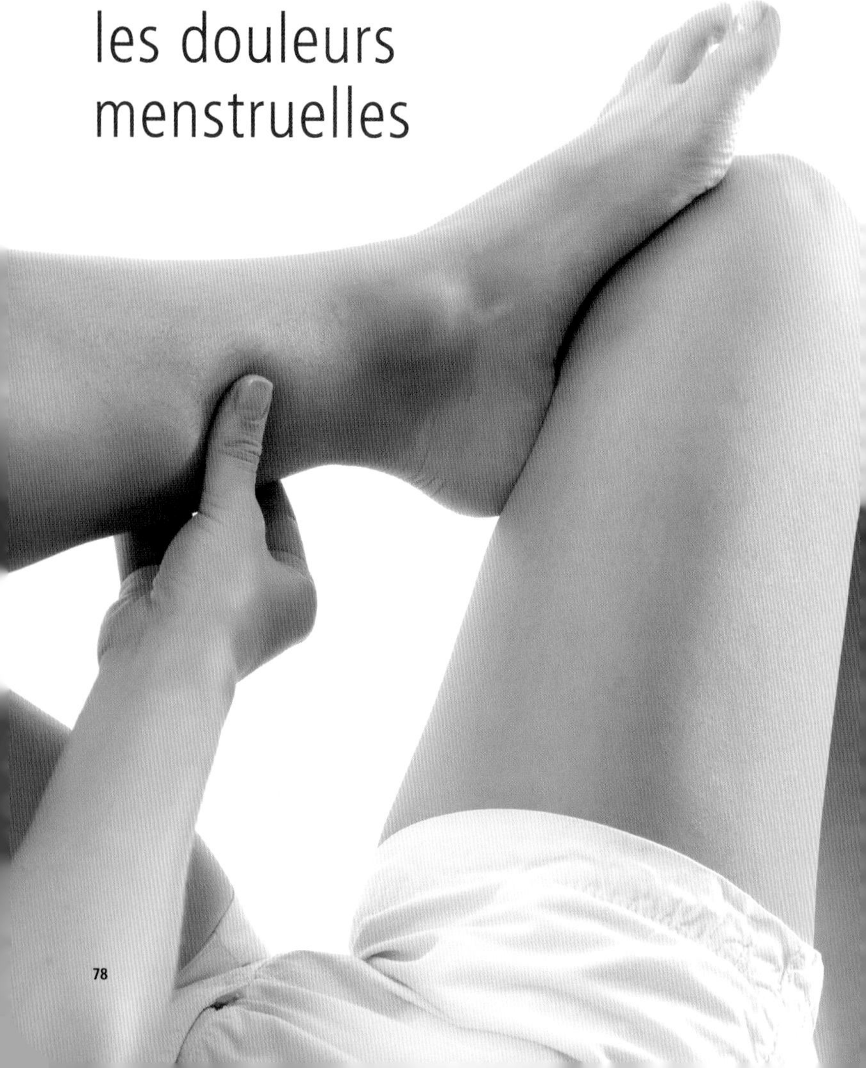

Rétention d'eau

POINT D'ACUPRESSION 6 Rt, « Croisement des trois Yin »

LOCALISATION Ce point est situé sur la face interne du mollet, environ une largeur de main au-dessus de l'astragale et à côté du tibia.

TECHNIQUE Saisissez le mollet d'une main, avec le pouce et les doigts et appuyez simultanément sur ces deux points durant au moins une minute. Attention : les femmes enceintes ne doivent pas stimuler 6 Rt.

UTILITÉ La stimulation de ces points permet d'atténuer de nombreux désagréments liés aux menstruations et en particulier la rétention d'eau, les crampes douloureuses. 6 Rt favorise la régularisation des cycles.

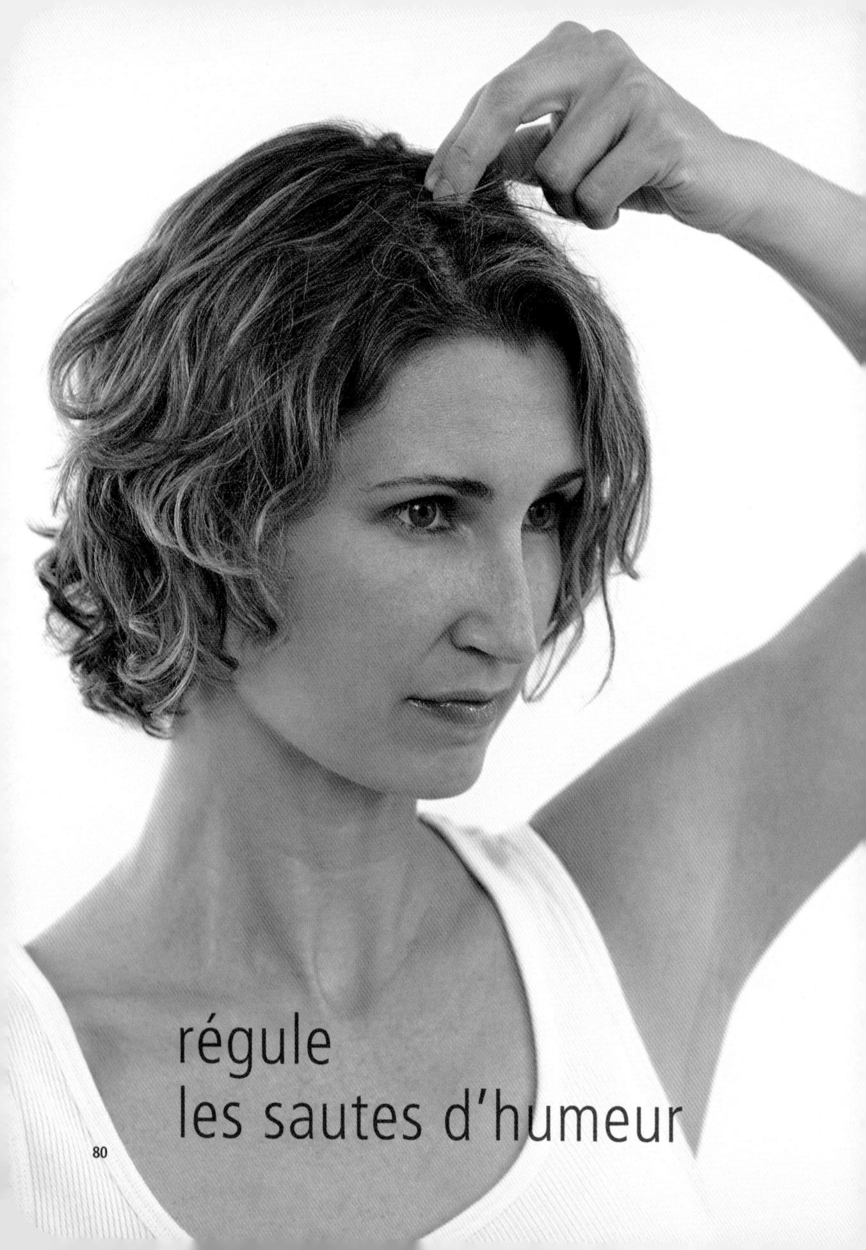

régule
les sautes d'humeur

Bouffées de chaleur

POINT D'ACUPRESSION	20 VG, « Cent Réunions »
LOCALISATION	Ce point se situe au sommet du crâne, un peu décalé vers l'avant, en ligne avec les oreilles.
TECHNIQUE	Plusieurs fois par jour et durant au moins une minute à chaque fois, exercez une pression sur ce point avec l'index et le majeur.
UTILITÉ	L'activation de ce point diminue la fréquence et l'intensité des bouffées de chaleur. 20 VG atténue également les maux de tête, améliore la mémoire, la concentration et favorise la régulation des sautes d'humeur liées à la ménopause.

stimule l'énergie

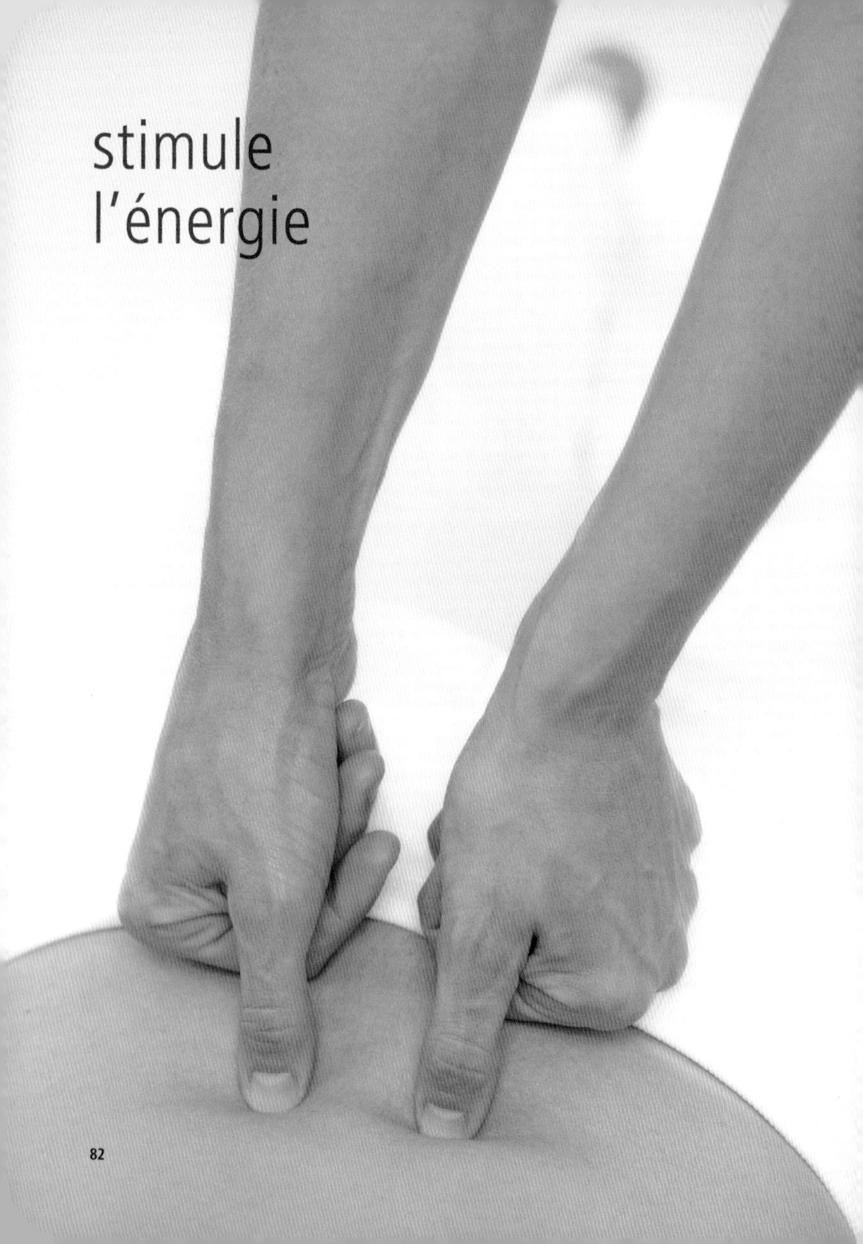

Stérilité/Impuissance

POINT D'ACUPRESSION	31-34 V, « Trous sacrés »
LOCALISATION	Ces deux points se situent de chaque côté du bas du dos, sur le sacrum, à la base de la colonne vertébrale.
TECHNIQUE	À l'aide des doigts ou des pouces des deux mains, exercez une pression forte et constante sur ces deux points, plusieurs fois par jour, durant au moins une minute chaque fois.
UTILITÉ	Chez l'homme aussi bien que chez la femme, la pression exercée sur ces deux points dissipe les tensions et stimule le flux d'énergie dans la zone du pelvis. L'activation de ces points peut donc améliorer le fonctionnement des organes de la reproduction. Parmi les désordres qui peuvent bénéficier de la stimulation de ces points, on cite l'impuissance, la perte de désir sexuel, la stérilité, l'irrégularité des règles et les douleurs localisées dans le bas du dos.

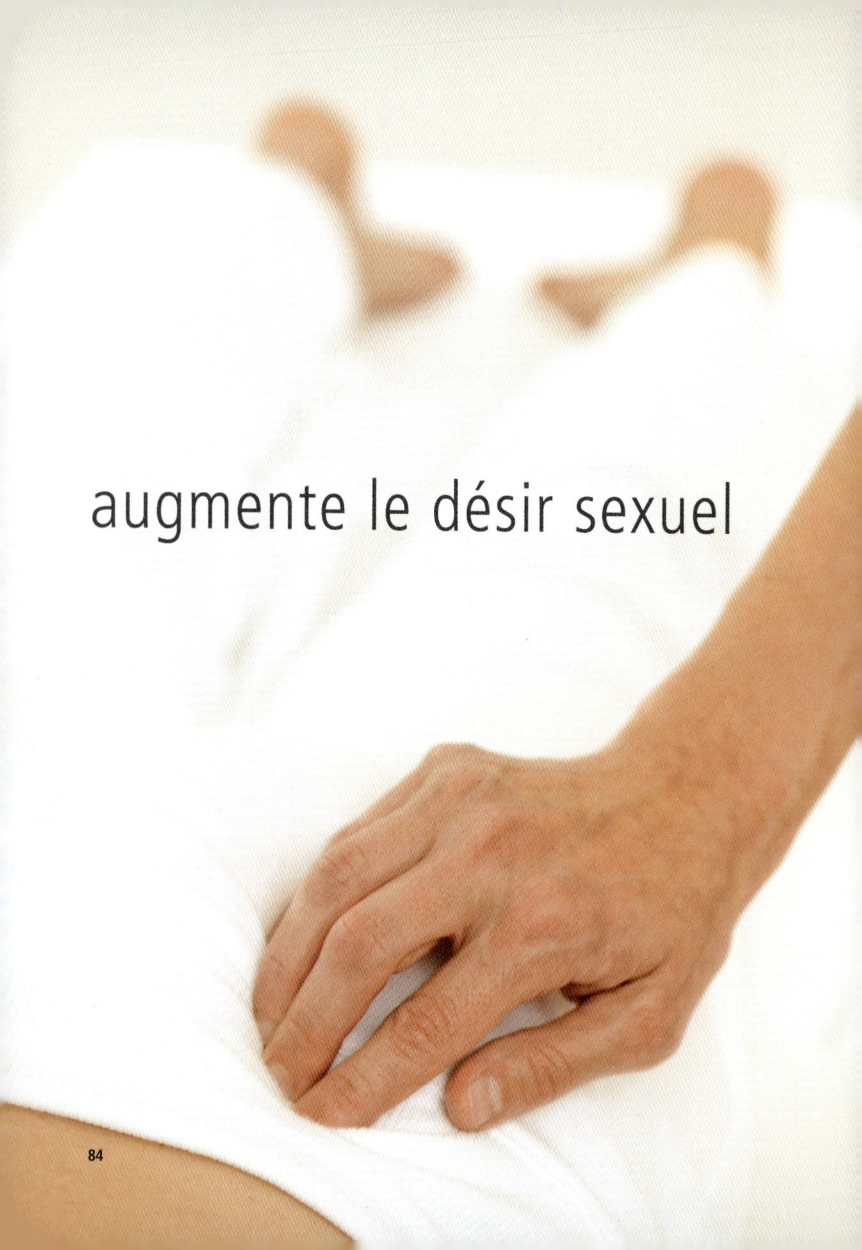

augmente le désir sexuel

Baisse de la libido

POINT D'ACUPRESSION 23 V, « Palais de la quintessence »

LOCALISATION Ces deux points se situent de chaque côté du bas du dos, à peu près au niveau de la taille, environ deux largeurs de doigts de chaque côté de la colonne vertébrale.

TECHNIQUE À l'aide de l'index et du majeur des deux mains, appuyez sur ces points durant au moins trois minutes. Veillez à ce que la pression reste dans les limites du confortable, surtout si vous avez des troubles du rachis.

UTILITÉ La stimulation de ces points peut favoriser l'augmentation du désir, sexuel car elle équilibre les énergies circulantes dans la zone du pelvis. L'activation de 23 V est utile dans les cas d'impuissance, d'éjaculation précoce, ainsi que pour divers troubles de la reproduction.

soulage la nausée

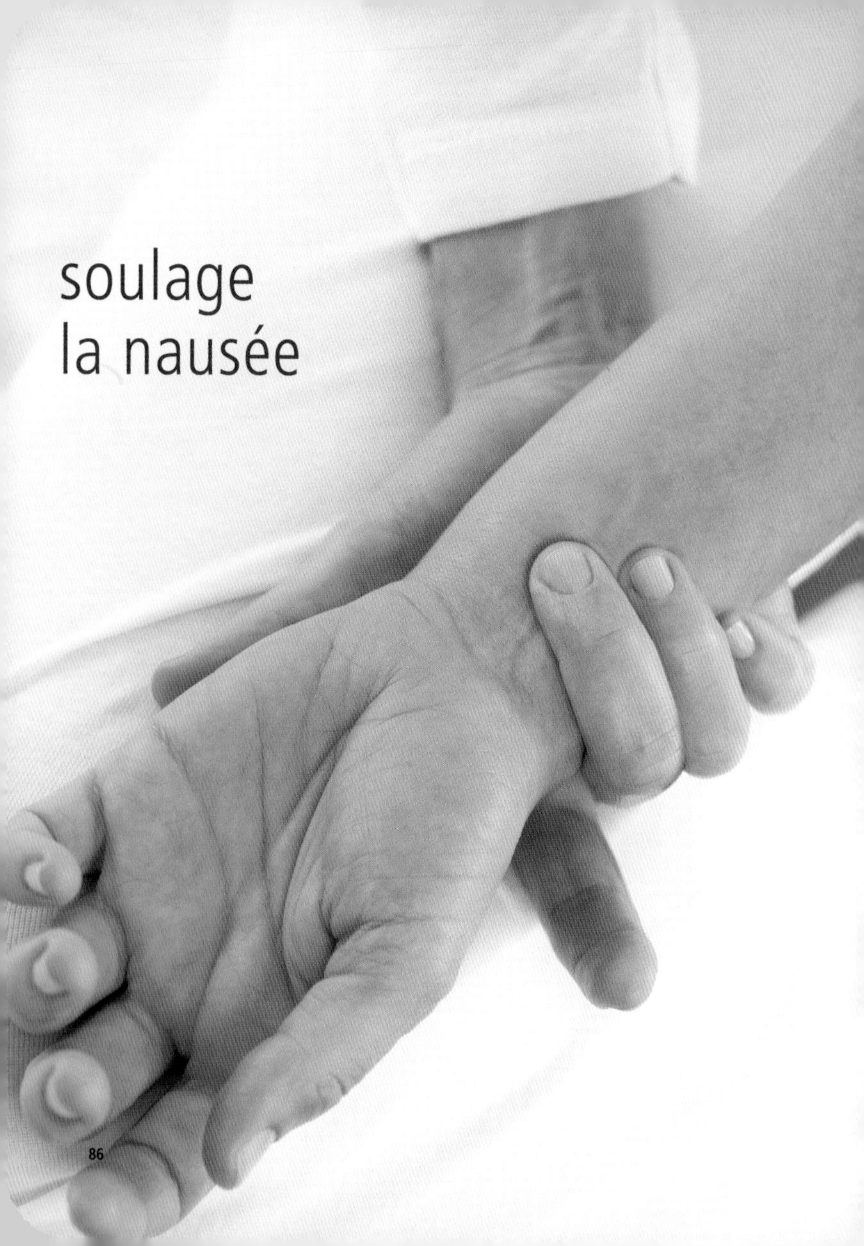

Mal des transports

POINT D'ACUPRESSION — 5 MC, « Émissaire »

LOCALISATION — Ces points se situent au milieu de la face interne de l'avant-bras, environ trois à quatre largeurs de doigt au-dessus de la jonction entre le poignet et la paume.

TECHNIQUE — Appuyez fermement avec le pouce droit sur le point 5 MC de l'avant-bras gauche, durant au moins une minute. Changez de côté et recommencez. Persévérez jusqu'à ce que le malaise disparaisse. Il existe également des bracelets antinausées, équipés d'un picot en plastique, conçu pour exercer en continu une légère pression en 5 MC, vous laissant ainsi les mains libres.

UTILITÉ — L'activation de ces points atténue le mal des transports ainsi que les vertiges et la gêne liée à la perte d'équilibre. La stimulation de 5 MC est également utile en cas de nausées, de digestion difficile ou de manifestations anxieuses.

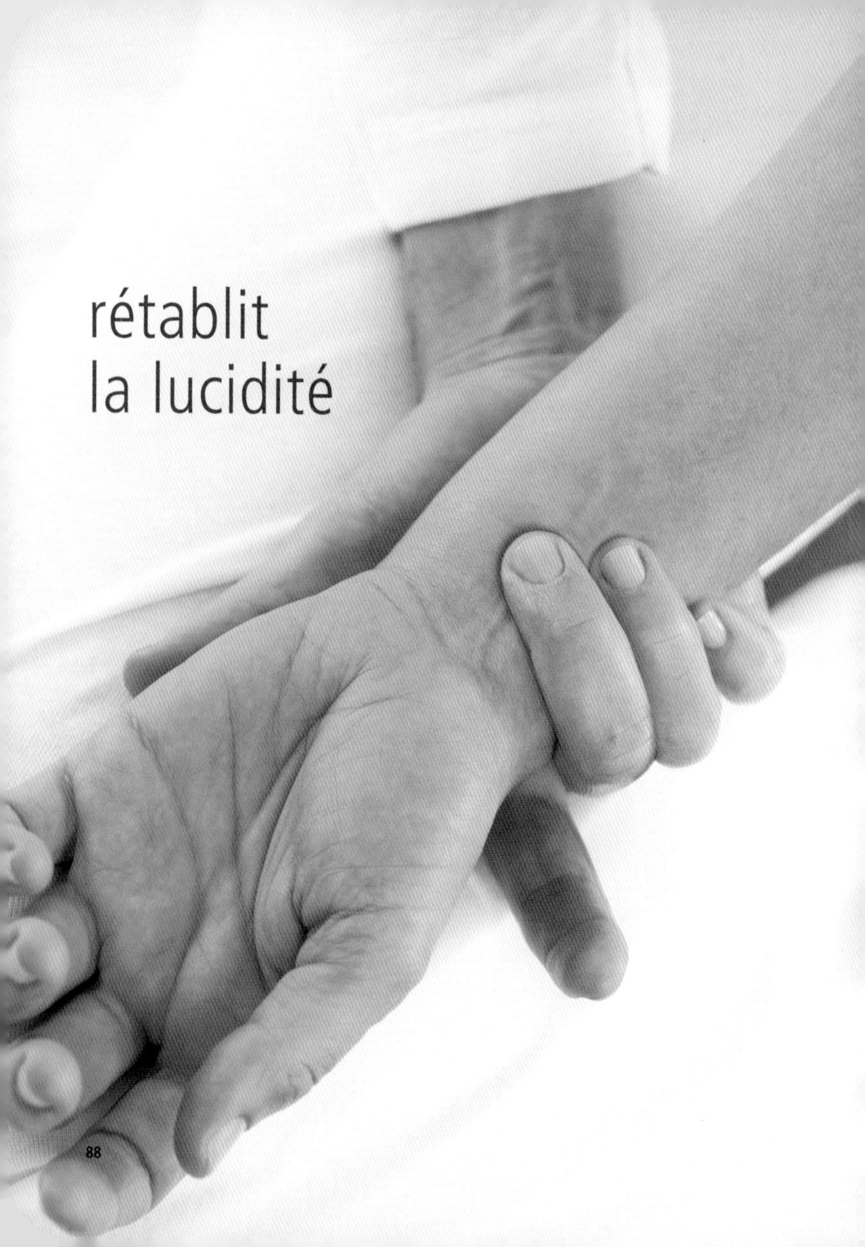

rétablit
la lucidité

Pertes d'équilibre/Vertiges

POINT D'ACUPRESSION	5 MC, « Émissaire »
LOCALISATION	Ces points se situent au milieu de la face interne de l'avant-bras, environ trois à quatre largeurs de doigt au-dessus de la jonction entre le poignet et la paume.
TECHNIQUE	Appuyez fermement avec le pouce droit sur le point 5 MC de l'avant-bras gauche, durant au moins une minute. Changez de côté et recommencez. Persévérez jusqu'à disparition du vertige. Il existe également des bracelets antinausées, équipés d'un picot en plastique conçu pour exercer en continu une légère pression en 5 MC, vous laissant ainsi les mains libres.
UTILITÉ	L'activation de ces points atténue le mal des transports ainsi que les vertiges et la gêne liée à la perte d'équilibre. La stimulation de 5 MC est également utile en cas de nausées, de digestion difficile ou de manifestations anxieuses.

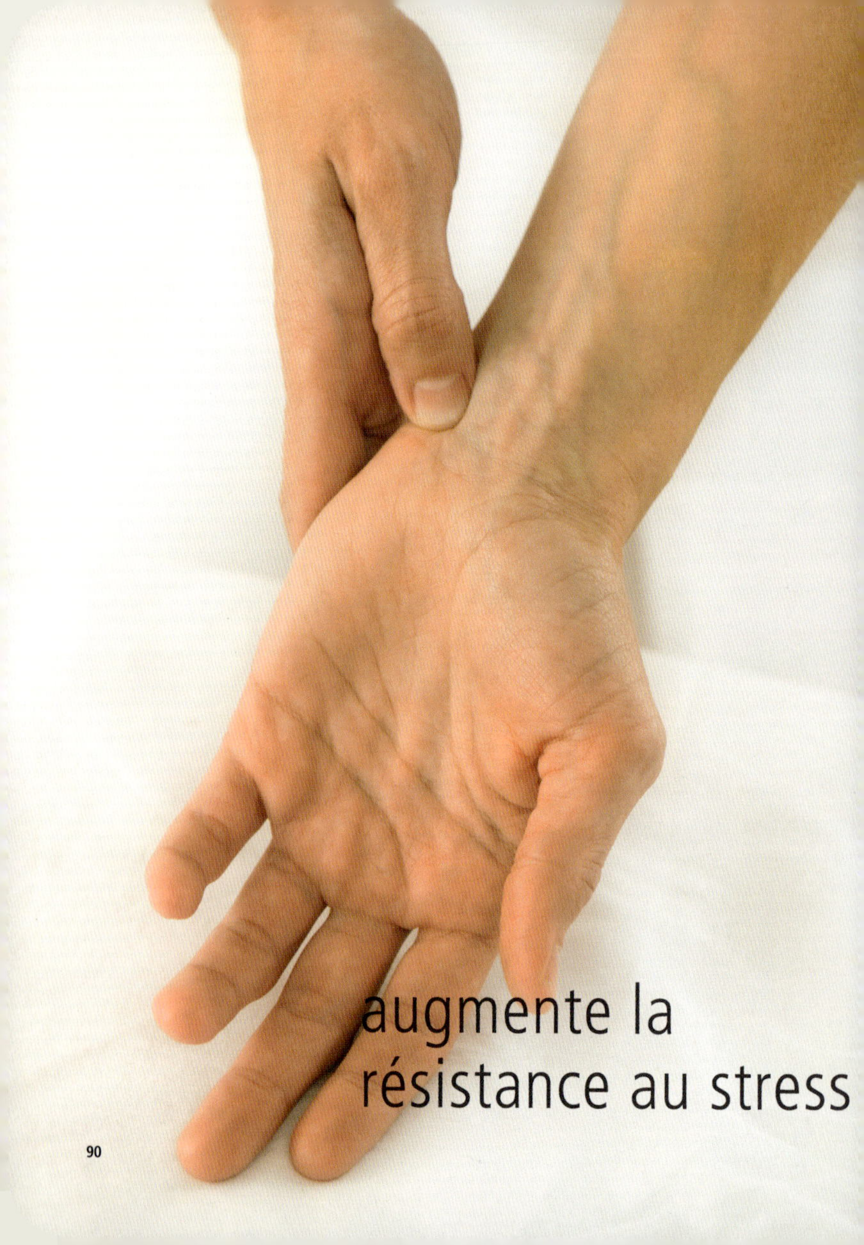

augmente la résistance au stress

Stress

POINT D'ACUPRESSION 7 C, « Porte de l'esprit »

LOCALISATION Ces points se situent côté paume, dans l'alignement de l'auriculaire, sur la face externe du poignet dans le creux de jonction entre l'avant-bras et le poignet.

TECHNIQUE Appuyez le pouce droit sur le point 7 C du bras gauche durant au moins une minute. Changez de main et recommencez.

UTILITÉ L'activation de ces points atténue les symptômes et manifestations liées au stress, telles que l'anxiété, la nervosité, l'impatience, les palpitations, ainsi que l'insomnie, lorsqu'elle est liée à un stress d'origine psychologique. Il est bon de stimuler régulièrement 7 C dans la journée, pour maintenir l'équilibre émotionnel et la paix intérieure.

revitalise le physique et le mental

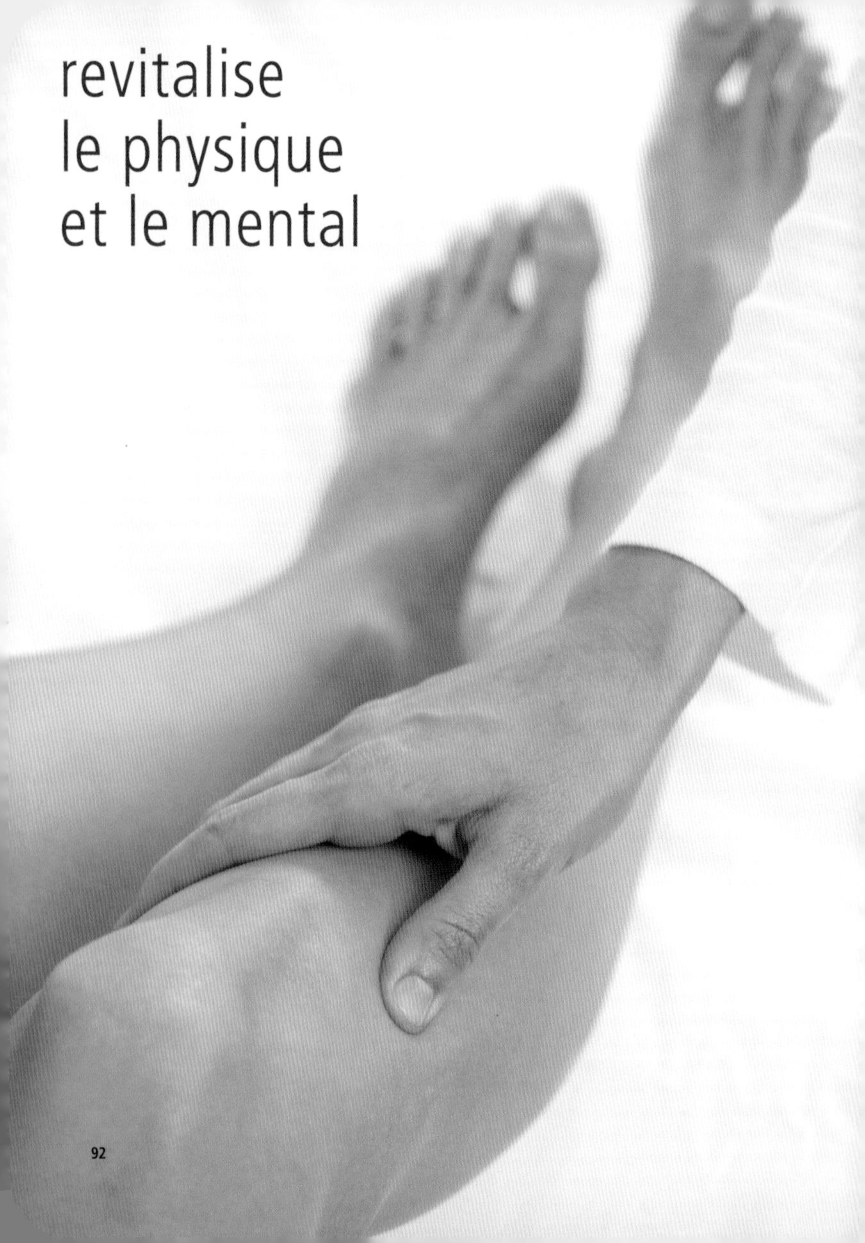

Fatigue

POINT D'ACUPRESSION	36 ES, « Trois distances »
LOCALISATION	Ces points se situent sur le côté externe de chaque mollet, à peu près une largeur de doigt à côté du tibia et quatre largeurs de doigts au-dessous du genou.
TECHNIQUE	Utilisez le pouce ou l'index et exercez en continu une pression, légère au début, puis de plus en plus intense, pendant environ une minute. Recommencez de temps en temps selon le besoin.
UTILITÉ	Dans la tradition chinoise, les fantassins de l'armée chinoise s'arrêtaient tous les trois kilomètres pour masser ces points, afin de se défatiguer et de se revitaliser, d'où le nom du point. 36 ES restaure l'énergie, augmente la tonicité musculaire et dynamise le système immunitaire. Sur le plan psychologique, 36 ES peut être utilisé pour lever l'anxiété, traiter la dépression et atténuer le sentiment d'abattement qui apparaît lorsque la vitalité est en baisse.

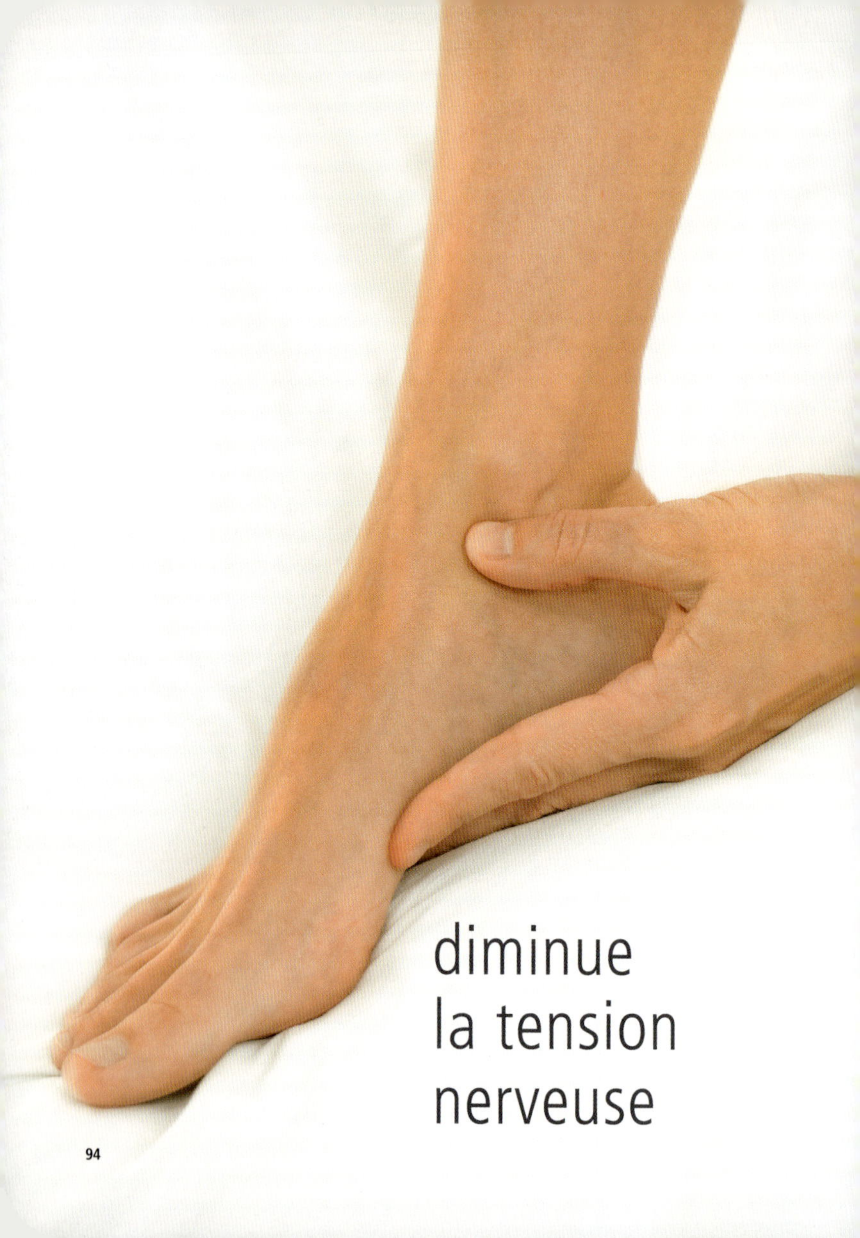

diminue
la tension
nerveuse

Insomnie

POINT D'ACUPRESSION	6 Rn, « Mer lumineuse »
LOCALISATION	Ces points se situent sur la face interne des chevilles, dans le creux situé en avant et en-dessous de l'astragale.
TECHNIQUE	Utilisez vos pouces et massez ce point pendant environ une minute. Vous gagnerez en efficacité si, avec l'index, vous massez simultanément le point exactement opposé, de l'autre côté de la cheville.
UTILITÉ	L'activation de ces points permet de calmer la tension nerveuse, ainsi que l'agitation, l'anxiété, qui sont à l'origine des insomnies. Le massage de 6 Rn est également utile dans le traitement des douleurs de la cheville et du dos.

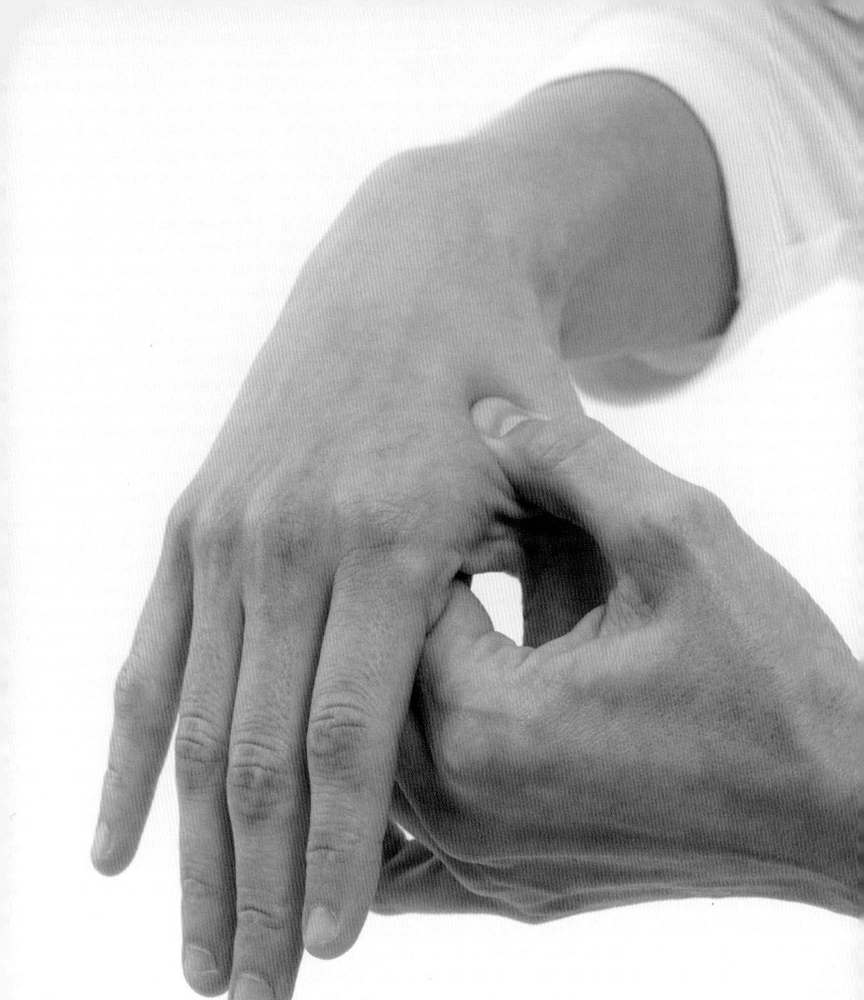

diminue le ressentiment

Irritabilité/Colère

POINT D'ACUPRESSION	4 GI, « Vallée des réunions »
LOCALISATION	Ce point se situe sur chaque main, au centre de la palmature qui sépare le pouce et l'index.
TECHNIQUE	À l'aide du pouce et de l'index de la main droite, massez la partie molle de la palmature sur votre main gauche durant au moins une minute, en décrivant un mouvement circulaire. Changez de main et recommencez. Attention : les femmes enceintes ne doivent pas stimuler ce point.
UTILITÉ	4 GI est utile dans un grand nombre de désordres, aussi bien physiques que psychologiques. Sur le plan émotionnel, 4 GI permet d'apaiser la colère, de réduire l'irritabilité, l'anxiété, les sentiments de frustration et d'impatience. Sur le plan physique, 4 GI diminue les somatisations douloureuses, telles que les maux de tête, les contractures musculaires et les raideurs articulaires qui peuvent résulter du stress.

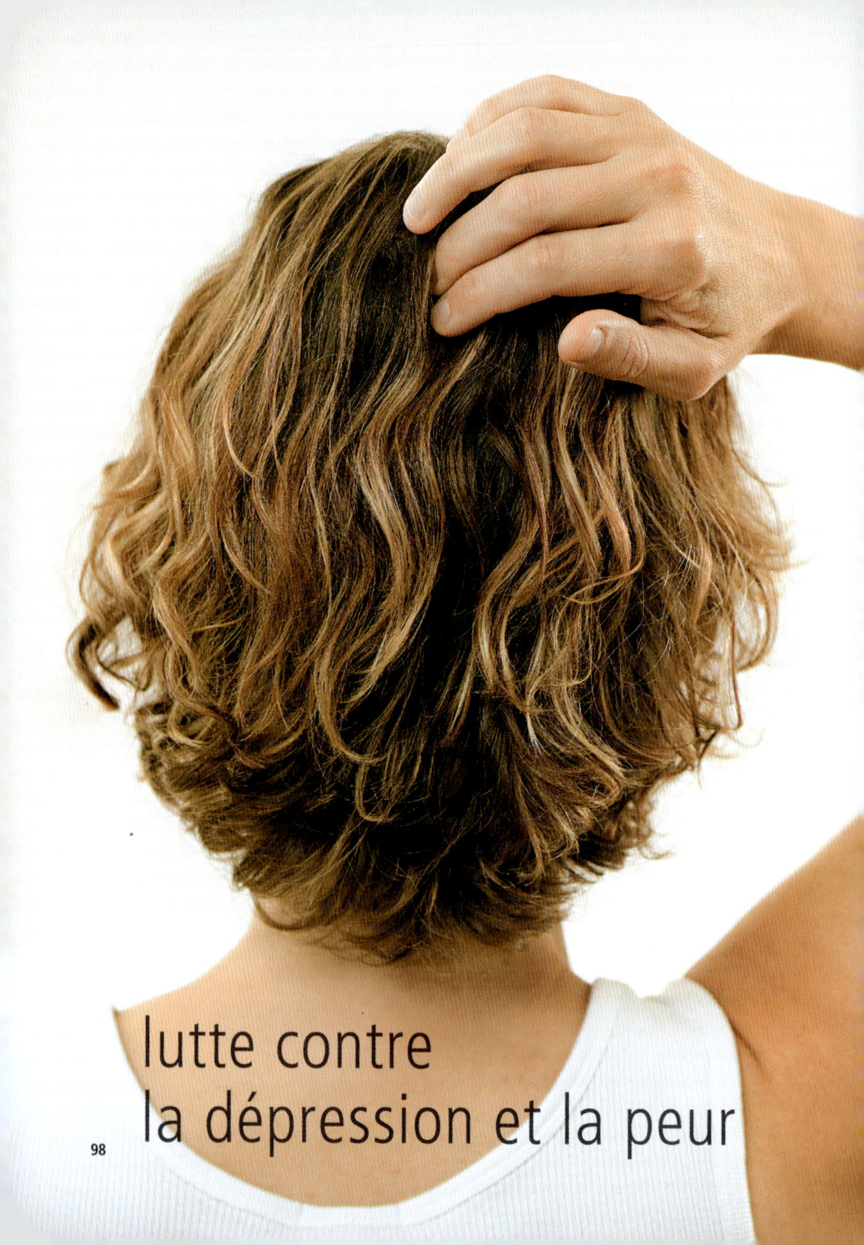

lutte contre la dépression et la peur

Traumatisme psychologique

POINT D'ACUPRESSION 19 VG, « En arrière du vertex »

LOCALISATION Ce point se situe au sommet du crâne, à peu près une largeur de main en arrière du vertex, dans l'alignement de la colonne vertébrale.

TECHNIQUE Placez la pulpe de l'auriculaire au sommet du crâne, à l'intersection d'une ligne joignant les deux oreilles, puis disposez l'annulaire, le majeur et l'index dans l'alignement de la colonne vertébrale, afin que l'index se trouve sur 19 VG. Ainsi, vous activerez simultanément 19 VG et 20 VG, « Cent réunions », montré sur la carte 36. Appuyez légèrement sur ces deux points durant au moins une minute.

UTILITÉ L'activation de ces deux points permet d'apaiser les traumatismes d'origine psychologique, de lutter contre l'humeur dépressive, d'atténuer le chagrin et de diminuer l'anxiété et la peur.

calme les peurs

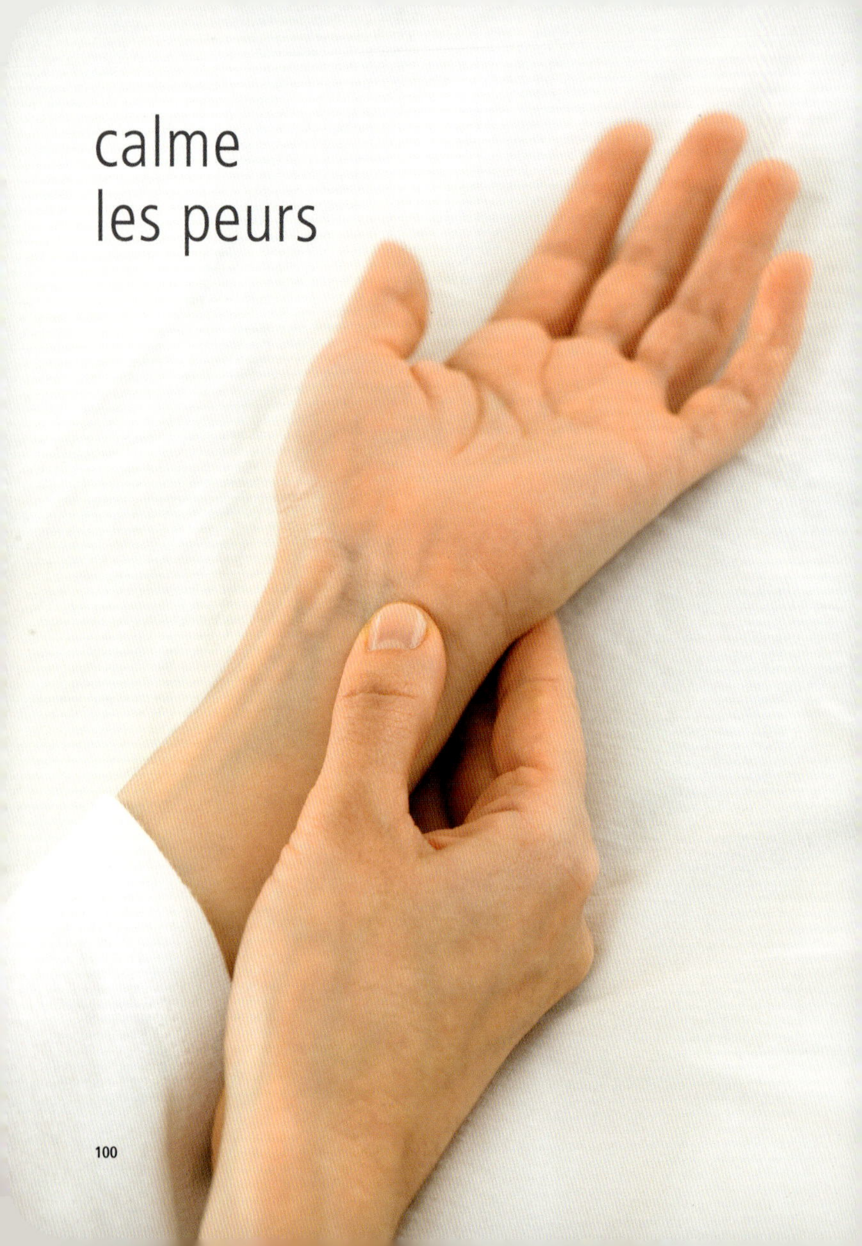

Anxiété

POINT D'ACUPRESSION 7 C, « Porte de l'esprit »

LOCALISATION Ces points se situent côté paume, dans l'alignement de l'auriculaire, sur la face externe du poignet, dans le creux de jonction entre l'avant-bras et le poignet.

TECHNIQUE Appuyez fermement le pouce droit sur le point 7 C du bras gauche durant au moins une minute. Changez de main et recommencez.

UTILITÉ 7 C soulage quantité de somatisations et de souffrances psychologiques causées par la rumination et l'excès de préoccupation. En particulier, 7 C est utile pour calmer l'anxiété et la nervosité liées à la crainte maladive de ne pas être à la hauteur d'un problème à traiter. Appuyez doucement sur ce point pour réguler les émotions négatives. On peut également utiliser 7 C pour apaiser le mental et favoriser un état d'esprit serein et concentré. En massant ce point, on peut enfin agir sur l'insomnie, les palpitations et autres états d'agitation intérieure.

diminue l’anxiété

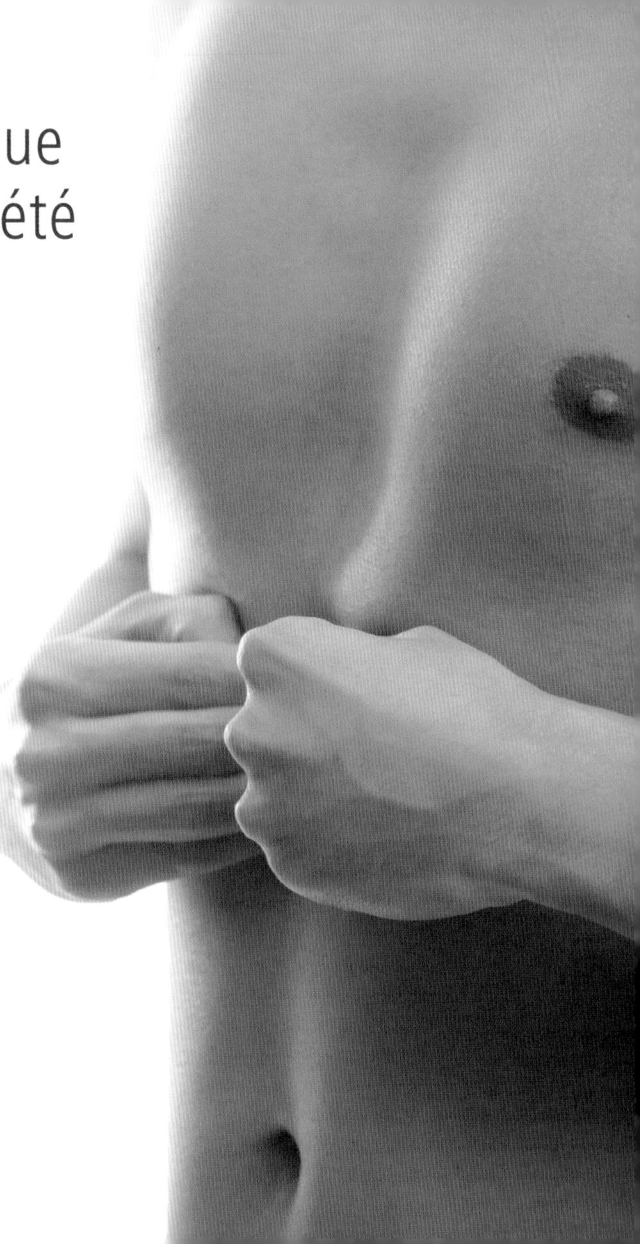

Peur/Insécurité

POINT D'ACUPRESSION 12 VC, « Milieu de l'estomac »

LOCALISATION Ce point se situe au niveau de l'estomac, au centre du plexus solaire, à peu près à mi-chemin entre le nombril et l'extrémité basse du sternum.

TECHNIQUE Appuyez simultanément l'index et le majeur des deux mains sur ce point et exercez une pression ferme, quoique dans la limite du confortable, durant une ou deux minutes.

UTILITÉ Quelle qu'en soit son origine, réelle ou imaginaire, le sentiment de peur peut être calmé par la stimulation de 12 VC, ainsi que l'anxiété générée par le sentiment d'imposture, l'insécurité en général et les contrariétés liées aux événements de la vie. Ce point est également utile pour apaiser la colère, l'irritabilité et la frustration. Les troubles gastriques liés au stress s'en trouveront également diminués.

- Ce point est également utile pour lutter contre la baisse de l'estime de soi. Voir carte 49.

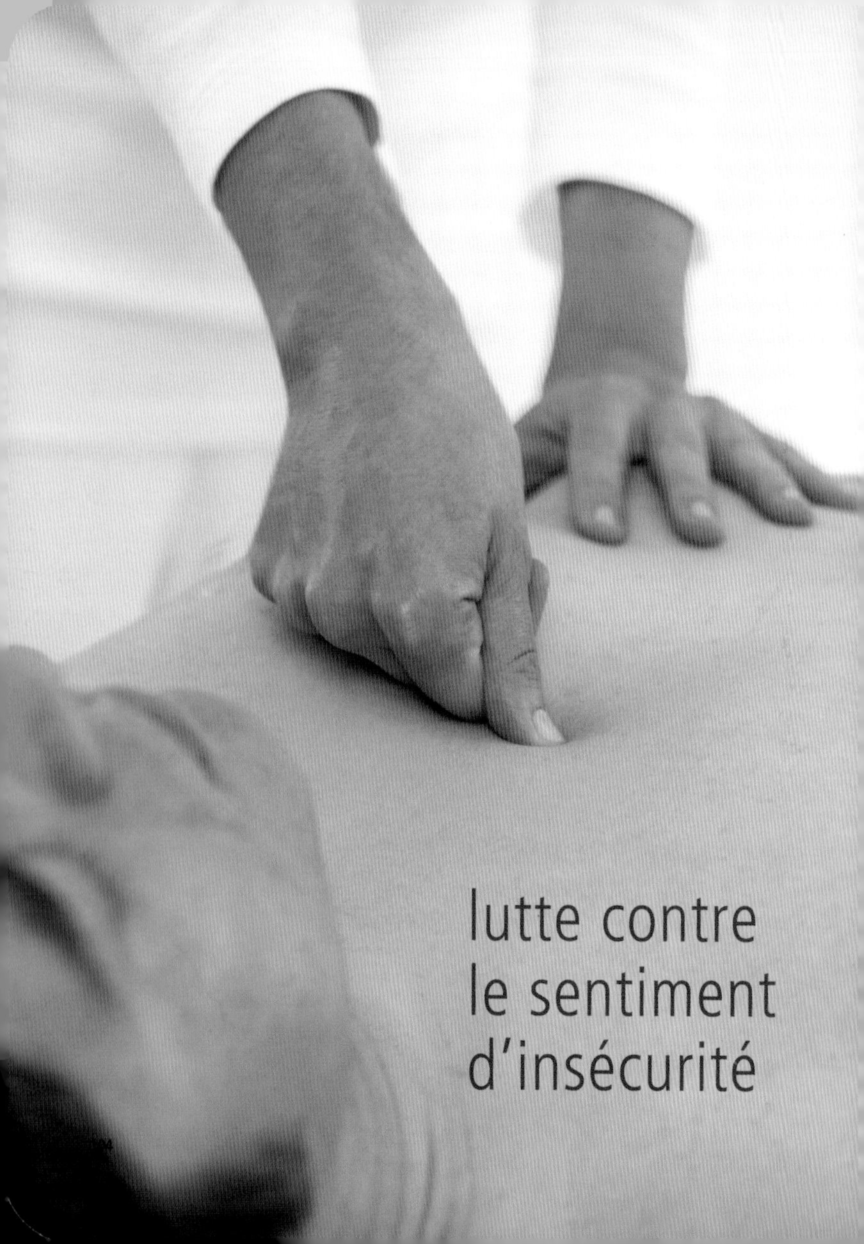

lutte contre le sentiment d'insécurité

Dépression

POINT D'ACUPRESSION 17 VC, « Mer des trois souffles »

LOCALISATION Ce point se situe au milieu de la poitrine, sur le sternum même, environ trois largeurs de doigts au-dessus de son extrémité basse.

TECHNIQUE Appuyez trois doigts sur ce point et exercez une pression constante pendant une ou deux minutes. Ce faisant, inspirez lentement et à fond.

UTILITÉ L'activation de 17 VC peut vous aider à lutter contre l'humeur dépressive, le découragement, le sentiment d'insécurité et le ressentiment. En remettant en circulation les énergies bloquées dans cette zone, il est possible qu'au fil des jours, vous observiez que votre capacité à faire face aux épreuves de la vie s'améliore considérablement. Utilisez également ce point pour soulager les maux d'estomac corrélés à un état de stress.

diminue le stress

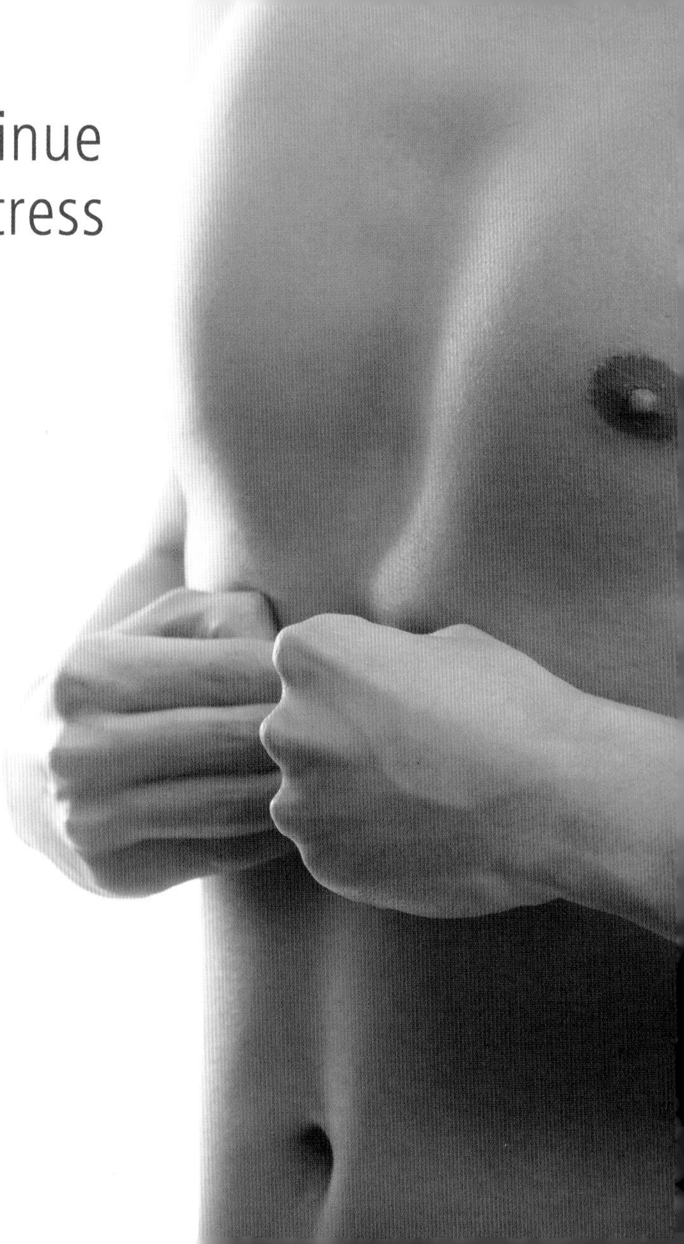

Baisse de l'estime de soi

POINT D'ACUPRESSION	12 VC, « Milieu de l'estomac »
LOCALISATION	Ce point se situe au niveau de l'estomac, au centre du plexus solaire, à peu près à mi-chemin entre le nombril et l'extrémité basse du sternum.
TECHNIQUE	Appuyez simultanément l'index et le majeur des deux mains sur ce point et exercez une pression ferme quoique dans la limite du confortable, durant une ou deux minutes.
UTILITÉ	L'activation de 12 VC permet de rétablir la confiance en soi et de renforcer la volonté face aux épreuves de la vie. 12 VC soulage également les manifestations de la dépression et de l'anxiété liées aux sentiments de ne pas être à la hauteur, à la frustration et au sentiment de désespoir. Ce point est également utile dans le traitement des céphalées de tension liées à l'anxiété.

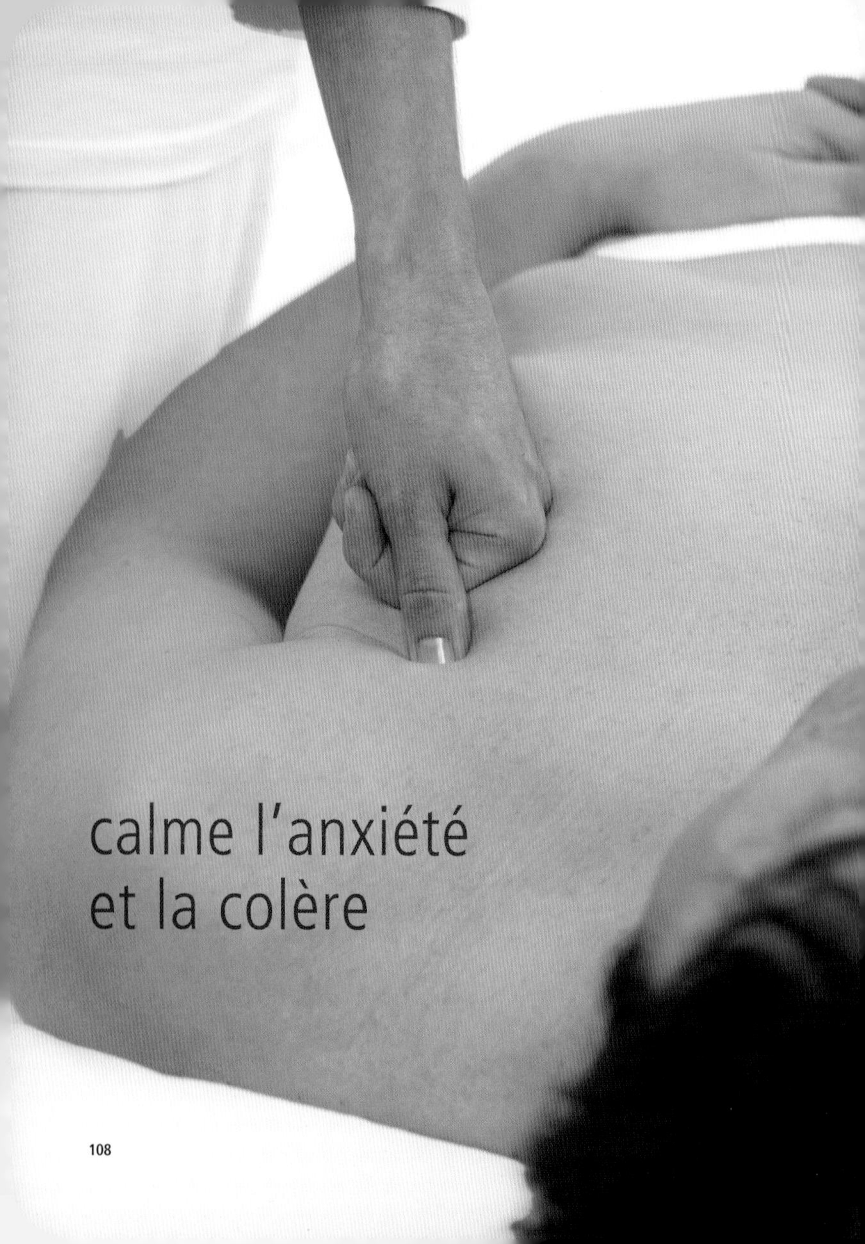

calme l'anxiété et la colère

Tristesse et chagrin

POINT D'ACUPRESSION	1 P, « Palais central »
LOCALISATION	Ces deux points se trouvent sur la partie haute du thorax, dans le creux situé au-dessous de l'extrémité distale des clavicules, au-dessous de la jointure avec l'articulation de l'épaule, à mi-chemin entre l'aisselle et le sommet de l'épaule.
TECHNIQUE	Croisez vos bras devant la poitrine et appuyez l'index et le majeur sur ce point, de chaque côté du thorax. Exercez une pression constante, dans la limite du confortable, durant une minute.
UTILITÉ	L'activation de 1 P permet de libérer la tristesse et le chagrin qui n'a pas été exprimé. Ce point agit en cas de traumatisme psychologique lié à la perte ou à la désillusion et se montre également utile pour traiter la colère, la dépression et l'anxiété. 1 P montre son efficacité dans les difficultés respiratoires et les crises d'asthme liées à la tristesse ou la colère réprimée.

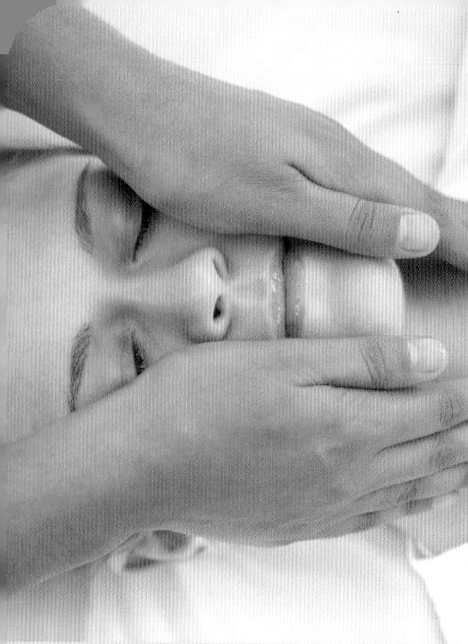

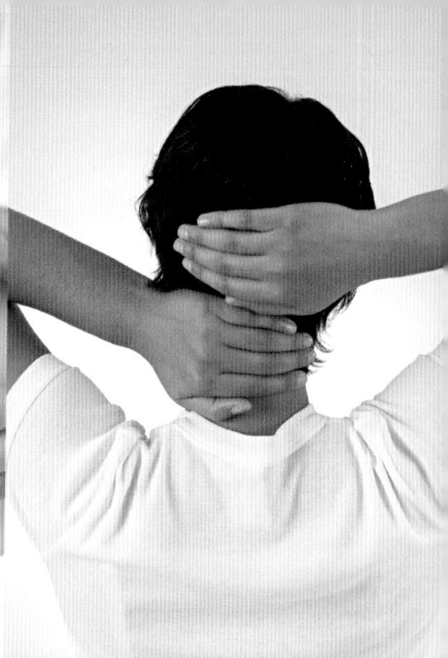

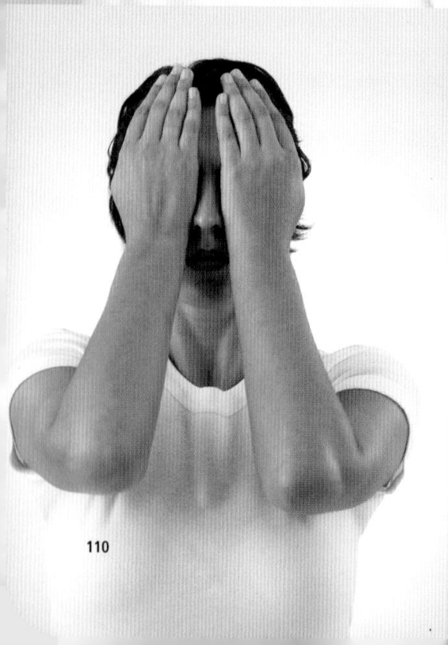

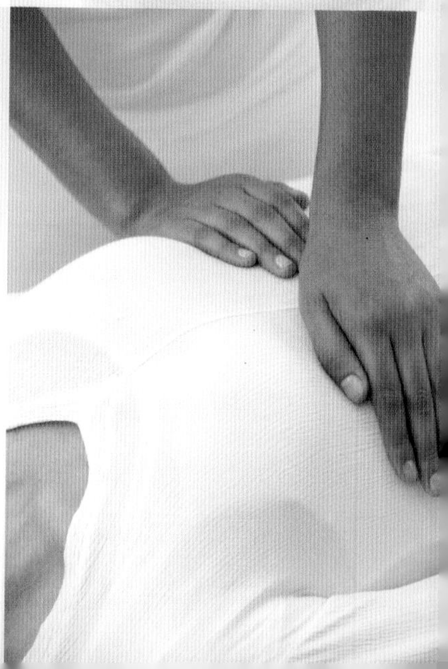

REIKI

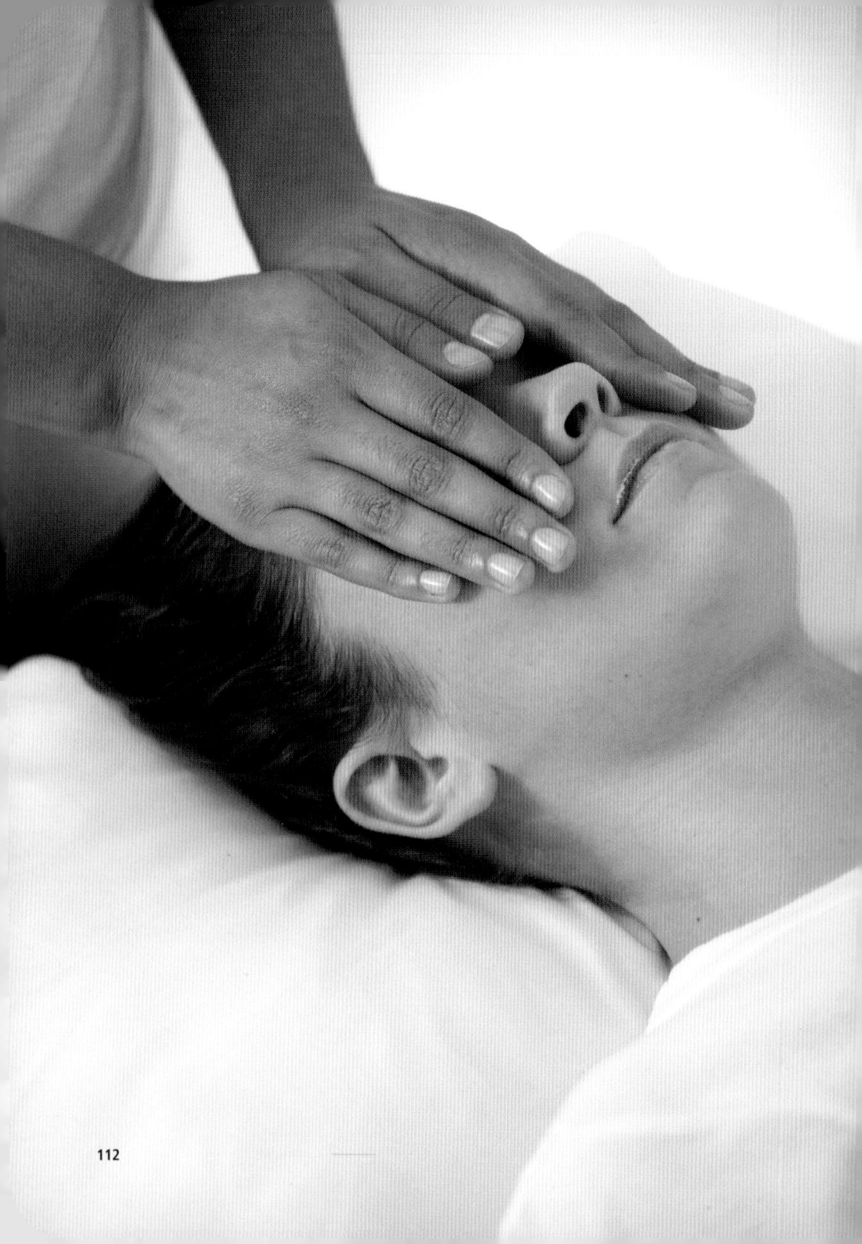

Les cinq principes du Reiki

Aujourd'hui, ne te mets pas en colère.

Ne te fais pas de soucis.

Montre de la gratitude.

Gagne ta vie honnêtement.

Sois bienveillant envers autrui.

Mikao Usui, le fondateur du Reiki, transmit ces cinq principes dans ses enseignements. Il les aurait, pense-t-on, empruntés au *Guide pour mener une existence épanouie et pleine de sens* de l'empereur Meiji du Japon. Partout dans le monde, on recommande aux thérapeutes Reiki de les appliquer dans leur vie, de les réciter quotidiennement et de méditer dessus. Si la pratique du Reiki respecte ces cinq principes, la motivation sera correcte et les actions viseront toujours à faire le plus grand bien. Incidemment, notez que, selon les traductions, on constate de légères variantes dans l'énoncé de ces principes, bien que le fond en demeure identique.

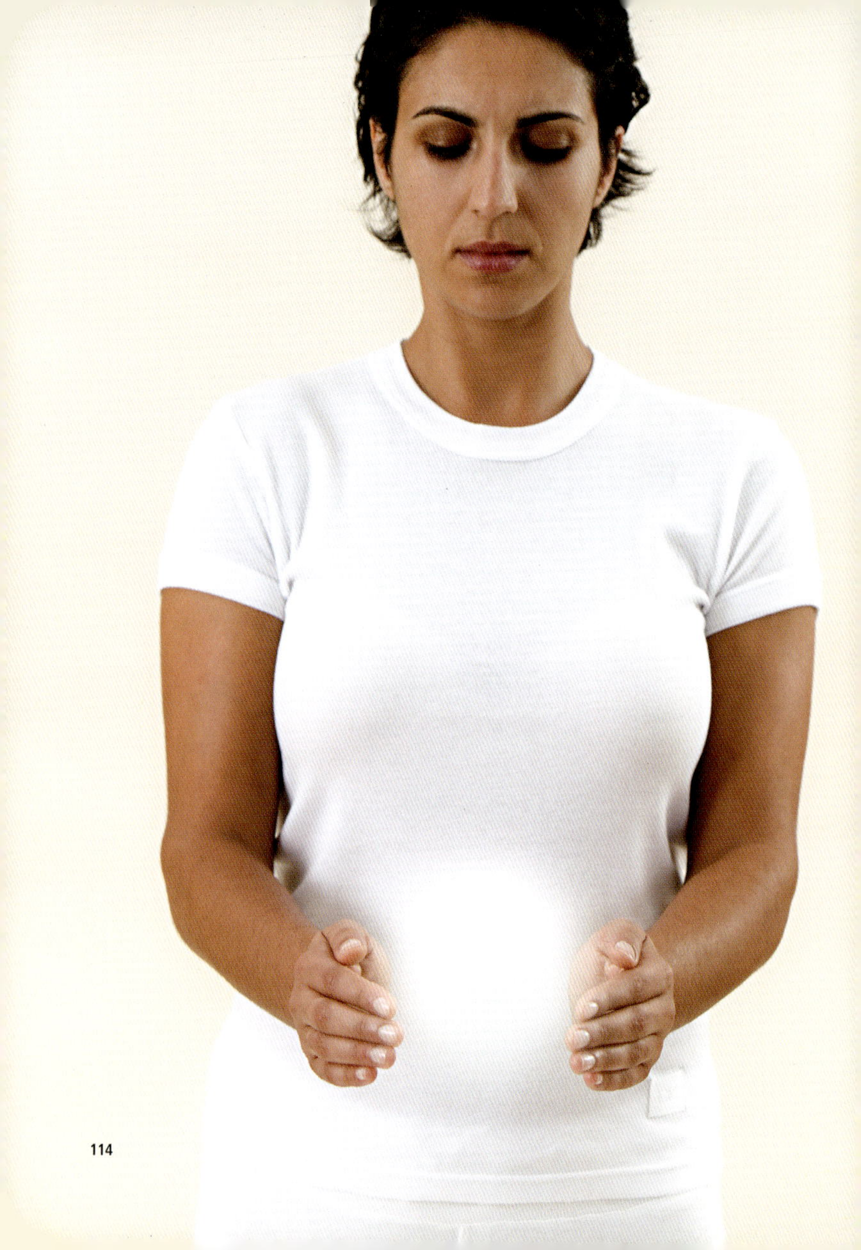

Niveaux et initiations : le Reiki premier et deuxième degré

Le Reiki premier degré

Le Reiki premier degré est couramment appelé Reiki I. La formation comprend l'histoire de cette discipline ainsi que les techniques d'autoguérison. On y énonce les cinq principes du Reiki et on y enseigne et pratique les positions Reiki des mains. Pour chacune de ces positions, sauf indication contraire, on apprend à serrer les doigts et à replier le pouce sur l'index.

Ce premier enseignement peut durer de deux à quatre jours et comporter quatre sections d'initiation ou consister en une session intensive d'une journée. Les initiations créent à l'intérieur de soi un état de conscience permettant de canaliser automatiquement l'énergie curative. L'enseignement est entièrement dispensé par un maître Reiki et la formation a souvent lieu en groupe, bien que l'on puisse également transmettre le Reiki de façon individuelle. Les symboles Reiki ne sont pas communiqués aux élèves du premier degré.

Comme, à l'heure actuelle, il n'existe pas de critères ou de licences sanctionnés par l'État, les cours et les certifications de Reiki diffèrent selon les lignées et les enseignants. Une fois le cours terminé, le maître remet généralement un diplôme à l'élève, mais celui-ci n'a aucune valeur officielle.

Le Reiki deuxième degré

Le Reiki I et le Reiki II sont parfois enseignés conjointement. Il est cependant recommandé d'être parvenu à un certain niveau ou degré de Reiki avant de passer au suivant. L'initiation au Reiki II fait apparaître une vibration énergétique encore plus élevée et améliore la capacité de canaliser l'énergie Reiki. On y reçoit également les trois premiers symboles Reiki (Cho Ku Rei, Sei Hei Ki et Hon Sha Ze Sho Nen) et on y apprend les techniques permettant d'envoyer du Reiki aux personnes ne pouvant pas être physiquement présentes pour se faire traiter (guérison à distance).

Les symboles Reiki sont mémorisés. Pour les utiliser, on peut soit les évoquer mentalement, soit les visualiser dans le chakra du troisième œil, soit les tracer avec un doigt sur sa propre paume, sur le corps du receveur ou dans l'air au-dessus de lui.

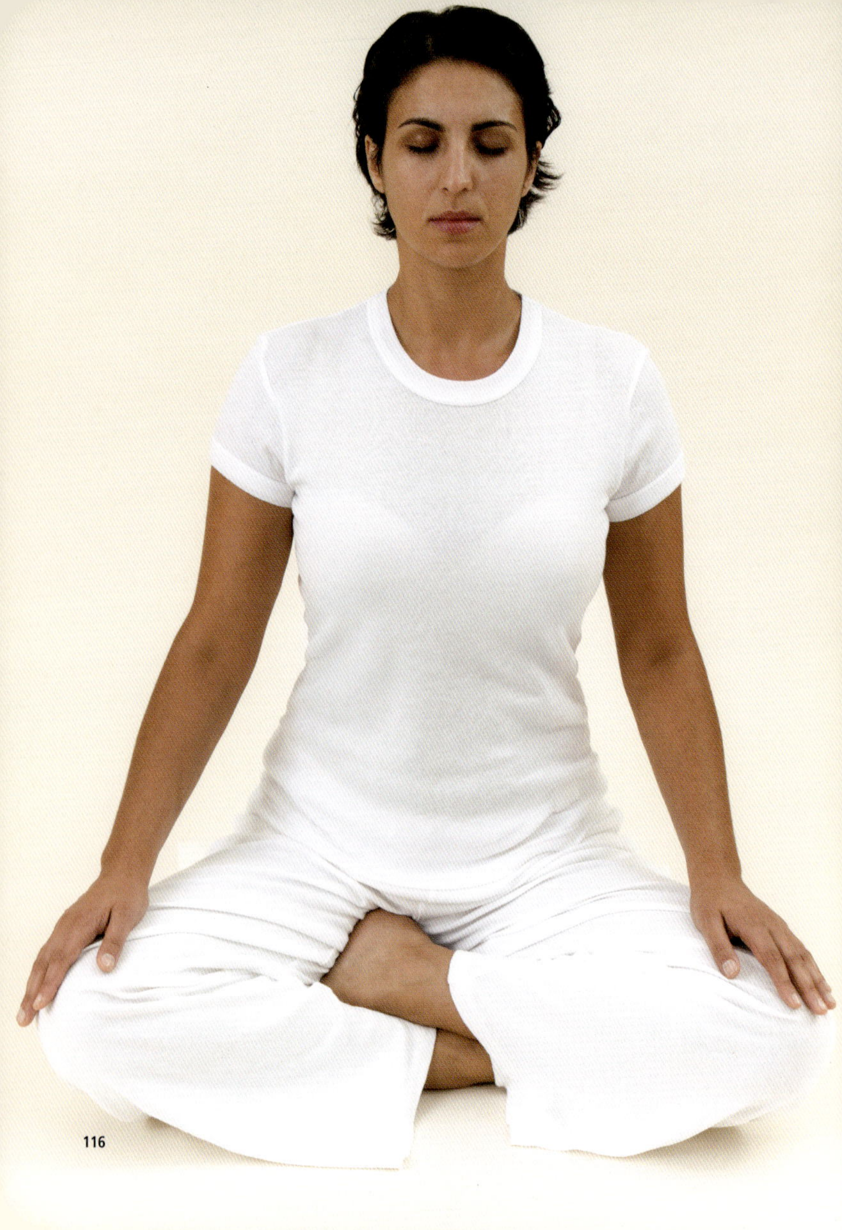

Niveaux et initiations : le Reiki troisième degré

Le Reiki troisième degré

Le Reiki troisième degré est couramment appelé Reiki III, TRA (Technique Reiki avancée), Maître ou encore Maître-Enseignant. Ce degré de Reiki est parfois divisé en deux niveaux de cours : niveau de praticien du troisième degré et niveau de formation de Maître-Enseignant, selon la voie choisie pour la pratique du Reiki. Un Maître-Enseignant forme et initie tous les futurs maîtres Reiki.

Certaines lignées ou écoles de Reiki exigent une période d'attente entre le Reiki II et l'initiation au degré de Maître-Enseignant, ce degré requérant l'acquisition d'une certaine maîtrise personnelle. Avant de pouvoir recevoir la formation Reiki la plus élevée, l'élève doit avoir témoigné d'un engagement véritable : en effet, être maître Reiki constitue un mode de vie, une voie correspondant à un choix.

L'initiation au troisième degré permet au pratiquant d'effectuer des guérisons plus complètes, faisant éventuellement appel à l'intuition, à la perception et à la clairvoyance. On reçoit alors Dai Ko Myo, le symbole du Maître, et on apprend à l'utiliser lors des processus d'initiation destinés aux aspirants à la maîtrise. Lors de la formation au Reiki troisième degré, quelques écoles transmettent aussi certains symboles de guérison non traditionnels.

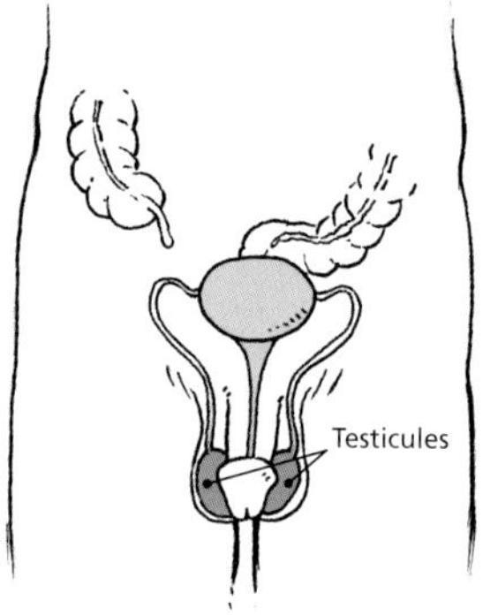
Testicules

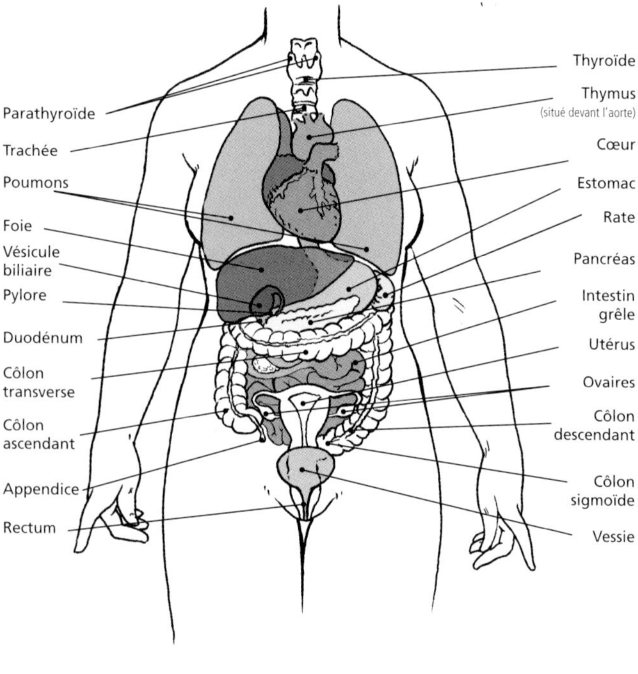
Parathyroïde
Trachée
Poumons
Foie
Vésicule biliaire
Pylore
Duodénum
Côlon transverse
Côlon ascendant
Appendice
Rectum
Thyroïde
Thymus
(situé devant l'aorte)
Cœur
Estomac
Rate
Pancréas
Intestin grêle
Utérus
Ovaires
Côlon descendant
Côlon sigmoïde
Vessie

Les principaux organes du corps – vue de face

La pratique du Reiki n'exige pas de connaissances anatomiques et physiologiques approfondies, mais il est néanmoins utile de se familiariser avec l'emplacement et avec les principales fonctions des organes. Dans le cas d'une affection particulière ayant fait l'objet d'un diagnostic médical, vous saurez où placer vos mains afin d'administrer le traitement Reiki approprié : les chakras des paumes sont, en effet, extrêmement sensibles aux pulsations des champs énergétiques des cellules de chaque organe, glande ou muscle et à leurs variations.

Lors d'une séance, on peut notamment « scanner » le corps afin d'y déceler des troubles requérant du Reiki en étant attentif au *byosen* (mot japonais désignant l'ensemble des différents signaux émis par le corps). Ce *byosen* permet de savoir quelles sont les positions de mains indiquées pour un soin spécifique.

Il existe cinq niveaux de *byosen* susceptibles d'être détectés par le thérapeute et indiquant la gravité des troubles. Le cinquième niveau représente le déséquilibre le plus important.

1. **Chaleur**
   (détection d'une température anormalement élevée)
2. **Forte chaleur**
   (provoquant la transpiration des paumes)
3. **Picotements**
   (semblables à des fourmis)
4. **Pulsation ; froid**
   (pulsation forte ou faible, lente ou rapide ; sensation de fraîcheur ou de froid au toucher)
5. **Douleur**
   (temporaire dans vos mains ; peut monter dans les avant-bras et même parfois jusque dans l'épaule)

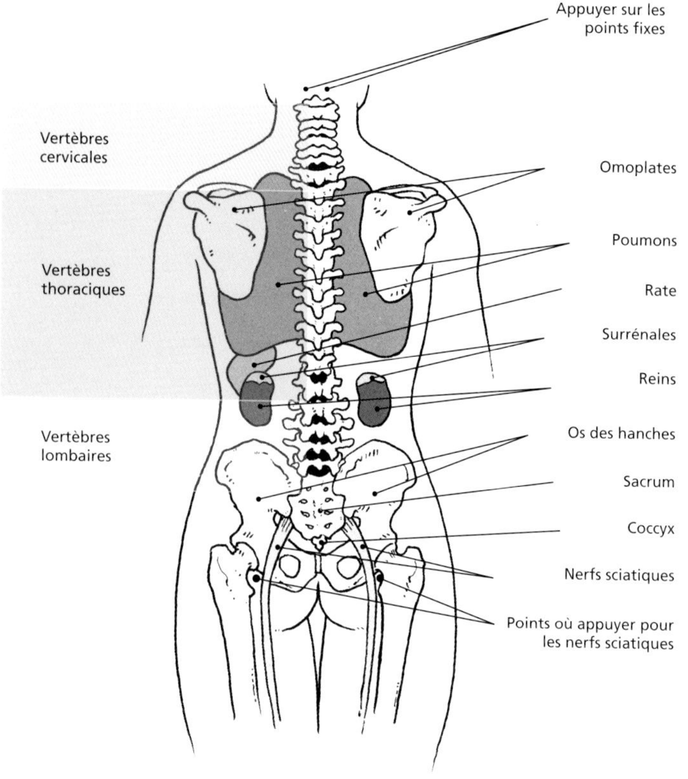
Appuyer sur les points fixes
Vertèbres cervicales
Omoplates
Poumons
Vertèbres thoraciques
Rate
Surrénales
Reins
Vertèbres lombaires
Os des hanches
Sacrum
Coccyx
Nerfs sciatiques
Points où appuyer pour les nerfs sciatiques

Les principaux organes du corps – vue de dos

Le corps peut indiquer ses besoins sous la forme de niveaux de *byosen* détectés par les paumes (voir p. 119). Avec l'expérience, vous vous rendrez compte que le *byosen* varie en intensité et survient par vagues.

Certains praticiens sentent d'instinct les blocages énergétiques du corps qui provoquent des maladies. D'autres ont besoin de s'entraîner un peu plus à se concentrer sur leurs perceptions afin de sentir toutes les informations que leur communiquent leurs mains placées sur le corps. Avant de passer à la position de mains suivante, laissez vos mains au même endroit jusqu'à ce que le niveau du *byosen* descende à deux ou à un (forte chaleur ou chaleur).

Reiji Ho

Une autre technique du Reiki est le Reiji Ho (signifiant, en japonais : « indication d'esprit » ou, en ce qui nous concerne, « indication d'énergie Reiki »). Vous pouvez l'utiliser pour aider votre intuition à se développer.

Pour employer le Reiji Ho :

1. **Mettez vos mains en *gassho*** (mains réunies comme en prière).
2. **Priez pour le bien-être** du receveur à tous les niveaux.
3. **Montez les mains en *gassho*** à votre front et demandez à l'énergie Reiki de diriger vos mains là où le besoin se fait le plus sentir.
4. **Après avoir reçu cette information** (sous forme de pensée, d'émotion, d'image, de voix intérieure, d'intuition ou de sensation subtile dans votre corps), placez vos mains sur le corps du receveur et réagissez au *byosen*.

centres énergétiques

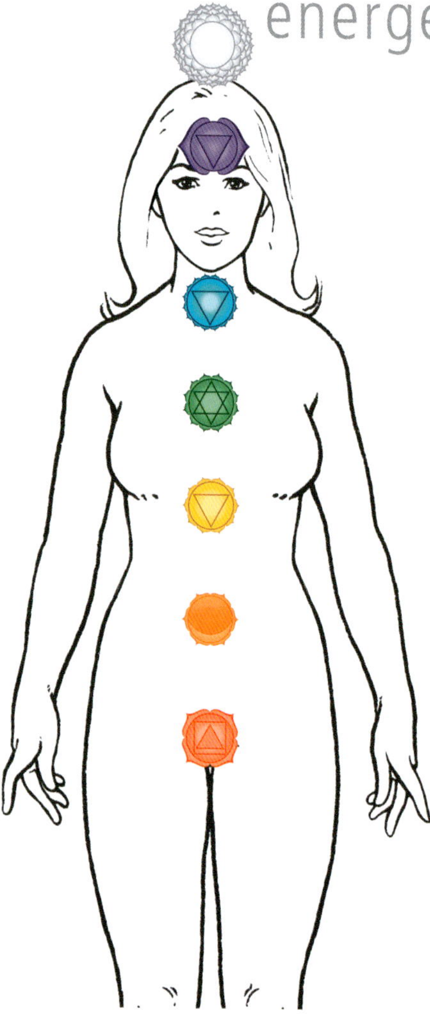

Les sept chakras

Dans le Reiki, on se réfère constamment aux sept principaux chakras du corps. Ces centres énergétiques constituent la base de la structure énergétique de l'organisme et ils influencent nos états aussi bien physiques qu'émotionnels. Chaque chakra vibre à une fréquence qui lui est propre et correspond à un élément particulier du système endocrinien. Le Reiki est très efficace pour ouvrir les chakras bloqués, qui empêchent le ki (énergie vitale) de circuler.

1er chakra : base ou chakra racine

Ce chakra, lié à la survie et à l'enracinement, régit les émonctoires et la colonne vertébrale et il est associé aux surrénales.

2e chakra : sacrum ou hara

Ce chakra, lié à la sexualité et à la créativité, régit le système reproducteur et il est associé aux testicules et aux ovaires.

3e chakra : plexus solaire

Ce chakra, lié aux capacités personnelles, régit le système digestif et il est associé au pancréas.

4e chakra : cœur

Ce chakra, lié à l'affectif, régit le système circulatoire et il est associé au thymus.

5e chakra : gorge

Ce chakra, lié à la communication, régit l'appareil vocal et les poumons et il est associé à la thyroïde et à la parathyroïde.

6e chakra : troisième œil ou front

Ce chakra, lié à la vision, régit le cerveau inférieur, le système nerveux, les oreilles, les yeux et le nez et il est associé à l'hypophyse.

7e chakra : couronne

Ce chakra, lié à la connexion entre l'esprit et la compréhension universelle (illumination), régit le cerveau supérieur et il est associé à la thyroïde et à la glande pinéale.

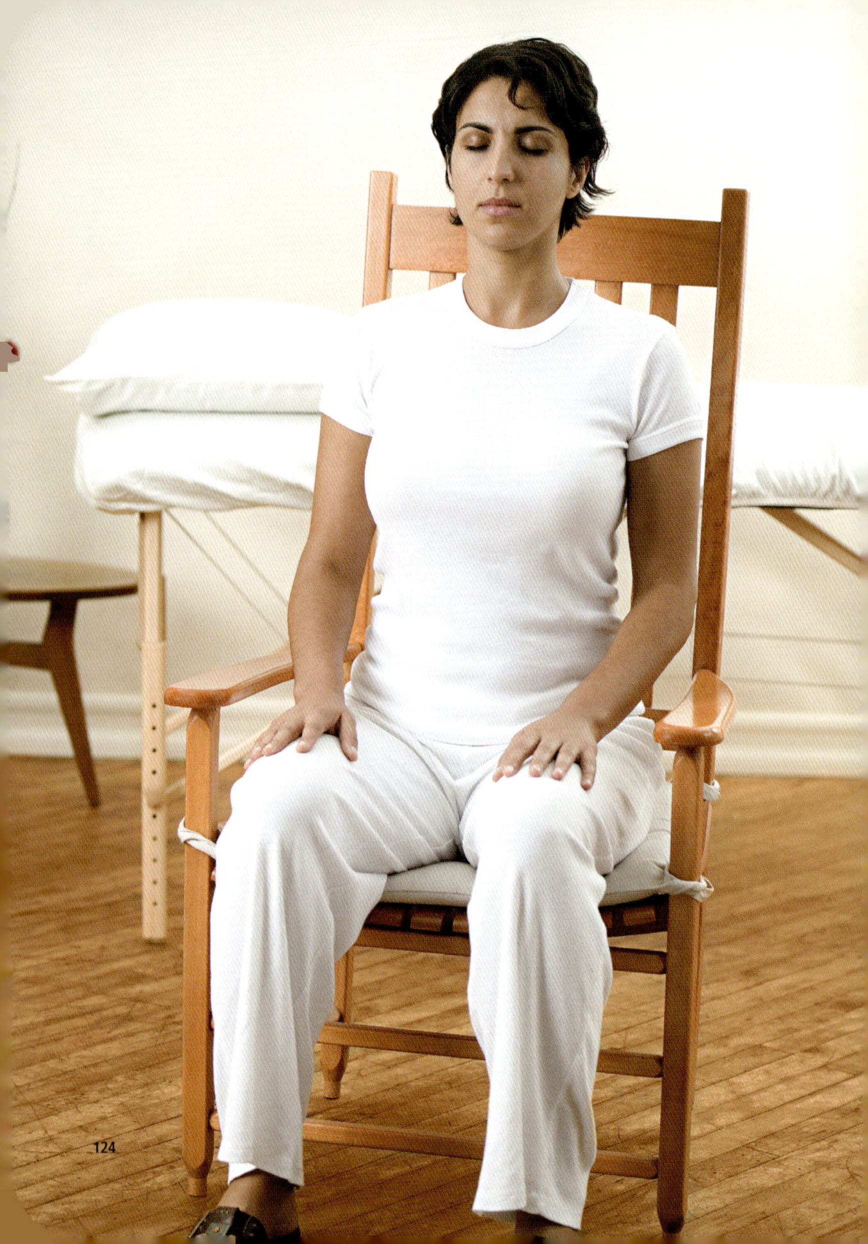

Se préparer

Avant d'administrer du Reiki, prévoyez du temps pour vous préparer : vous vous apercevrez que vous serez plus calme, et l'expérience n'en sera que plus agréable pour vous comme pour le receveur. Il faut du temps et de la pratique pour développer son intuition et savoir à quel rythme placer les mains lors d'une séance.

Conseils :

- Portez des vêtements confortables qui ne vous gênent pas pendant les soins, notamment des manches courtes, ou des manches longues qui ne soient pas flottantes. Vous risquez aussi d'avoir plus chaud ou plus froid pendant la séance : habillez-vous donc en conséquence.
- Enlevez vos bijoux, surtout de vos mains et de vos poignets : ils pourraient interférer avec le traitement.
- Avant les séances de Reiki, lavez-vous bien les mains et brossez-vous les dents.
- Avant les séances, il est aussi recommandé d'éviter la caféine et la nicotine, celles-ci pouvant réduire votre capacité à canaliser l'énergie.
- Vous donner du Reiki avant de traiter d'autres personnes peut vous aider à vous enraciner et à vous connecter avec l'énergie supérieure. Si vous n'avez pas assez de temps pour une séance complète, essayez de traiter une zone où vous sentez un déséquilibre. Utilisez la position de mains appropriée pendant au moins quelques minutes – cinq de préférence si vous pouvez. Les traitements locaux sont également utiles pour les personnes relativement pressées.
- Pendant les séances de Reiki, vous pouvez solliciter l'aide de vos guides spirituels.

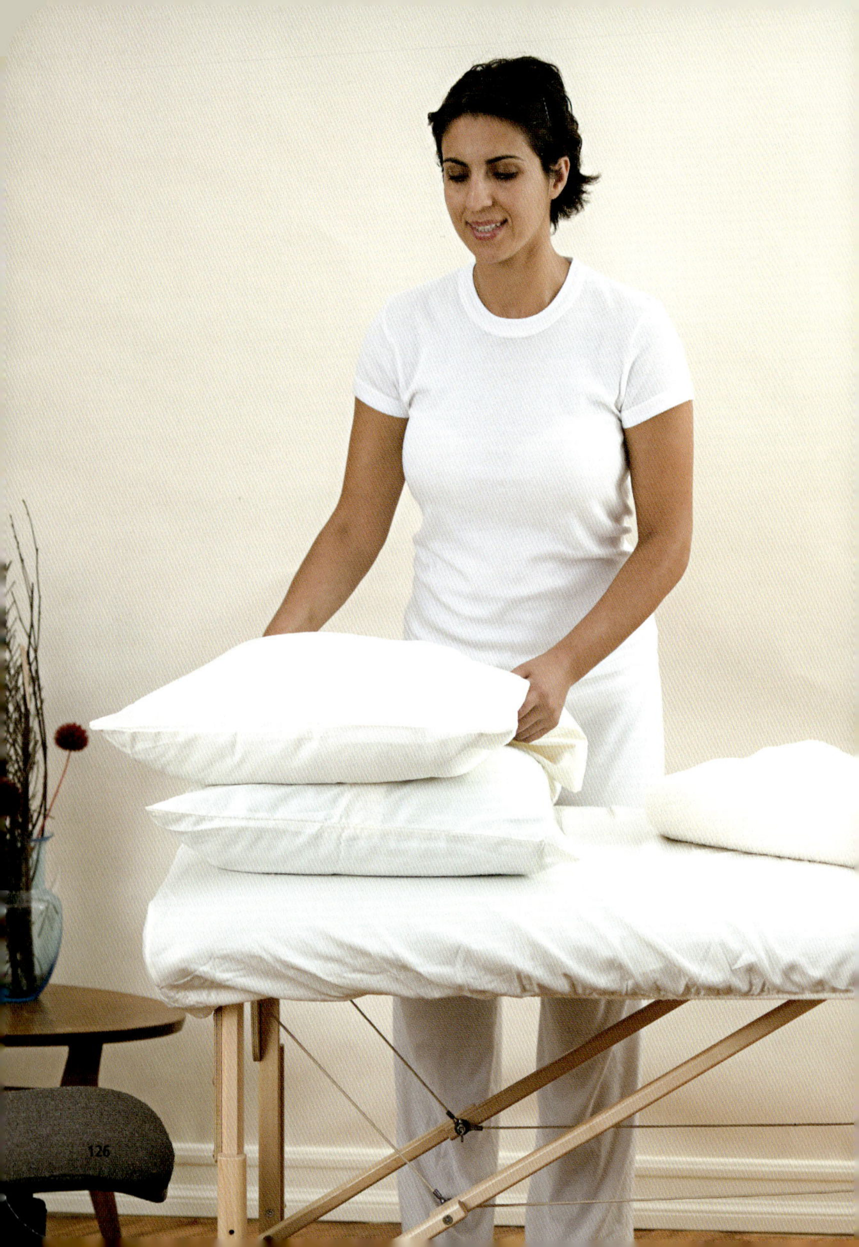

Préparer le lieu

Le choix du lieu est important : prévoyez un endroit intime où vous ne serez ni distrait ni dérangé. Avant chaque séance, vous pouvez dissiper l'énergie stagnante de votre salle de soins avec de l'encens (veillez cependant à éliminer toute trace de fumée avant les traitements) ou avec des cristaux. Vous pouvez aussi disposer des plantes, qui contribueront à rendre l'atmosphère sereine.

Conseils :

- Mettez de la musique apaisante afin de créer une ambiance détendue. Préparez plusieurs sortes de musique et vérifiez qu'elles ne dérangent pas vos patients. Réglez le volume avant de commencer la séance.
- Prévoyez aussi des oreillers, des draps et une couverture légère supplémentaires. Les receveurs risquent d'avoir froid pendant un traitement, et en outre vous aurez peut-être besoin d'un support pour vos bras ou vos mains.
- Un tabouret ou une chaise pliante peuvent être utiles au cas où vous éprouveriez le besoin de vous asseoir au cours de la séance.

Note :

Les bougies peuvent calmer, mais vérifiez que les personnes que vous traitez ne sont pas incommodées par leur odeur ou leur fumée. Les bougies au soja sont les plus indiquées, car elles ne produisent ni suie ni fumée.

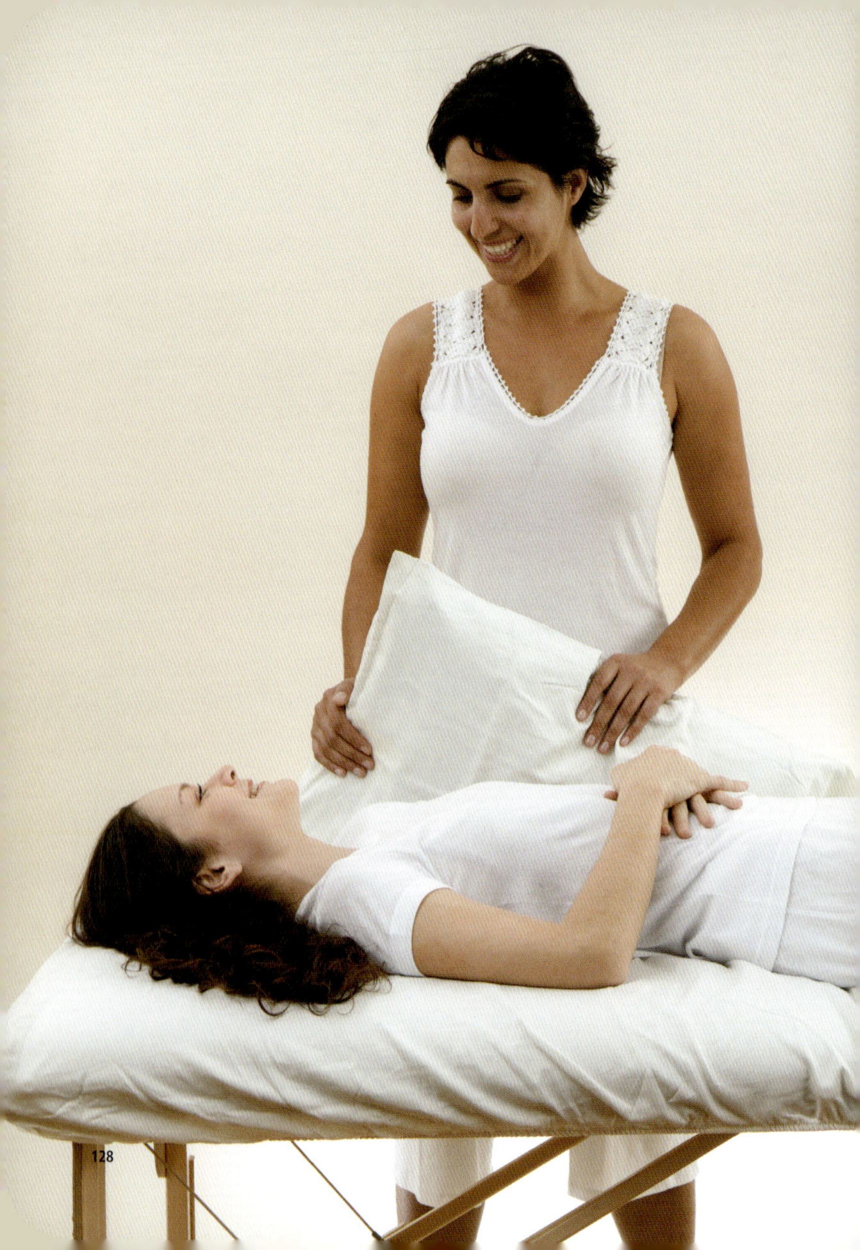

Préparer le receveur

Le confort du receveur est extrêmement important. Un drap ou une couverture légère sont généralement appréciés sur la table de massage, la température du corps ayant tendance à baisser au cours des premières minutes du traitement.

Conseils :

- En règle générale, une séance de Reiki complète dure de soixante à soixante-quinze minutes. Si le receveur ne connaît pas le Reiki, expliquez-lui ce que vous allez faire pendant la séance et ce qu'il est susceptible de ressentir. Vous consacrerez probablement trois ou quatre minutes à chacune des zones décrites dans ces fiches, ou vous insisterez peut-être sur une zone qui a besoin d'énergie supplémentaire.
- Indiquez au receveur où se trouvent les toilettes et demandez-lui s'il souhaite y aller avant le début de la séance.
- Assurez le receveur que ce temps lui est consacré et que vous resterez silencieux, sauf s'il pose une question qui exige une réponse.
- Offrez de l'eau potable (en bouteille de préférence) et des mouchoirs en papier que le receveur pourra utiliser avant, pendant ou après le traitement.
- Vous pouvez demander si le receveur a une intention ou un besoin particulier pour cette séance de Reiki. Vous pouvez alors dire ou réciter mentalement une courte prière pour que la guérison par le Reiki soit la plus complète possible.

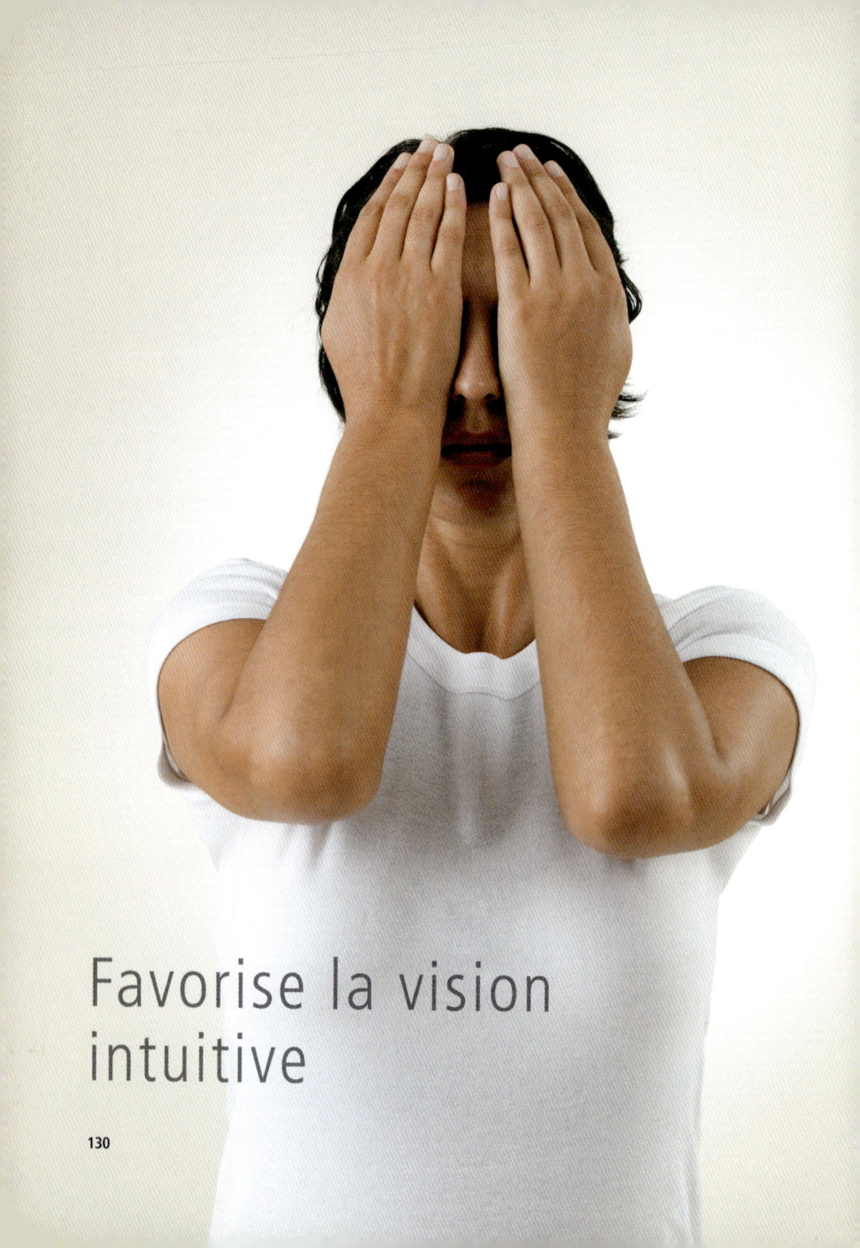

Favorise la vision intuitive

Les yeux

POSITION Posez délicatement les deux mains sur votre visage de chaque côté du nez, le bas des paumes sur les pommettes, le creux de la paume recouvrant les yeux et les doigts se trouvant sur le front.

CONSEIL Si vous n'avez pas le temps de vous administrer un traitement complet, cette position des mains vous permettra de commencer la journée avec les idées tout à fait claires. Vous pouvez l'utiliser le matin dans votre lit, avant de vous lever. Elle équilibre les deux hémisphères du cerveau et favorise à la fois la détente et la concentration.

ZONES TRAITÉES Yeux, sinus, nez, muscles faciaux, lobes préfrontaux et frontaux du cerveau, glande pinéale

BIENFAITS PHYSIQUES Cataracte, glaucome, astigmatisme, allergies, sinusites, rhumes, tension des muscles faciaux, migraines, intelligence, raisonnement, odorat, langage, appareil phonatoire, dépression saisonnière due au manque de lumière

BIENFAITS MÉTAPHYSIQUES Chakra du troisième œil (vision intuitive), irritations journalières, morale et valeurs, prise de décisions, projets

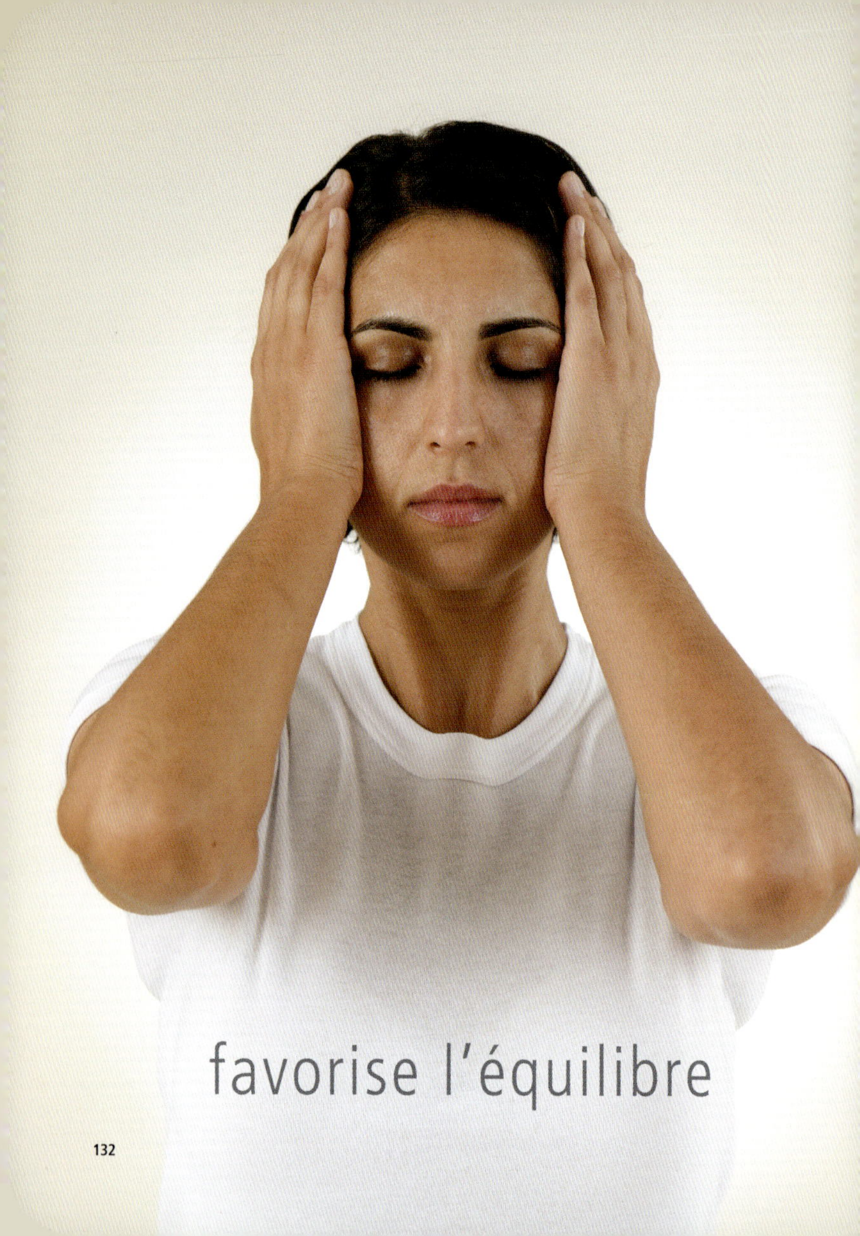

favorise l'équilibre

Les tempes

POSITION Posez délicatement les deux mains sur les côtés de votre visage. Mettez vos paumes sur vos pommettes et vos doigts le long de vos tempes. Vous pouvez aussi légèrement baisser les mains de façon que vos mâchoires se trouvent dans vos paumes, avec les doigts toujours pointés vers le haut.

CONSEIL Comme ces deux positions des mains sont discrètes, vous pouvez les utiliser en public. Elles sont très utiles si vous avez mal à la tête et pour méditer. Veillez toutefois à ne pas vous endormir. Pour vous aider à méditer, vous pouvez vous concentrer sur Hon Sha Ze Sho Nen, le symbole de la Distance ou le Pont.

ZONES TRAITÉES Lobes temporaux pariétaux (supérieurs) du cerveau ; la seconde position relaxe les articulations temporomandibulaires (en cas de raideur des mâchoires)

BIENFAITS PHYSIQUES Vertiges et nausées ; la seconde position soulage les raideurs des mâchoires et les grincements de dents

BIENFAITS MÉTAPHYSIQUES équilibre, connexions spirituelles, peurs, phobies, tension, colère, frustration, sentiments d'impuissance et de désespoir

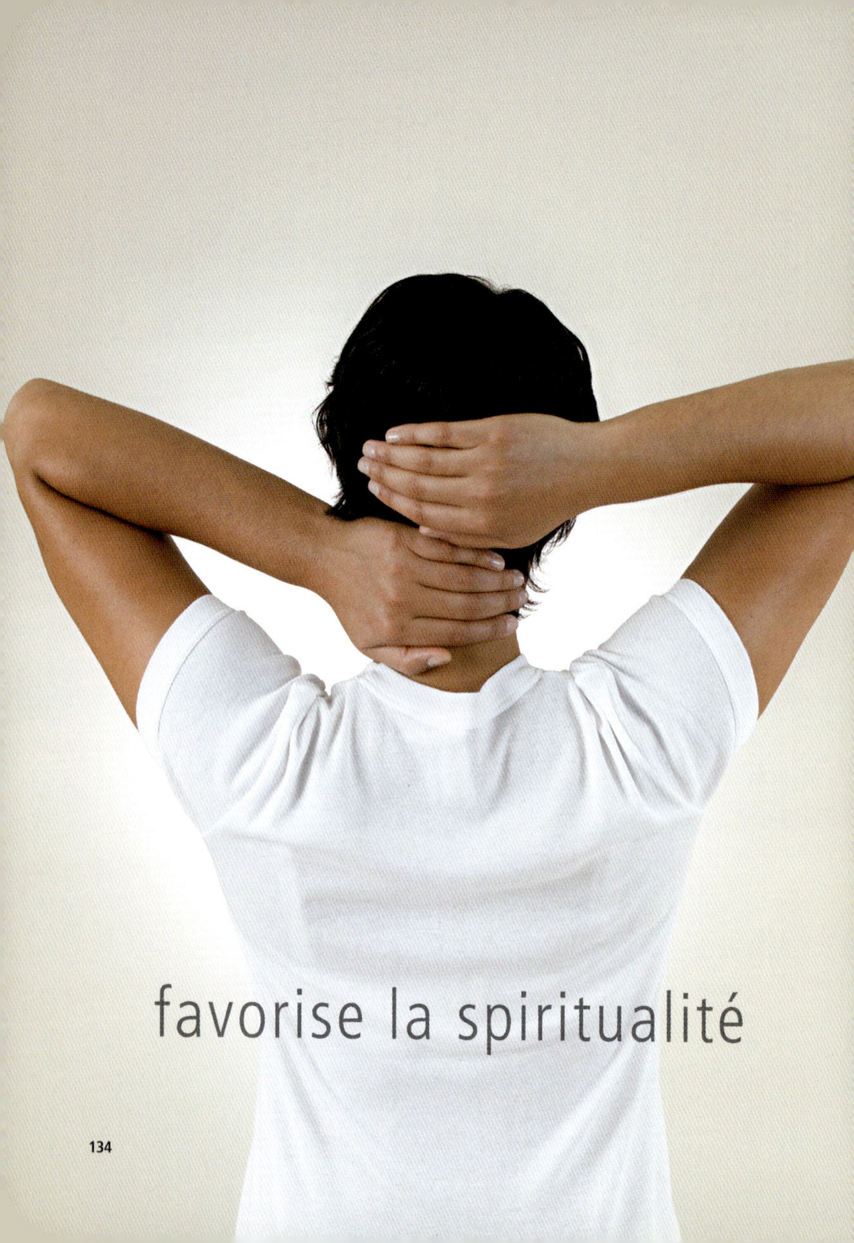

favorise la spiritualité

L'occiput

POSITION	L'une des mains repose sur la nuque, les doigts pointant vers une oreille ; l'autre, derrière votre tête, au-dessus de la main posée sur la nuque (sur l'occiput), les doigts pointant vers l'autre oreille.
CONSEIL	L'occiput est facile à localiser – il s'agit de l'os courbe et trapézoïde qui constitue la partie inférieure et postérieure du crâne. Cette position des mains couvre la région la plus ancienne du cerveau et elle est très apaisante. Essayez de l'utiliser quand vous êtes particulièrement stressé ou incapable de dormir : elle aide à se détendre et calme la zone située à la jonction entre le haut du crâne et les muscles du cou. Pour soulager le stress physique et psychologique, vous pouvez, avec cette position de mains, vous servir de Cho Ku Rei, le symbole de la Force accrue, et de Sei Hei Ki, le symbole mental et émotionnel.
ZONES TRAITÉES	Région de l'occiput, bulbe rachidien
BIENFAITS PHYSIQUES	Tension et insomnie
BIENFAITS MÉTAPHYSIQUES	Chakra du troisième œil (clarification), agitation indéfinissable, chakra de la couronne (spiritualité)

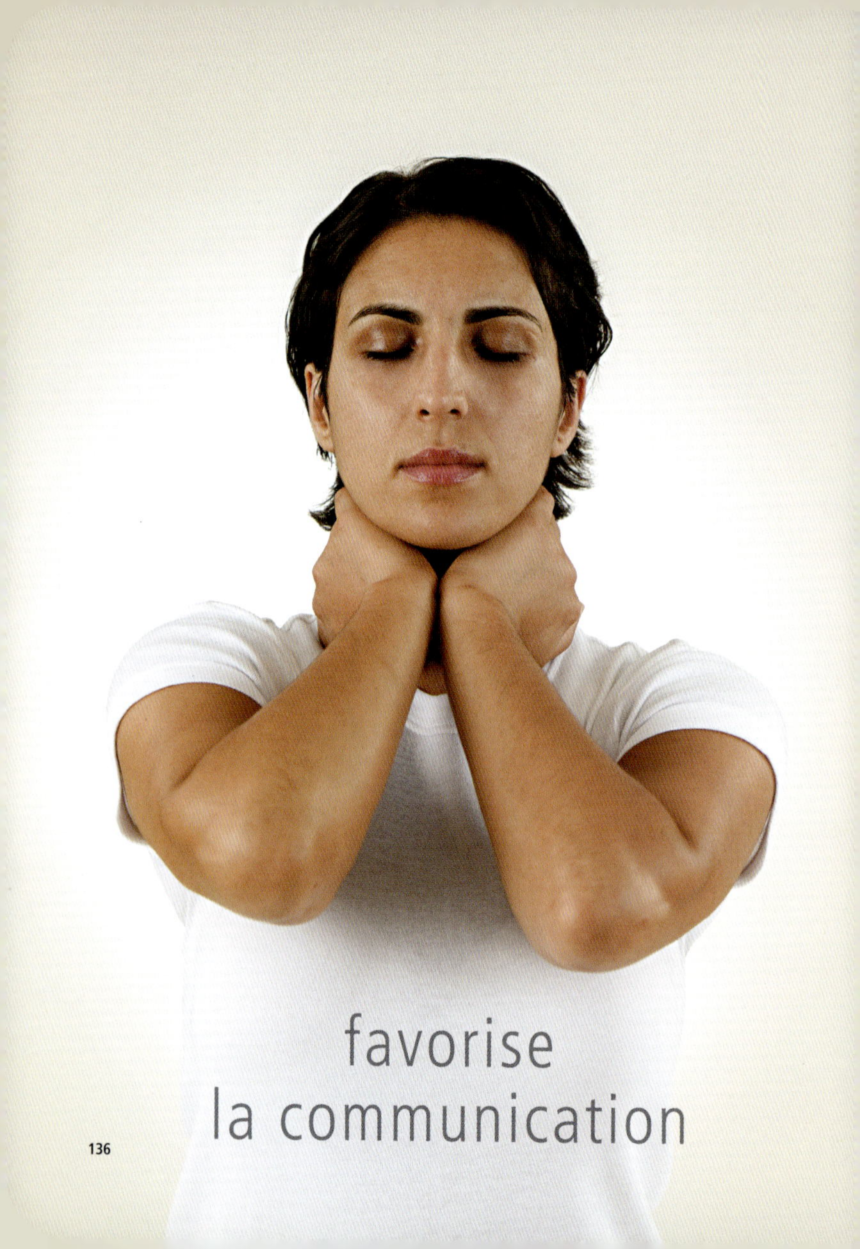

favorise
la communication

La gorge

POSITION Placez vos poignets l'un en face de l'autre sur votre gorge avec les doigts enserrant la nuque. Cette zone étant sensible, votre toucher doit être léger. Si cette position vous gêne, baissez un peu les mains de façon à couvrir les clavicules.

CONSEIL Cette position des mains est excellente si vous voulez apprendre à vous exprimer – à exprimer vos opinions, à dire ce que vous pensez ou la vérité. Comme elle ouvre les canaux de la communication, elle peut aussi être utile si, lorsque vous écrivez, vous êtes en panne d'inspiration. En même temps, employez Cho Ku Rei, le symbole de la Force accrue, afin de concentrer l'énergie et de vivifier les zones qui en ont besoin.

ZONES TRAITÉES Thyroïde, parathyroïde, carotide, cordes vocales, larynx, ganglions lymphatiques

BIENFAITS PHYSIQUES Régulation de la pression sanguine, du cholestérol et du taux de calcium dans le sang, angine, enrouement, trompes d'Eustache

BIENFAITS MÉTAPHYSIQUES Chakra de la gorge (communication)

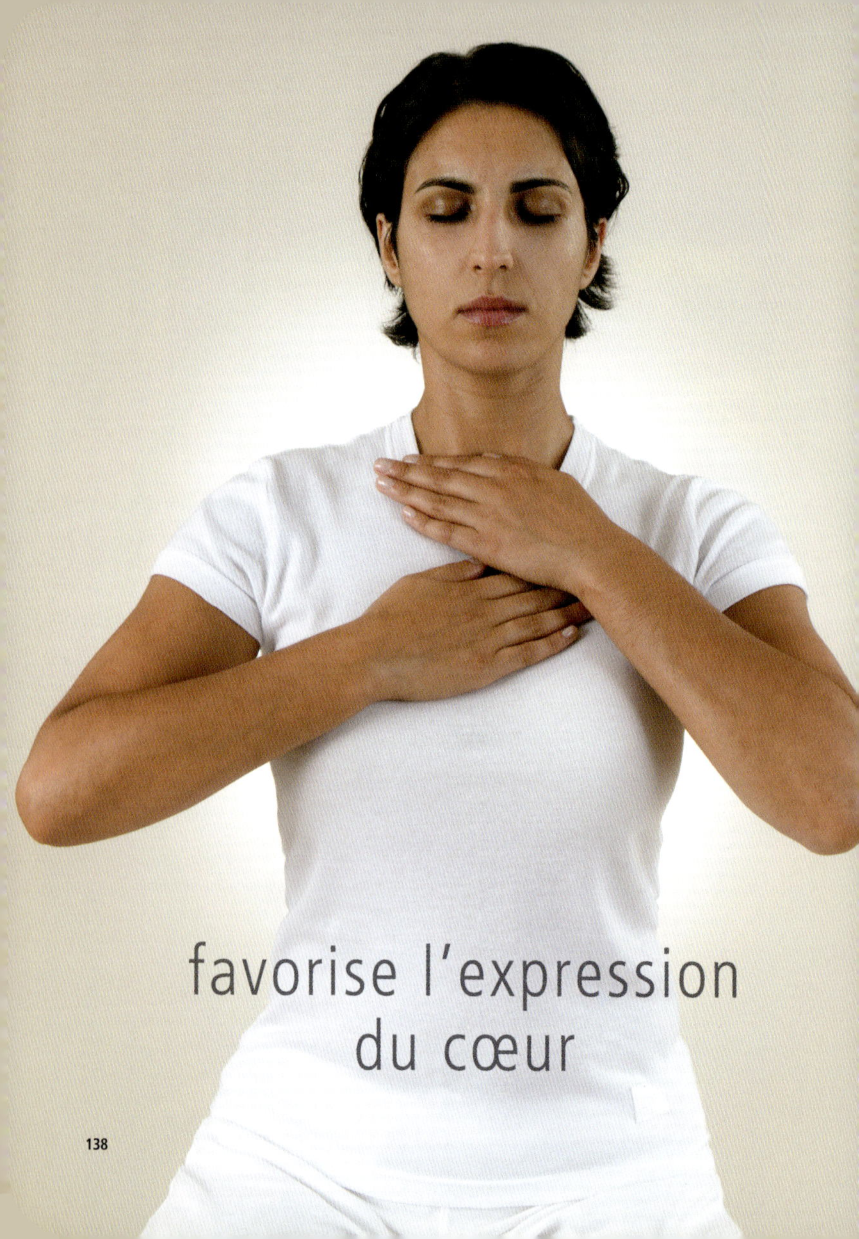

favorise l'expression du cœur

Le sternum/le thymus

POSITION Placez une main sur votre sternum avec les doigts vers le haut et l'autre juste au-dessus. Cette dernière repose doucement sur la gorge, recouvrant une partie des doigts de la première sur le sternum.

CONSEIL Si vous vous sentez très fatigué ou tendu, utilisez cette position des mains quotidiennement. Elle renforce le système immunitaire et prévient les infections. Employez le symbole de Reiki Cho Ku Rei (Force accrue) afin de concentrer l'énergie et d'ouvrir tous les canaux du corps. En outre, si vous vous sentez un peu déprimé, cette position des mains ouvre le chakra du cœur et aide à devenir plus positif. Servez-vous de Sei Hei Ki, le symbole Reiki de l'Harmonie, pour tout stress mental et émotionnel.

ZONES TRAITÉES Thymus, thyroïde

BIENFAITS PHYSIQUES Système immunitaire, fatigue chronique, arthrite rhumatismale, production de globules blancs (pour lutter contre les virus et les bactéries), métabolisme

BIENFAITS MÉTAPHYSIQUES Chakra du cœur (expression du cœur), protection

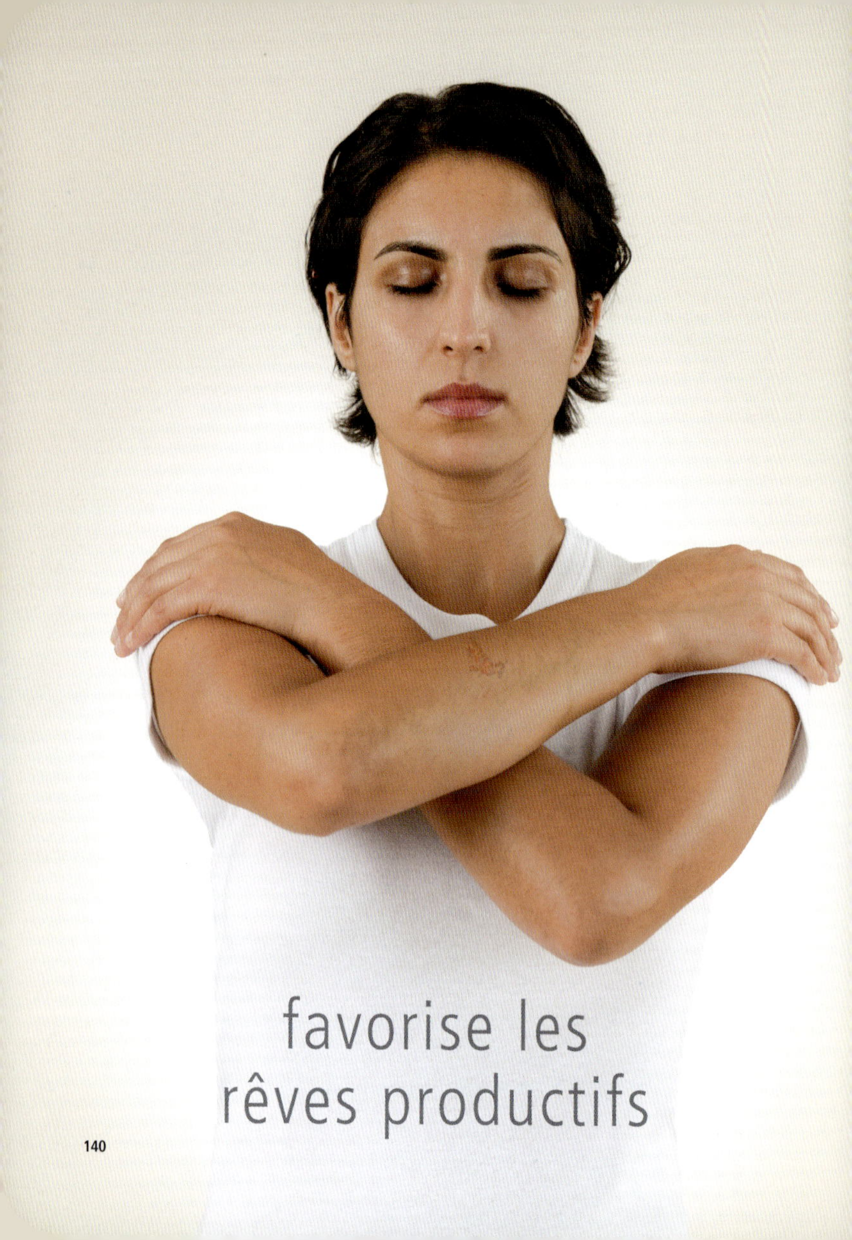

favorise les rêves productifs

Les épaules

POSITION Croisez les bras avec les coudes légèrement levés devant vous et posez les mains sur les bords extérieurs des épaules.

CONSEIL Vous pouvez favoriser l'apparition de rêves utiles en utilisant cette position de mains sur l'épaule gauche : elle affecte en effet le cycle de sommeil paradoxal (au cours duquel se produisent les rêves). Sur l'épaule droite (lien avec la vésicule biliaire), elle aide à évacuer les émotions non désirées telles que la mauvaise humeur et l'amertume. Le symbole mental et émotionnel Sei Hei Ki est également utile pour éliminer la négativité.

ZONES TRAITÉES Épaules (y compris la coiffe des rotateurs), vésicule biliaire (à partir de l'épaule droite)

BIENFAITS PHYSIQUES Dysfonctions des épaules, insomnie (épaule gauche), vésicule biliaire (épaule droite)

BIENFAITS MÉTAPHYSIQUES Sommeil paisible, rêves productifs (épaule gauche), élimination des émotions négatives (épaule droite)

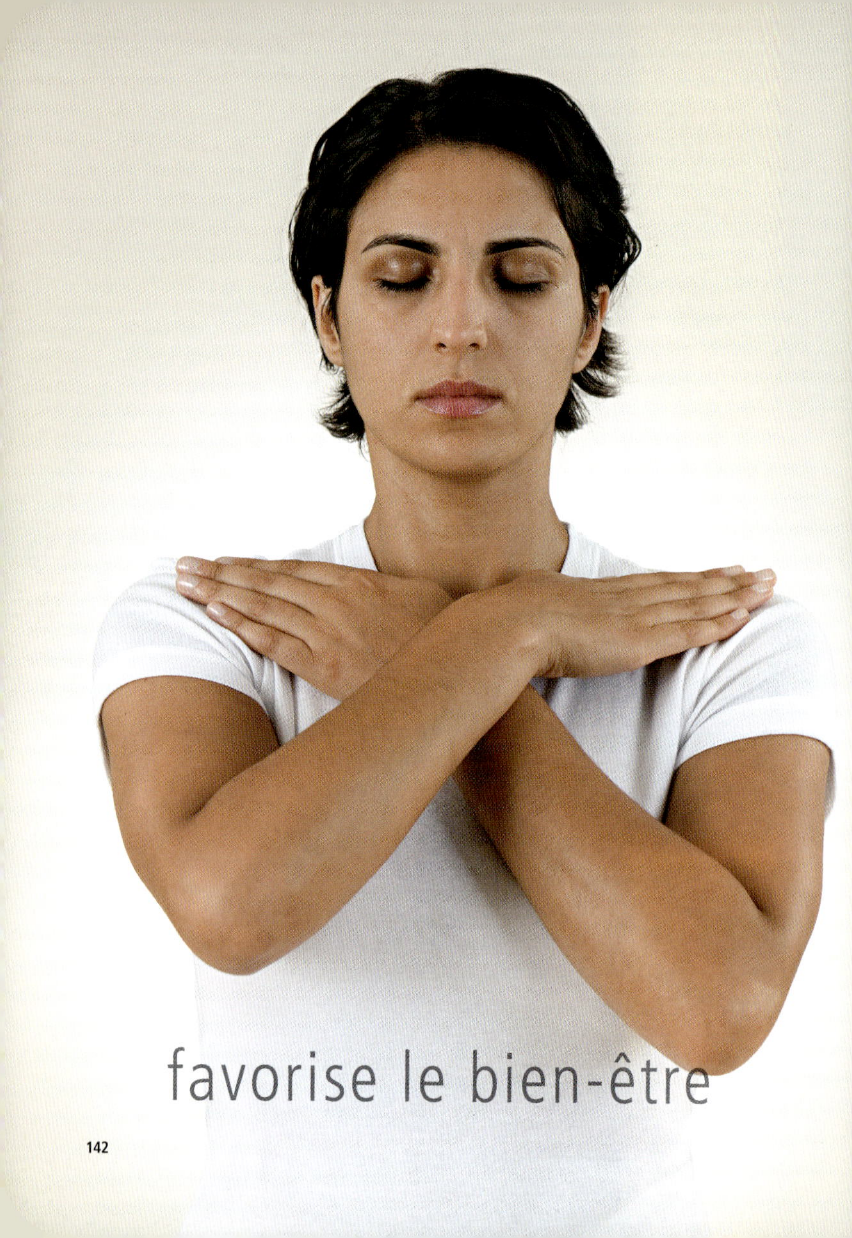

favorise le bien-être

Les poumons

POSITION	Avec les bras croisés devant vous, placez les mains sur les clavicules en mettant les doigts sur les épaules.
CONSEIL	N'attendez pas que l'asthme ou que des allergies vous épuisent : utilisez cette position des mains pour vous soulager et prévenir des crises aiguës. Si vous souffrez de crises d'asthme, vous pouvez éliminer le traumatisme émotionnel, qui se manifeste sous forme d'impression de constriction des poumons. Imaginez que vous faites glisser le bout de vos doigts sous les « bandes d'énergie » qui entourent les poumons et donnent une sensation d'oppression, et que vous tirez doucement dessus afin de les détendre. Plusieurs traitements sont généralement nécessaires, mais une fois ces bandes complètement relâchées, elles ne vous comprimeront plus les poumons et vous pourrez respirer librement. Lors de ce traitement, servez-vous aussi de Cho Ku Rei, le symbole de la Force accrue, et de Sei Hei Ki, le symbole mental et émotionnel.
ZONES TRAITÉES	Poumons
BIENFAITS PHYSIQUES	Asthme, allergies, affections pulmonaires
BIENFAITS MÉTAPHYSIQUES	Sensation de bien-être, assimilation et acceptation des informations

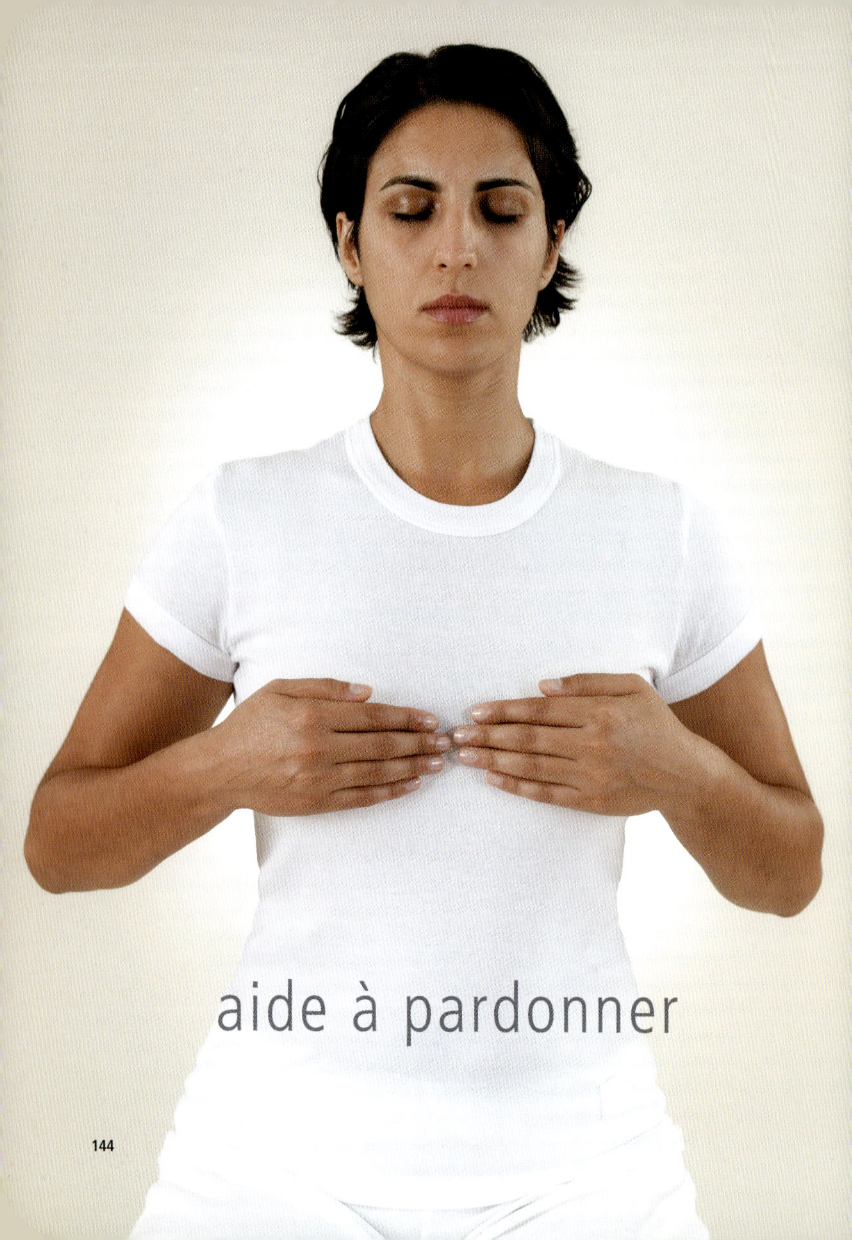

aide à pardonner

Le cœur

POSITION	Placez légèrement vos mains sur vos seins, avec le bout des doigts se touchant au-dessus du sternum.
CONSEIL	Tous les êtres humains ont besoin d'affection. Vous pouvez utiliser quotidiennement cette position des mains pour combler ce besoin en vous : elle intensifie le courant d'amour, vous nourrissant affectivement, et aide à recevoir et à donner de l'amour inconditionnel. Employez aussi le symbole mental et émotionnel Sei Hei Ki afin de recharger votre cœur en affection, ce qui produit un merveilleux sentiment de calme et de béatitude. Ajoutez éventuellement Hon Sha Ze Sho Nen, le Symbole de la Distance ou le Pont, pour régler des problèmes anciens, actuels ou à venir. Enfin, vous pouvez sceller l'énergie avec Cho Ku Rei, le symbole de la Force accrue.
ZONES TRAITÉES	Cœur, seins
BIENFAITS PHYSIQUES	Affections cardiaques, circulation, problèmes vasculaires, maladies des seins
BIENFAITS MÉTAPHYSIQUES	Chakra du cœur (amour inconditionnel, compassion, pardon)

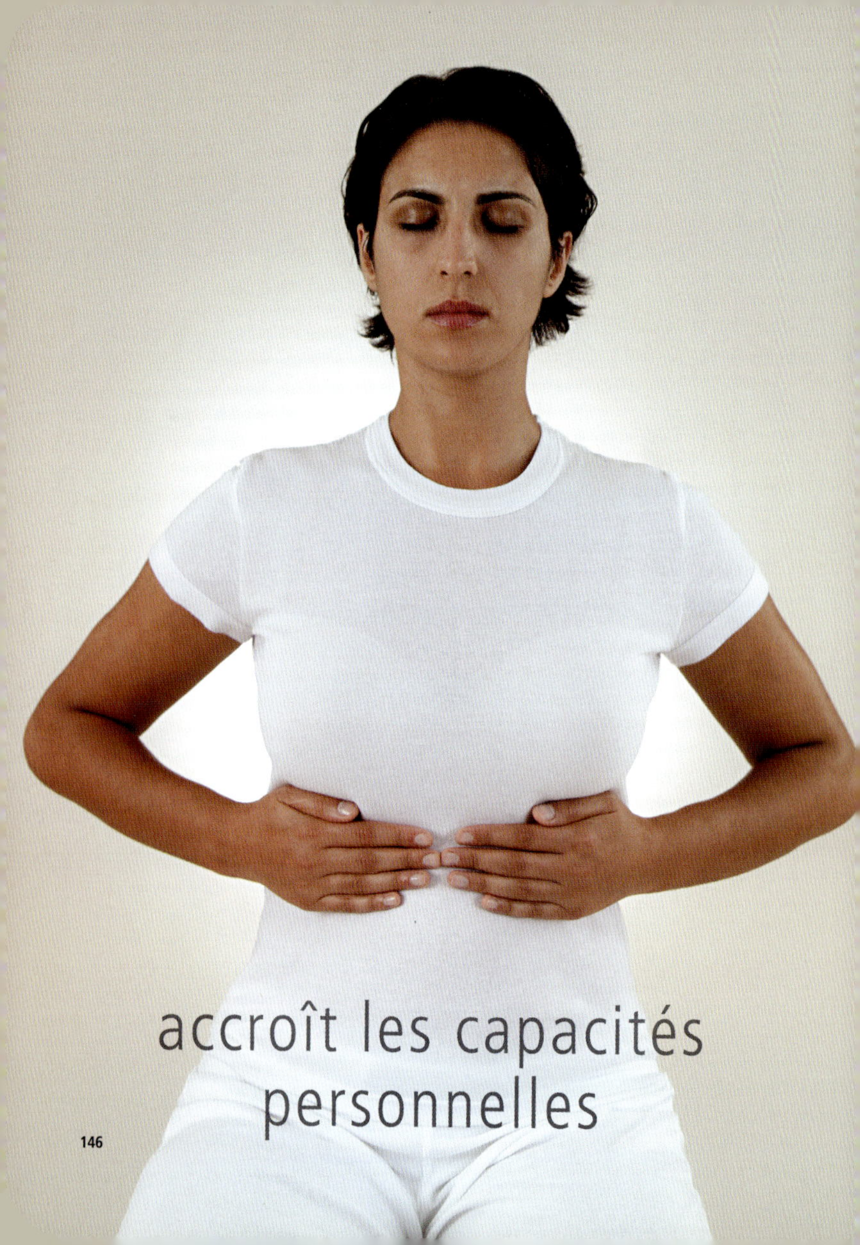

accroît les capacités personnelles

Le bas de la cage thoracique

POSITION Placez légèrement vos mains sous vos seins, le bout des doigts se touchant sur le plexus solaire, au point central.

CONSEIL Cette position de mains peut provoquer une certaine activité dans cette zone. Les éventuels « gargouillements » indiquent que l'énergie circule librement dans le ventre et que l'énergie Reiki est active. Conjointement, vous pouvez aussi utiliser Sei Hei Ki, le symbole mental et émotionnel, qui aide à exprimer les émotions rentrées. En effet, le refoulement fait stagner l'énergie et risque de causer des maladies.

ZONES TRAITÉES Foie, pancréas, rate, estomac, vésicule biliaire

BIENFAITS PHYSIQUES Digestion, problèmes gastro-intestinaux, ulcères, détoxification, troubles hépatiques (cancer, hépatite, cirrhose), problèmes sanguins, diabète (pour la conversion du glucose par le foie)

BIENFAITS MÉTAPHYSIQUES Chakra du plexus solaire (capacités personnelles et confiance en soi)

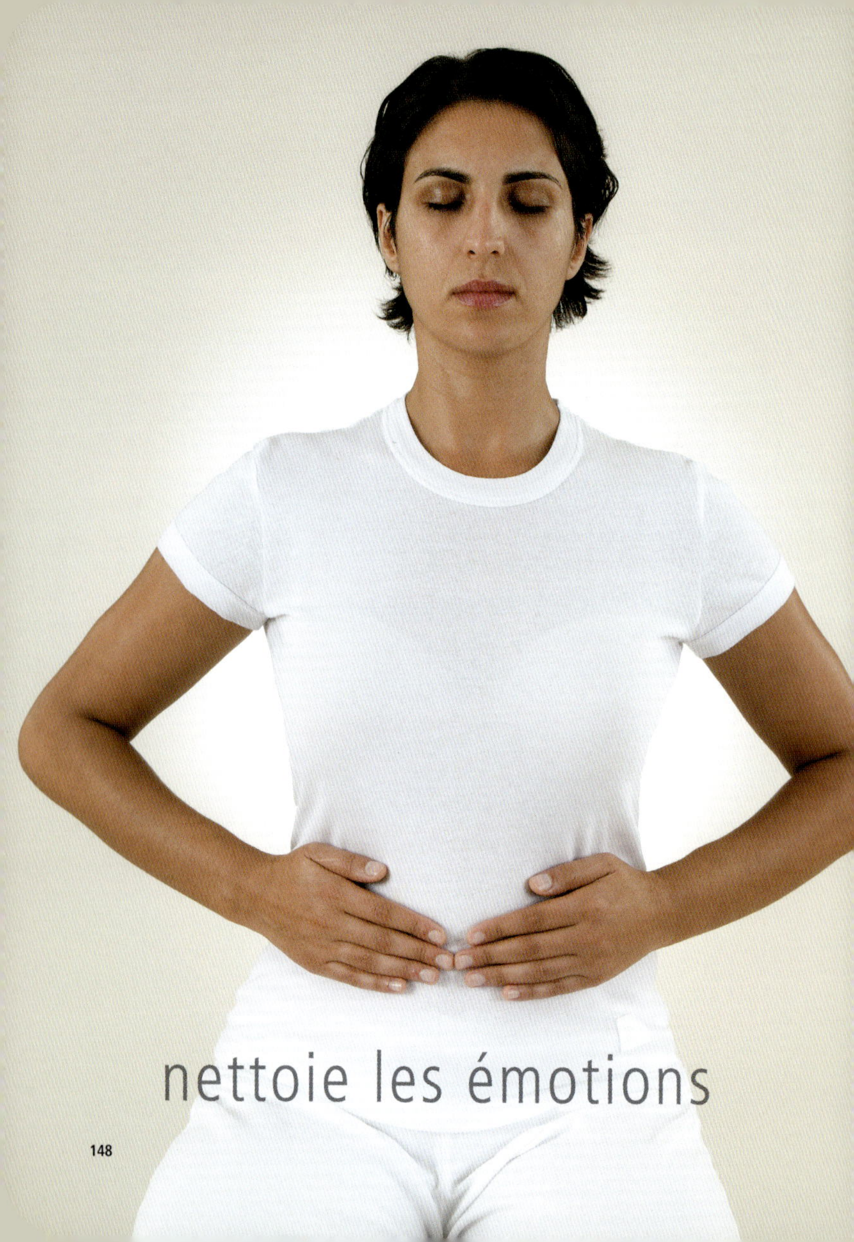

nettoie les émotions

La taille

POSITION	Placez vos mains sur le devant de votre taille, le bout des doigts se touchant au point central.
CONSEIL	Utilisez cette position de mains si vous avez eu une journée particulièrement éprouvante et si vous sentez que vous n'arrivez pas à exprimer vos émotions. Servez-vous du symbole mental et émotionnel Sei Hei Ki pour vous aider à « digérer » vos émotions puis à les faire sortir. Cette position des mains est également utile pour la constipation. Employez aussi le symbole Cho Ku Rei, pour amener et canaliser l'énergie curative et aider à « faire bouger les choses ».
ZONES TRAITÉES	Intestin grêle, côlon transverse
BIENFAITS PHYSIQUES	Digestion, élimination
BIENFAITS MÉTAPHYSIQUES	Nettoyage des émotions, mémoire (assimilation, rétention et utilisation des informations)

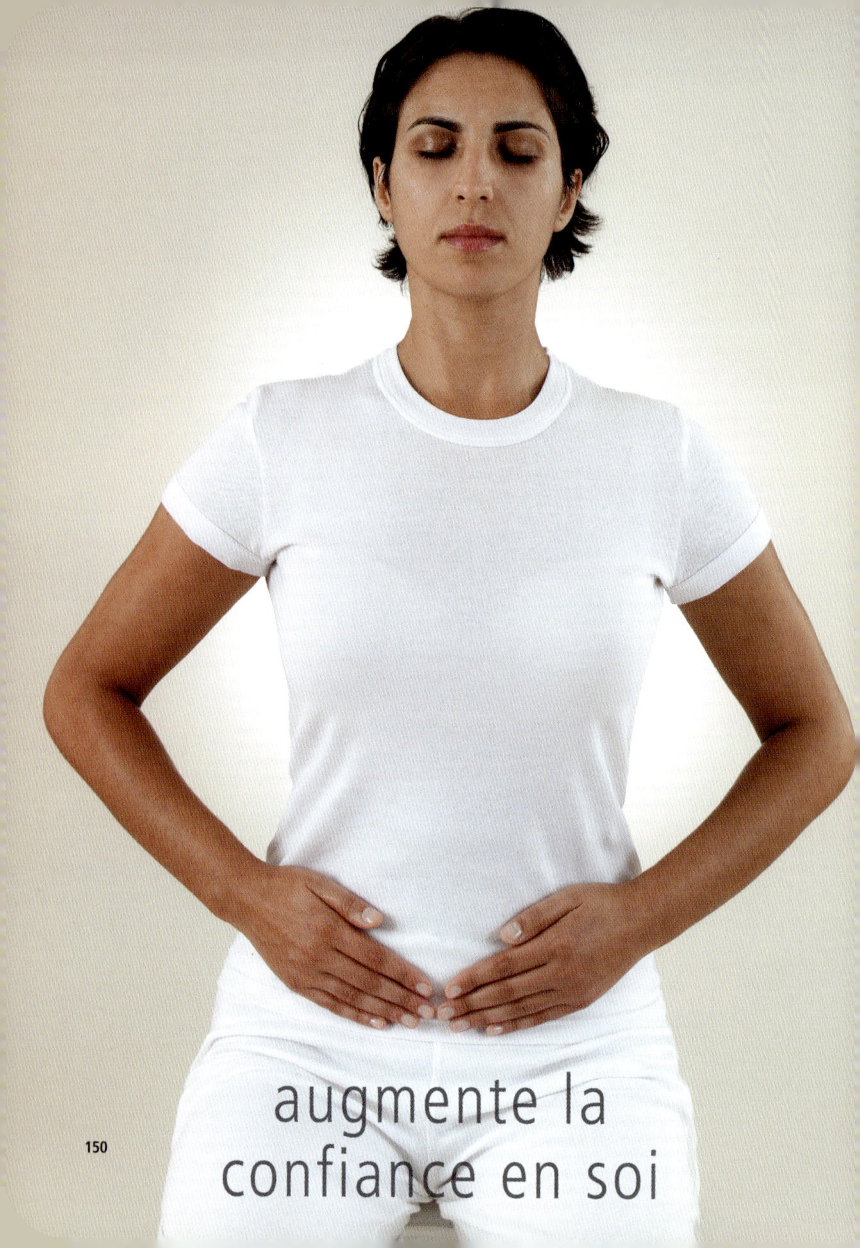

augmente la confiance en soi

Les os du bassin

POSITION Placez les mains sur les os du bassin, sous le nombril et au-dessus de l'os du pubis. Les doigts forment un V légèrement penché vers le bas au-dessus de l'os du pubis.

CONSEIL Utilisez cette position de mains si, dans une situation donnée, vous avez l'intuition que quelque chose ne va pas. Elle accroît votre estime de vous-même et vous donne la confiance nécessaire pour surmonter les difficultés. Employée quotidiennement, elle est également bénéfique si vous êtes enceinte et souhaitez envoyer du Reiki à votre bébé afin qu'il se développe bien.
À mesure que celui-ci croît dans votre utérus, vous pouvez en outre mettre vos mains autour de votre ventre. Peut-être sentirez-vous votre bébé bouger en réaction au Reiki.

ZONES TRAITÉES Vessie, ovaires, utérus, prostate

BIENFAITS PHYSIQUES Troubles de la vessie, des ovaires et de l'utérus, déséquilibres hormonaux, ménopause, problèmes de prostate

BIENFAITS MÉTAPHYSIQUES Chakra du sacrum, confiance en soi

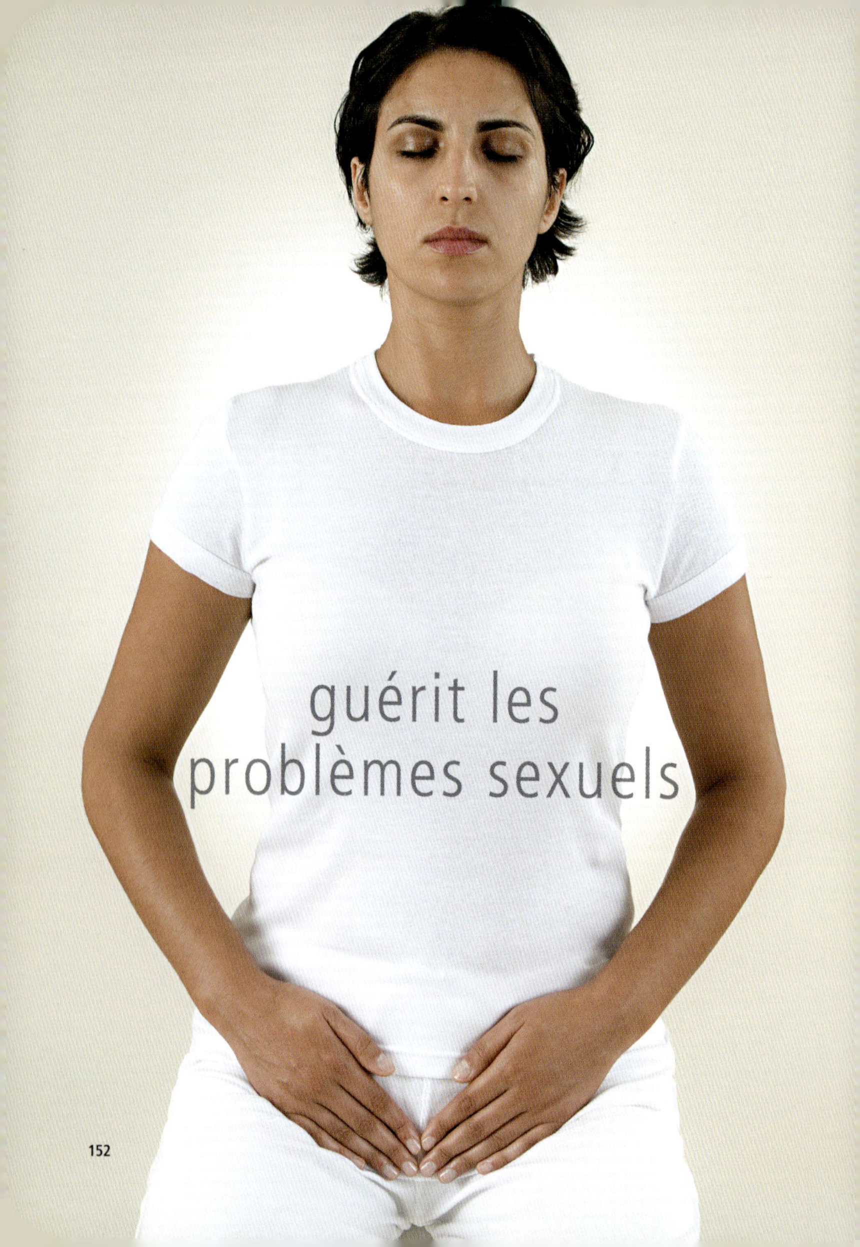

guérit les
problèmes sexuels

L'os du pubis

POSITION	Placez les paumes sur la zone du pubis. Les doigts pointent en V vers le bas.
CONSEIL	Mieux vaut traiter les problèmes profondément ancrés en allant à la source : pour cela, activez le premier chakra avec cette position de mains. Pour plus d'efficacité, vous pouvez aussi utiliser plusieurs symboles Reiki. Commencez par Cho Ku Rei, le symbole de la Force accrue, qui permet de concentrer l'énergie Reiki, puis passez à Sei Hei Ki, le symbole mental et émotionnel. Enfin, si vous souhaitez régler des problèmes anciens, vous pouvez envoyer du Reiki à travers le temps et l'espace en ajoutant Hon Sha Ze Sho Nen, le symbole de la Distance, le Pont.
ZONES TRAITÉES	Hanches, parties génitales
BIENFAITS PHYSIQUES	Problèmes de hanches, maladies vénériennes, problèmes génitaux
BIENFAITS MÉTAPHYSIQUES	Premier chakra, problèmes sexuels

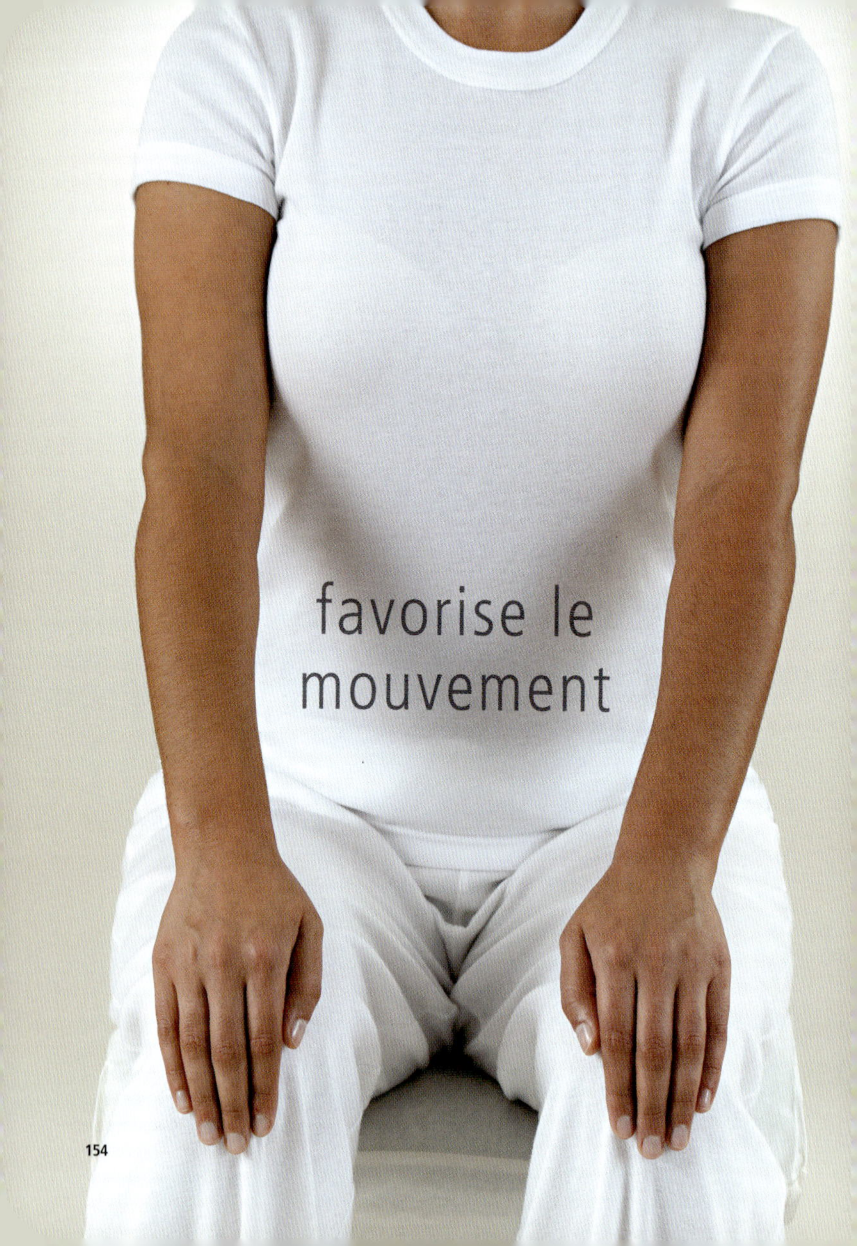
favorise le
mouvement

Les genoux

POSITION Les bras tendus vers l'avant, mettez vos mains sur vos genoux avec les doigts pointés vers le bas, en direction de vos jambes.

CONSEIL Si vous avez mal aux genoux, vous pouvez utiliser une autre position de mains, qui vous soulagera peut-être encore plus. Pour chaque genou, penchez-vous en avant et placez une main sur le genou et l'autre dessous. Employez Cho Ku Rei, le symbole de la Force accrue, pour canaliser l'énergie curative. Si, en outre, concernant un projet particulier, vous vous sentez réticent ou incapable d'« aller de l'avant », servez-vous, tout en gardant les mains sur vos genoux, de Sei Hei Ki, le symbole mental et émotionnel. Enfin, si des difficultés anciennes ou actuelles vous bloquent, ajoutez Hon Sha Ze Sho Nen, le symbole de la Distance, le Pont.

ZONES TRAITÉES Genoux, jambes

BIENFAITS PHYSIQUES Problèmes de genoux, douleurs de jambes

BIENFAITS MÉTAPHYSIQUES Attitudes, mouvement

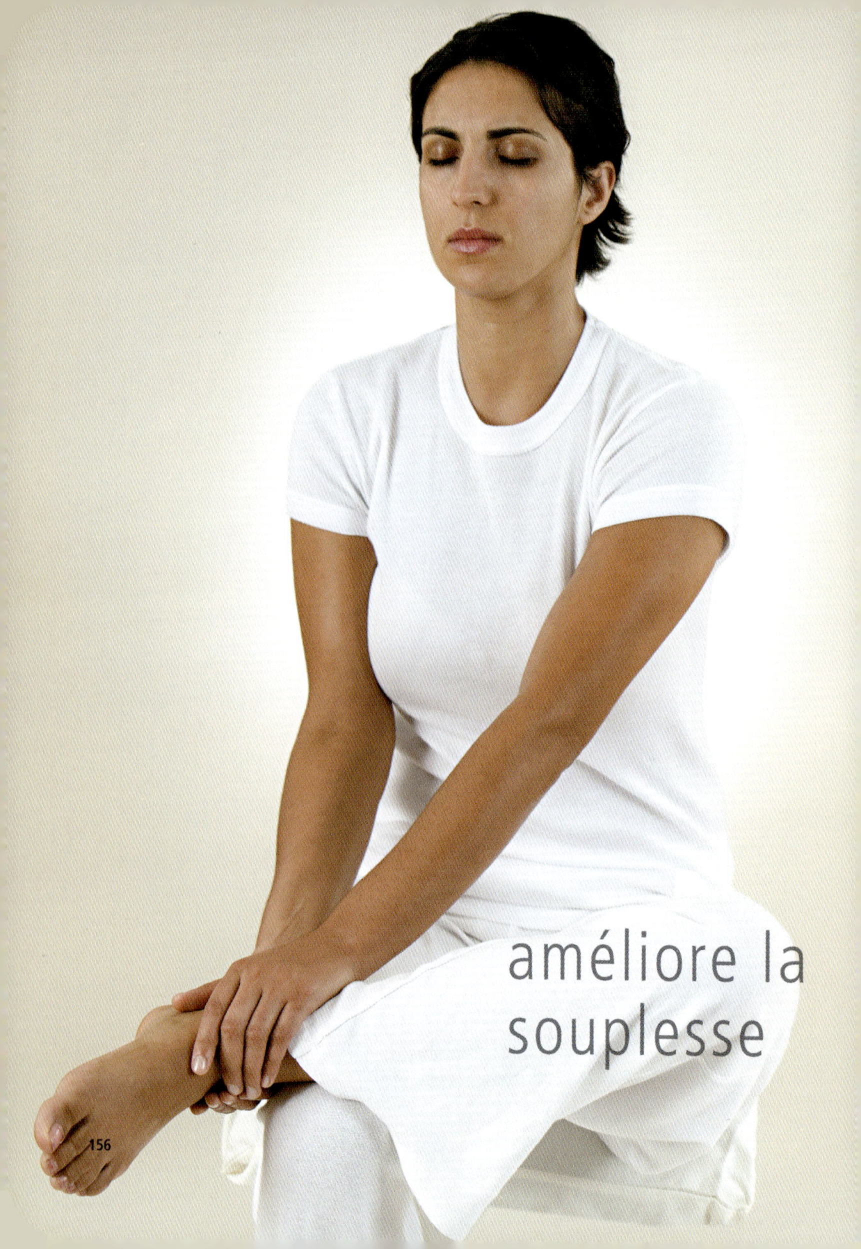
améliore la
souplesse

Les chevilles

POSITION Posez un pied par terre et croisez la jambe opposée sur votre genou de façon qu'elle y repose juste au-dessus de la cheville. Mettez une main sur votre cheville et l'autre dessous, avec les bouts des doigts qui se touchent.

CONSEIL Bien qu'il ne s'agisse pas d'une position Reiki traditionnelle, ce traitement de vos chevilles peut vous aider à équilibrer et à enraciner l'énergie amenée dans le haut de votre corps. Commencez et terminez par Cho Ku Rei, le symbole de la Force accrue, qui concentre et conserve l'énergie. Ajoutez Sei Hei Ki, le symbole mental et émotionnel, qui mobilise l'énergie pour les problèmes ayant besoin d'être réglés.

ZONES TRAITÉES Chevilles

BIENFAITS PHYSIQUES Problèmes de chevilles

BIENFAITS MÉTAPHYSIQUES Souplesse, culpabilité, capacité à recevoir du plaisir

facilite l'enracinement

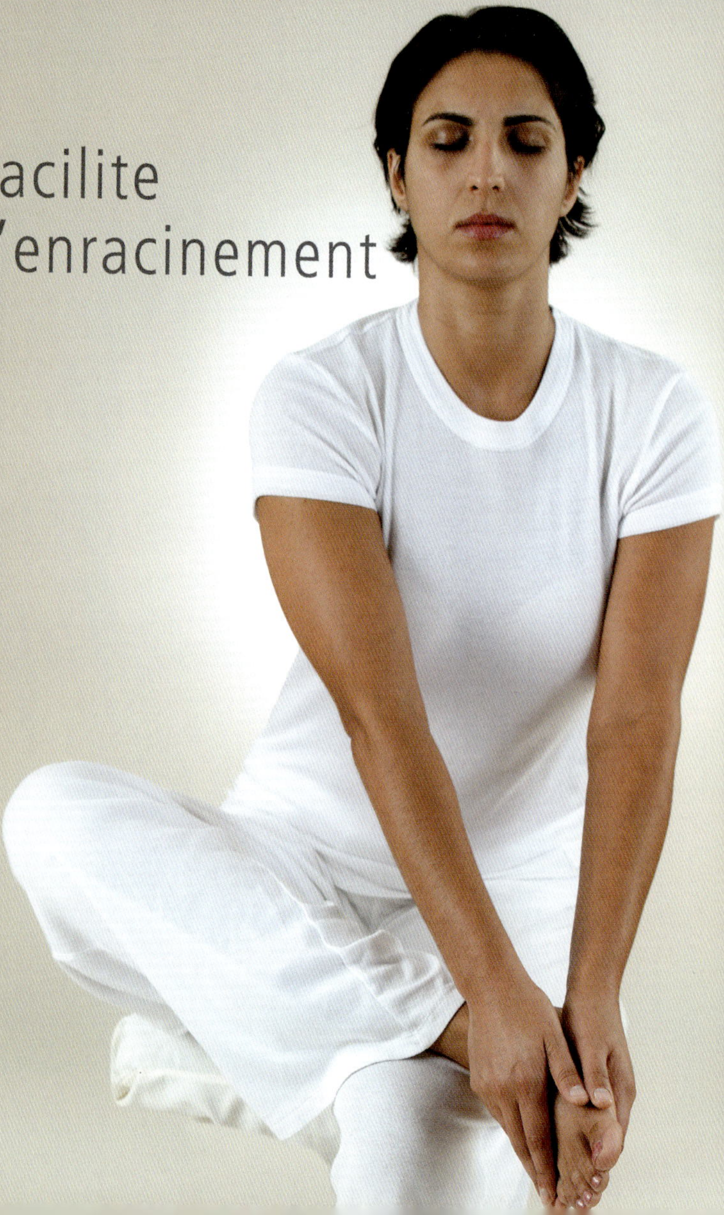

Les pieds

POSITION Posez un pied par terre et croisez la jambe opposée sur votre genou de façon qu'elle y repose juste au-dessus de la cheville. Mettez une main sous la plante de votre pied et l'autre sur votre pied, avec les pouces l'un à côté de l'autre.

CONSEIL Il existe, sous la plante du pied, un chakra petit, mais puissant, qui réagit bien à cette position des mains. Celle-ci permet formidablement bien de se reconnecter à la Terre nourricière : chaque jour où on la pratique, elle permet de se rééquilibrer et de se sentir parfaitement enraciné. Pour ajouter une nouvelle dimension à cette expérience, imaginez que des « racines » partent de la plante de vos pieds et vous relient au centre de la Terre.

ZONES TRAITÉES Pieds

BIENFAITS PHYSIQUES Problèmes de pieds

BIENFAITS MÉTAPHYSIQUES Équilibrage, enracinement

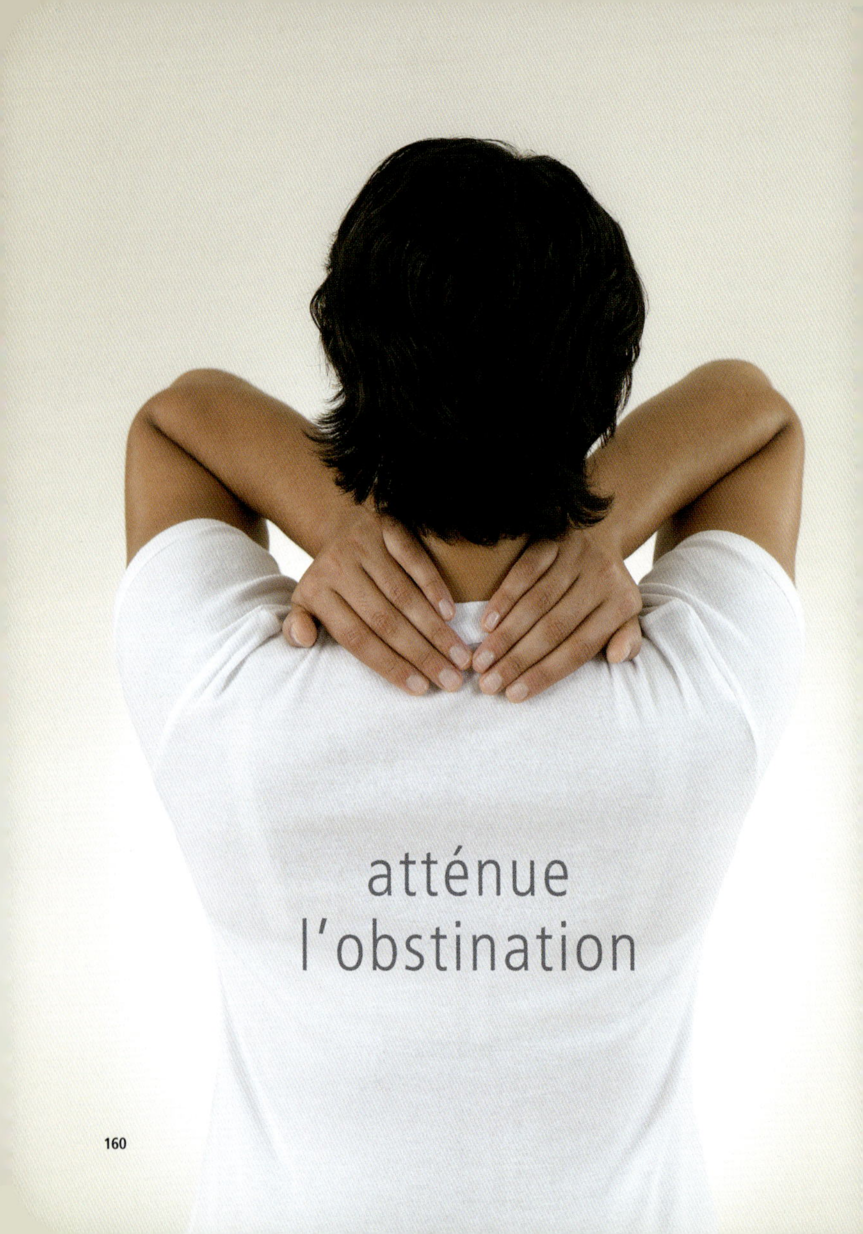

atténue
l'obstination

La nuque

POSITION	Levez les coudes et posez les mains par-dessus vos épaules, à la base du cou, de façon que les doigts se touchent.
CONSEIL	Si vous souffrez de torticolis ou de raideurs de la nuque, ou si vous avez du mal à envisager les différents aspects d'un problème ou d'une situation donnée, essayez cette position des mains. Sei Hei Ki, le symbole mental et émotionnel, vous rendra encore plus souple et vous permettra de voir les choses avec plus de clarté. En cas de douleurs physiques au niveau du cou, Cho Ku Rei, le symbole de la Force accrue, contribuera à concentrer l'énergie curative. Hon Sha Ze Sho Nen, le symbole de la Distance, le Pont, peut, lui, aider à régler des problèmes passés, actuels ou à venir.
ZONES TRAITÉES	Nuque
BIENFAITS PHYSIQUES	Problèmes de la nuque et du cou, pression sanguine
BIENFAITS MÉTAPHYSIQUES	Obstination

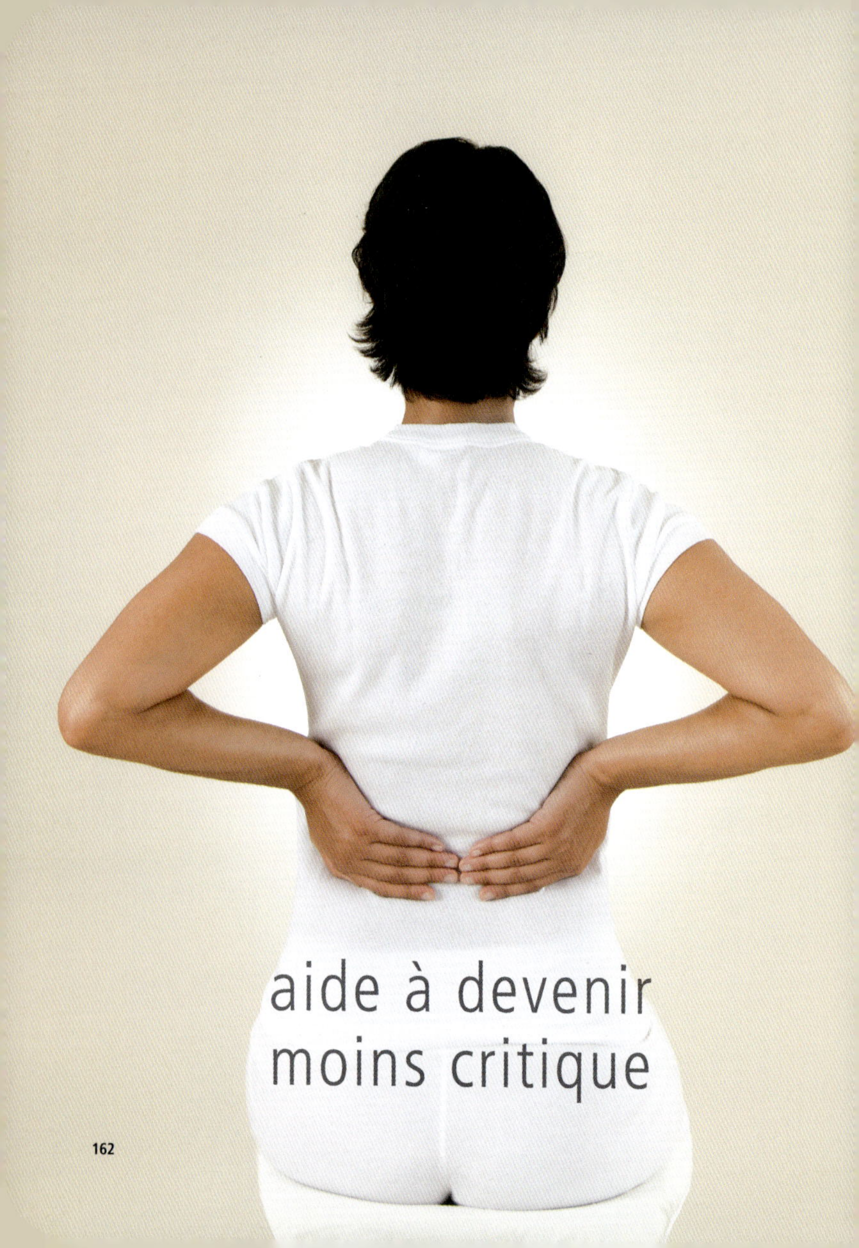

aide à devenir
moins critique

Le milieu du dos/la taille

POSITION Avec les coudes levés, posez les mains au-dessus de votre taille de façon que vos doigts se touchent sur votre colonne vertébrale ; vos pouces sont collés à vos doigts.

CONSEIL Avez-vous l'impression d'être un raté et de vouloir tout laisser tomber ? Essayez cette position des mains : elle vous aidera à être moins défaitiste et à mieux vous occuper de vous. Sei Hei Ki, le symbole mental et émotionnel de l'Harmonie, élèvera le niveau d'énergie vibratoire créé par vos pensées négatives et rééquilibrera votre vie en atténuant votre sentiment d'impuissance. Comme toujours, vous pouvez ajouter Hon Sha Ze Sho Nen, le symbole de la Distance, le Pont, afin de nettoyer votre passé, votre présent et votre avenir.

ZONES TRAITÉES Reins, surrénales, sang

BIENFAITS PHYSIQUES Affections rénales, problème du sang

BIENFAITS MÉTAPHYSIQUES Chakra du plexus solaire (capacités), esprit critique, sentiment de honte, infantilisme

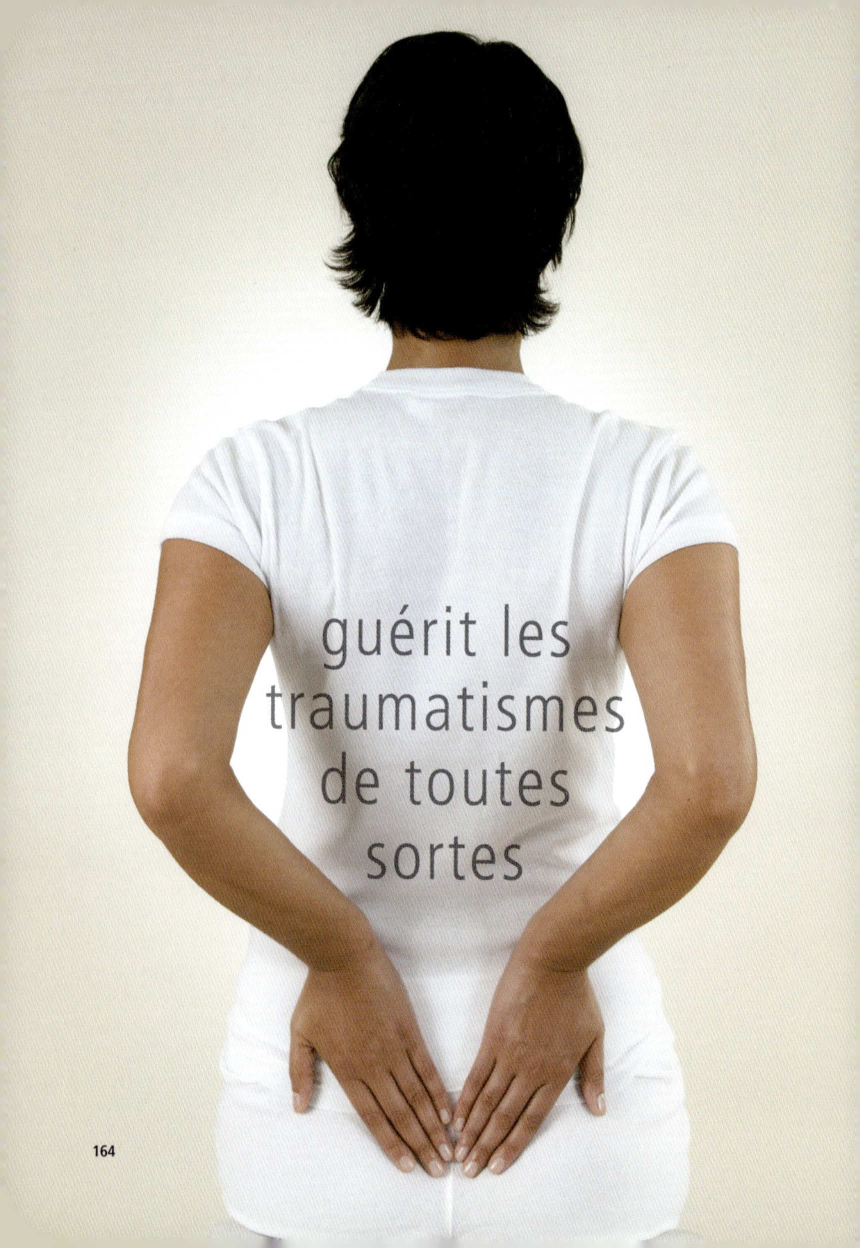

guérit les traumatismes de toutes sortes

Le bas du dos/le sacrum

POSITION Avec les coudes levés, posez les mains sous votre taille de façon que le bout de vos doigts pointe vers le bas sur votre coccyx (l'indentation située au-dessus des fesses).

CONSEIL Cette position des mains peut renforcer l'énergie masculine chez les hommes comme chez les femmes. Utilisez Sei Hei Ki, le symbole de la Force accrue, pour éliminer toute négativité, et Hon Sha Ze Sho Nen, le symbole de la Distance, le Pont, pour régler les problèmes passés, présents ou à venir.

ZONES TRAITÉES Bas du dos, sacrum, moelle épinière, organes reproducteurs

BIENFAITS PHYSIQUES Douleurs des lombaires et du sacrum, moelle épinière, blessures, infertilité, problèmes de prostate, déséquilibres hormonaux masculins

BIENFAITS MÉTAPHYSIQUES Tous les traumatismes (physiques, sexuels, émotionnels, verbaux, spirituels), pression sexuelle, culpabilité, sentiment de honte, conviction qu'avancer en âge est synonyme de vieillissement

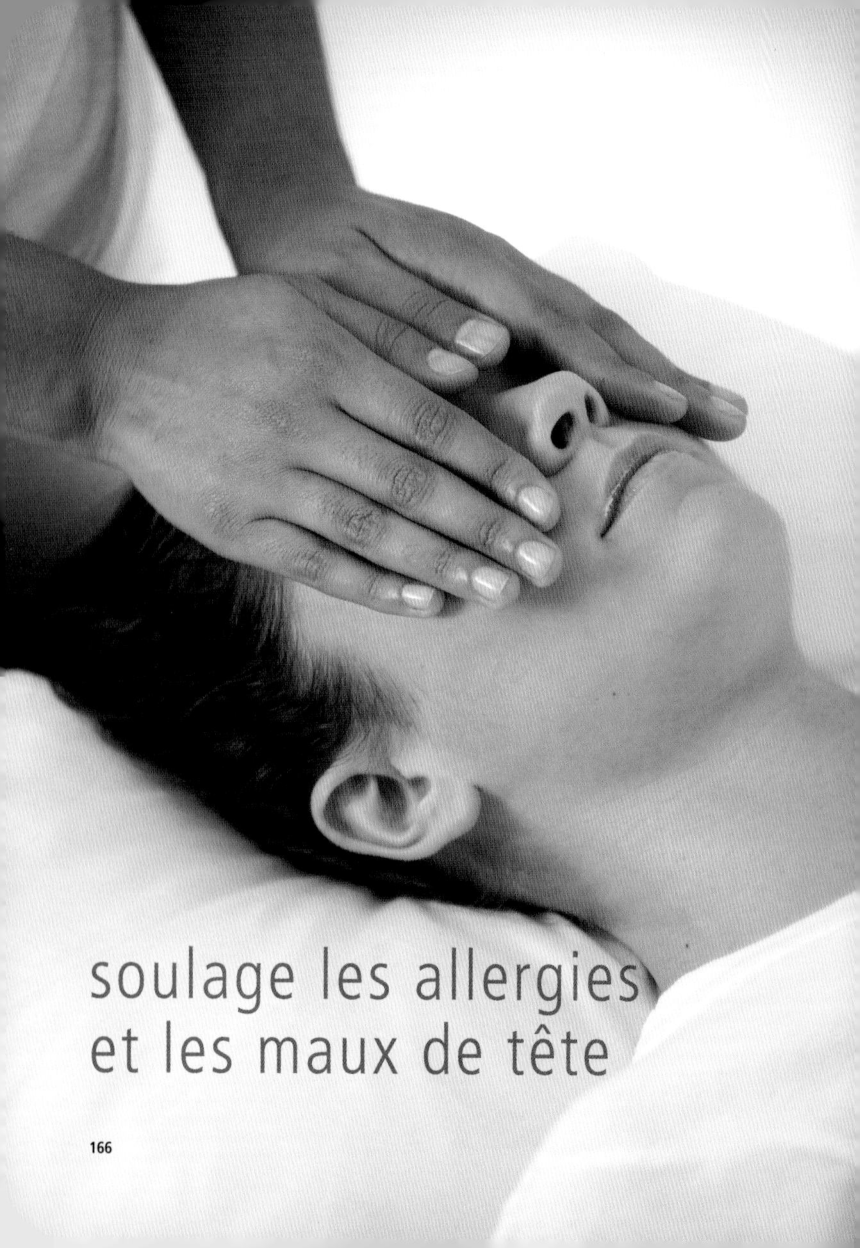

soulage les allergies et les maux de tête

Les yeux

POSITION Tenez-vous debout ou asseyez-vous derrière la tête du receveur et placez vos paumes sur son front, avec les pouces collés l'un contre l'autre. Posez légèrement les doigts sur les yeux fermés du receveur de façon qu'ils reposent de chaque côté de son nez. Les doigts pointent vers les pommettes ou sont appuyés sur celles-ci.

CONSEIL Si les yeux du receveur sont sensibles ou si vous transpirez des mains, vous pouvez mettre un léger mouchoir en papier sur ses yeux. Cette position peut être très efficace pour créer une ambiance relaxante et le receveur peut commencer à sentir un soulagement ou une détente dès le début de la séance.

ZONES TRAITÉES Yeux, sinus, nez, muscles faciaux, lobes frontaux et préfrontaux du cerveau, glande pinéale

BIENFAITS PHYSIQUES Cataracte, glaucome, astigmatisme, allergies, infections des sinus, rhume, tension des muscles faciaux, migraine, intelligence, raisonnement, odorat, langage, élocution, dépression saisonnière due au manque de lumière

BIENFAITS MÉTAPHYSIQUES Chakra du troisième œil (vision intuitive), irritations journalières, morale et valeurs, prise de décisions, projets

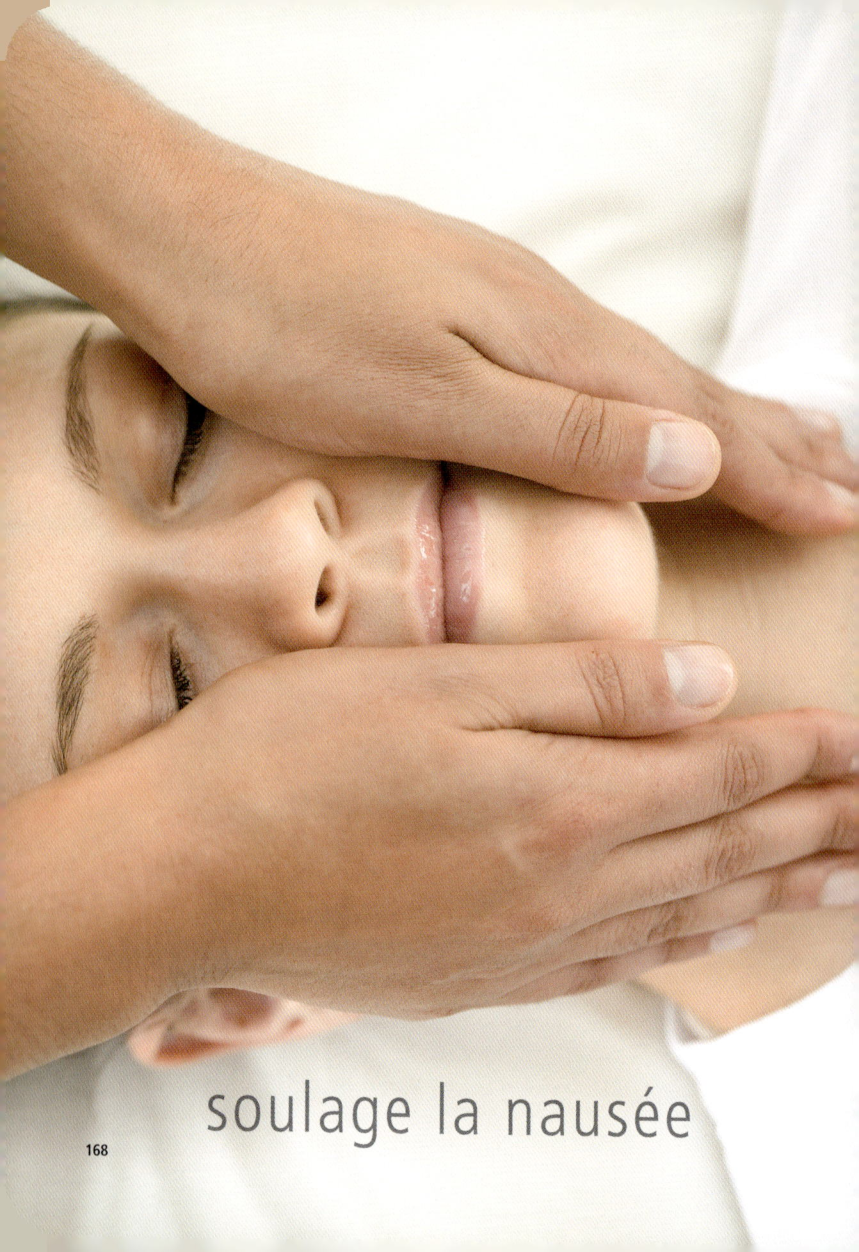

soulage la nausée

Les temples

POSITION Tenez-vous debout ou asseyez-vous derrière la tête du receveur avec les mains doucement posées sur les côtés de son visage. Vos paumes enserrent les pommettes et vos doigts pointent vers le bas ou reposent sur les mâchoires.

CONSEIL Vous pouvez modifier cette position des mains pour traiter les maux d'oreilles. En partant de la même position que ci-dessus, reculez légèrement les mains sur les côtés du visage du receveur de façon à couvrir ses oreilles, les doigts pointant vers les mâchoires. Si vous sentez que le receveur a des problèmes émotionnels ou si celui-ci vous en parle, utilisez Sei Hei Ki, le symbole mental et émotionnel, pour aider à les résoudre.

ZONES TRAITÉES Lobes temporaux pariétaux (supérieurs) du cerveau, articulations temporomandibulaires, oreilles (position alternative)

BIENFAITS PHYSIQUES Vertiges, nausées, dysfonctionnements temporomandibulaires, grincements de dents, oreilles (position alternative)

BIENFAITS MÉTAPHYSIQUES Équilibre, connexions spirituelles, peurs, phobies, tension, colère, frustration, sentiments d'impuissance et de désespoir

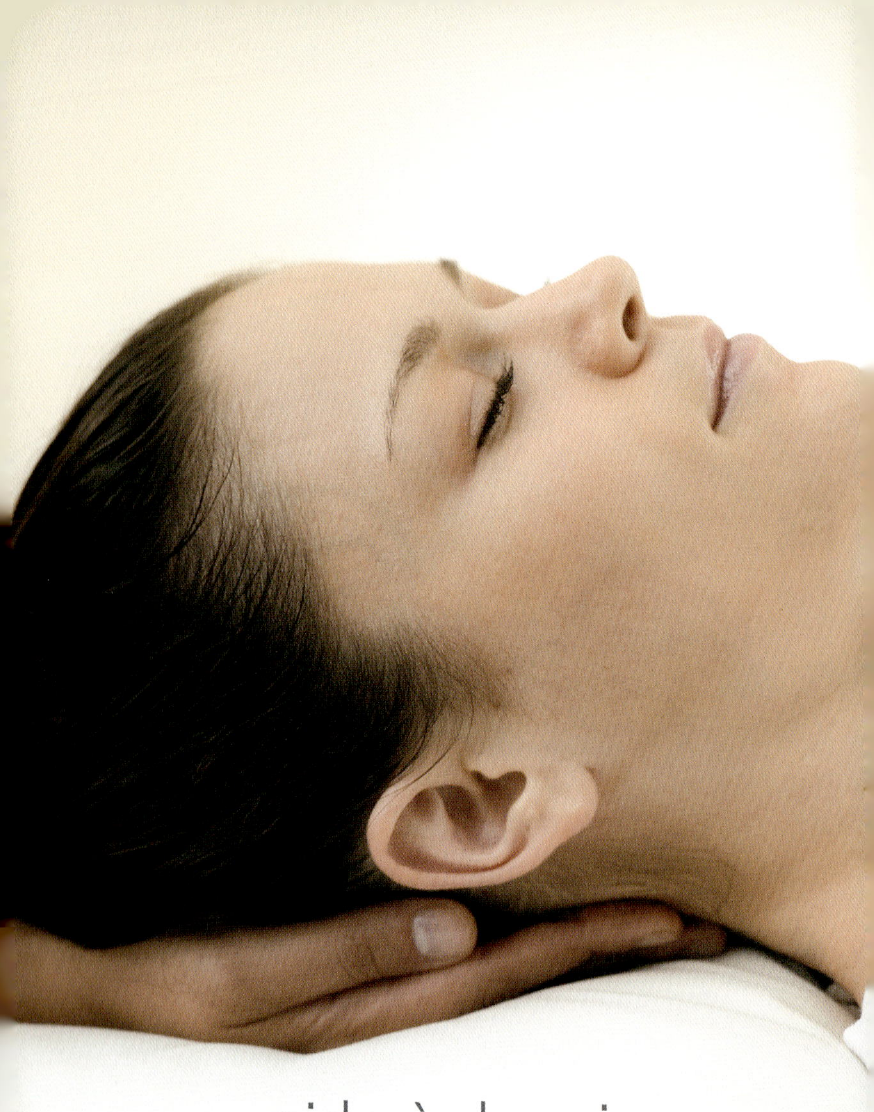

aide à dormir

L'occiput

POSITION	Tenez-vous debout derrière la tête du receveur avec les mains doucement posées sous sa nuque et les doigts à la base du crâne.
CONSEIL	Il peut être difficile de glisser vos deux mains sous la tête du receveur sans lui tirer les cheveux. Essayez de délicatement tourner sa tête d'un côté en mettant votre main juste au-dessus de son oreille. Placez cette main sous le côté légèrement soulevé de la tête et tenez celle-ci avec cette main tout en faisant rouler la tête de l'autre côté avec votre autre main. Vous pourrez alors facilement glisser cette main sous le côté légèrement soulevé de la tête.
ZONES TRAITÉES	Région de l'occiput, bulbe rachidien
BIENFAITS PHYSIQUES	Tension et insomnie
BIENFAITS MÉTAPHYSIQUES	Chakra de la couronne (spiritualité), du troisième œil (clarification des idées), agitation

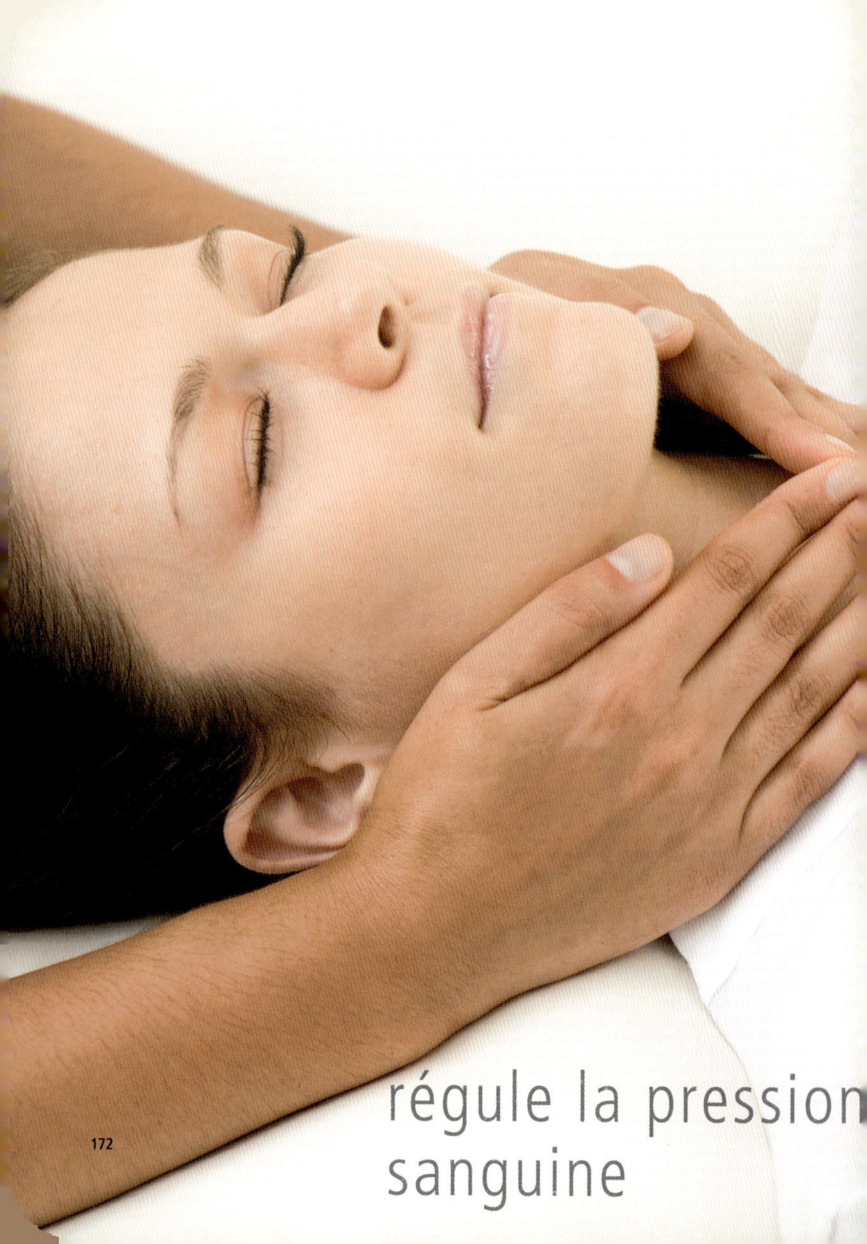

régule la pression sanguine

La gorge

POSITION	Tenez-vous debout derrière la tête du receveur avec les mains doucement posées des deux côtés sous son menton et sur sa gorge, le bout des doigts se touchant légèrement un peu au-dessus de la gorge.
CONSEIL	Cette zone étant très sensible chez la plupart des gens, veillez bien à ne pas toucher la gorge avec les doigts. Avant d'utiliser cette position des mains, il peut être utile de prévenir le receveur que vous ne lui mettrez pas les doigts sur la gorge : ainsi, il ne craindra pas d'être « étouffé ». Cette position des mains, qui a une incidence sur les trompes d'Eustache, est également bénéfique pour les infections d'oreilles dès les premiers symtômes.
ZONES TRAITÉES	Thyroïde, parathyroïde, carotide, cordes vocales, larynx, ganglions lymphatiques, trompes d'Eustache
BIENFAITS PHYSIQUES	Régulation de la pression sanguine, angine, enrouement
BIENFAITS MÉTAPHYSIQUES	Chakra de la gorge (communication et expression)

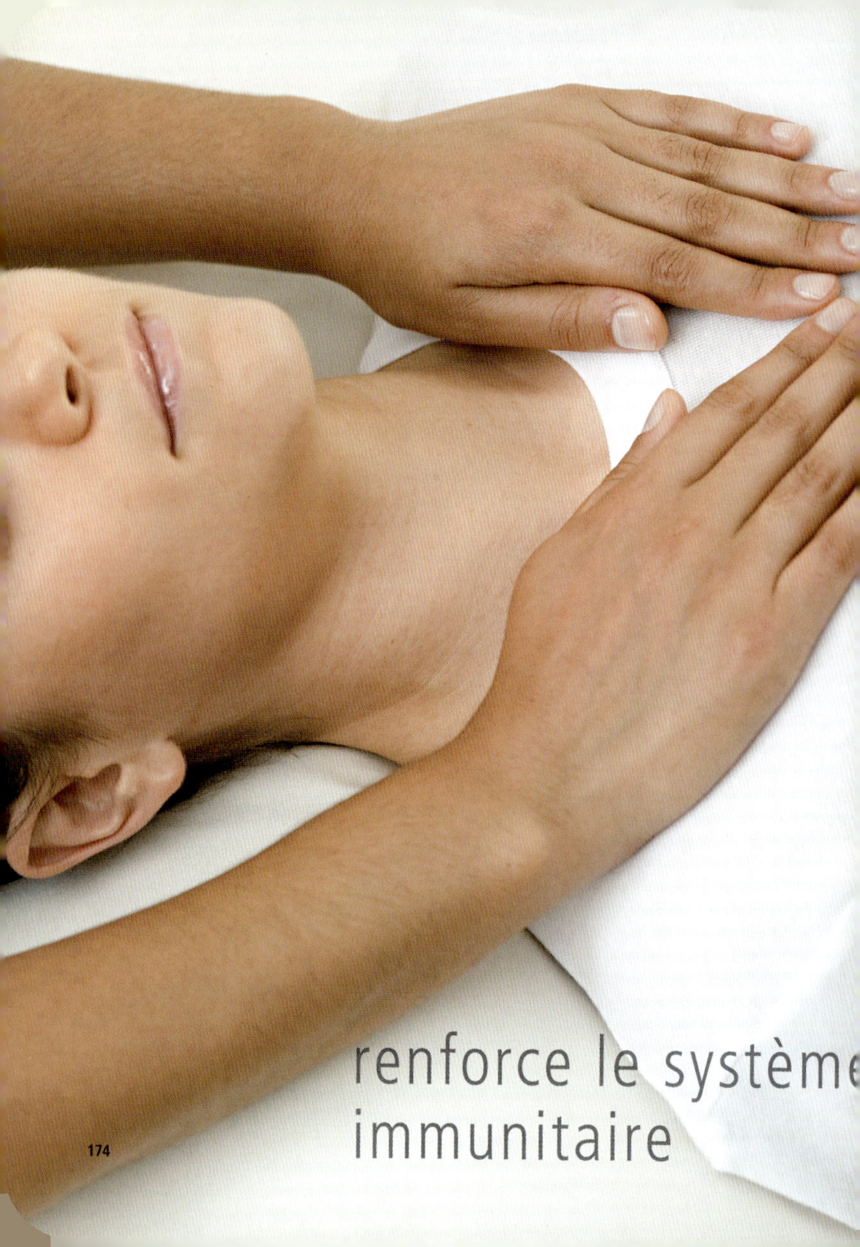

renforce le système immunitaire

Le thymus

POSITION Tenez-vous debout derrière la tête du receveur avec les mains placées en oblique sur les clavicules, le bout des doigts se touchant de façon à former un V.

CONSEIL Si le receveur semble très fatigué ou stressé, voilà une excellente position sur laquelle insister durant la séance. Elle renforce le système immunitaire, permettant ainsi de lutter contre les infections. Utilisez le symbole de Reiki Cho Ku Rei (Force accrue) afin de concentrer l'énergie et d'ouvrir les canaux dans tout le corps. Vous pouvez avoir recours au symbole de l'Harmonie pour le stress mental ou émotionnel. Terminez la séance avec le symbole Cho Ku Rei (Force accrue), qui maintient l'énergie curative dans le corps.

ZONES TRAITÉES Thymus, thyroïde

BIENFAITS PHYSIQUES Système immunitaire, fatigue chronique, arthrite rhumatismale, production de globules blancs (pour combattre les virus et les bactéries), métabolisme

BIENFAITS MÉTAPHYSIQUES Expressions du cœur, protection

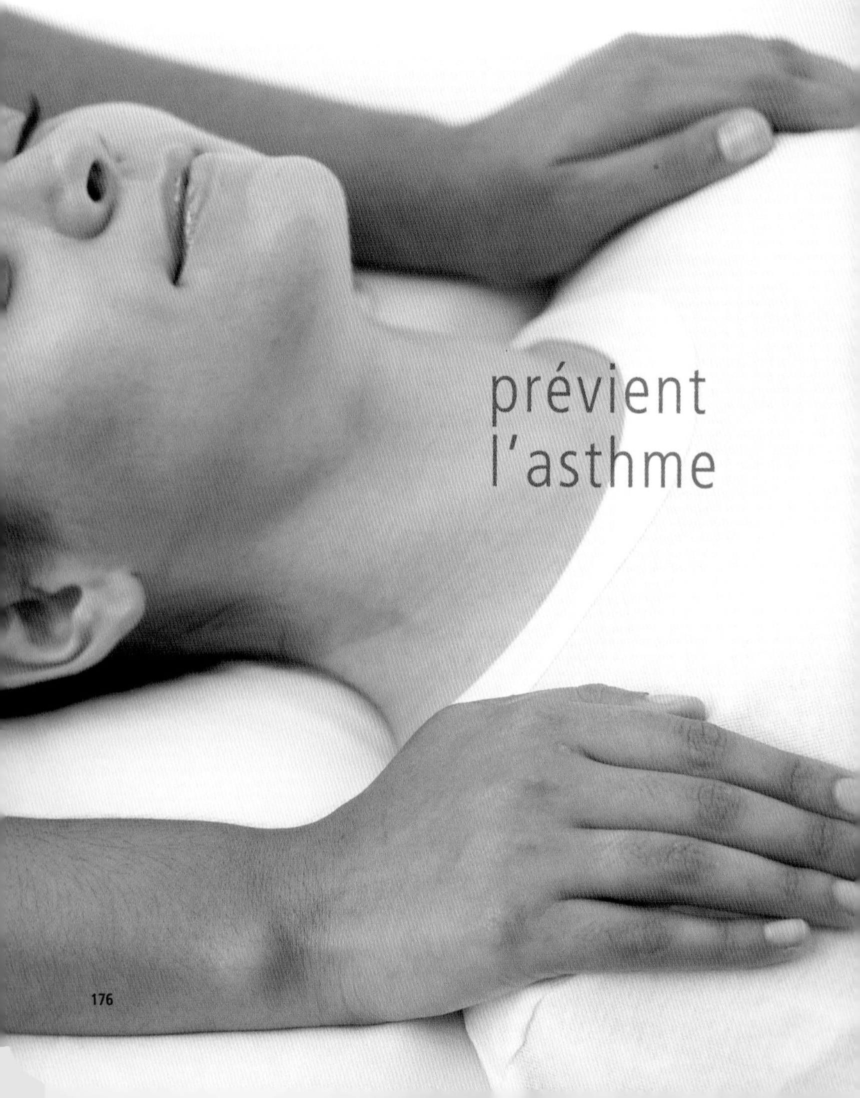

prévient l'asthme

Les poumons

POSITION	Tenez-vous debout derrière la tête du receveur et mettez vos mains sur ses épaules à l'extérieur des clavicules, les doigts pointant droit vers le bas, le bout des doigts à la hauteur des aisselles, bien au-dessus des seins.
CONSEIL	Souvenez-vous que dans le Reiki il est important d'avoir un toucher léger. Le receveur doit se sentir bien et être à peine conscient du contact de vos mains sur son corps : cette position des mains ne doit surtout pas lui donner l'impression d'être « cloué » sur la table. Vous pouvez l'utiliser pour l'asthme et d'autres affections pulmonaires : elle dégage le haut des poumons et, facilitant ainsi la circulation de l'air, elle permet de respirer à fond. En outre, comme les difficultés respiratoires peuvent avoir des causes émotionnelles, employez aussi Sei Hei Ki, le symbole mental et émotionnel.
ZONES TRAITÉES	Poumons
BIENFAITS PHYSIQUES	Asthme, allergies, affections pulmonaires, obstruction chronique des poumons
BIENFAITS MÉTAPHYSIQUES	Sensation de bien-être, capacité à recevoir les cadeaux de la vie

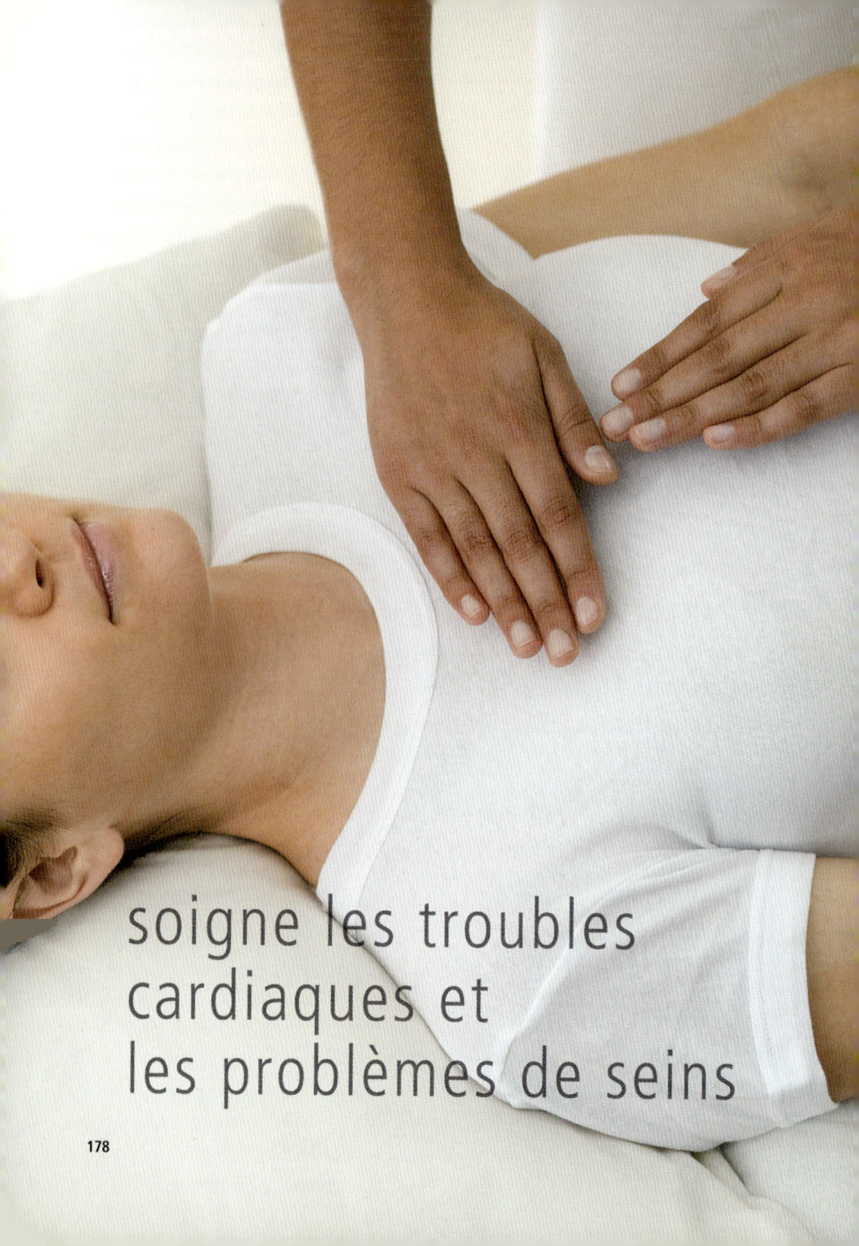

soigne les troubles cardiaques et les problèmes de seins

Le cœur

POSITION Tenez-vous debout à côté du receveur et placez l'une de vos mains horizontalement sous sa gorge et sur son sternum. Mettez l'autre main verticalement au milieu de sa poitrine, juste au-dessus des seins, de façon à former un T.

CONSEIL Par respect pour l'intimité de la personne traitée, ne posez jamais directement les mains sur ses seins, sauf si elle est d'accord, ce qui peut se produire dans le cas de kystes ou de nodules dans les seins. Toutefois, si ni vous ni votre patiente ne vous sentez à l'aise avec l'idée que vous mettiez les mains sur ses seins, sachez que l'énergie Reiki est efficace même si les mains sont légèrement au-dessus du corps, et expliquez-le-lui.

ZONES TRAITÉES Cœur, seins

BIENFAITS PHYSIQUES Affections cardiaques, circulation, problèmes vasculaires, maladies des seins

BIENFAITS MÉTAPHYSIQUES Sensation de bien-être, capacité à recevoir les cadeaux de la vie

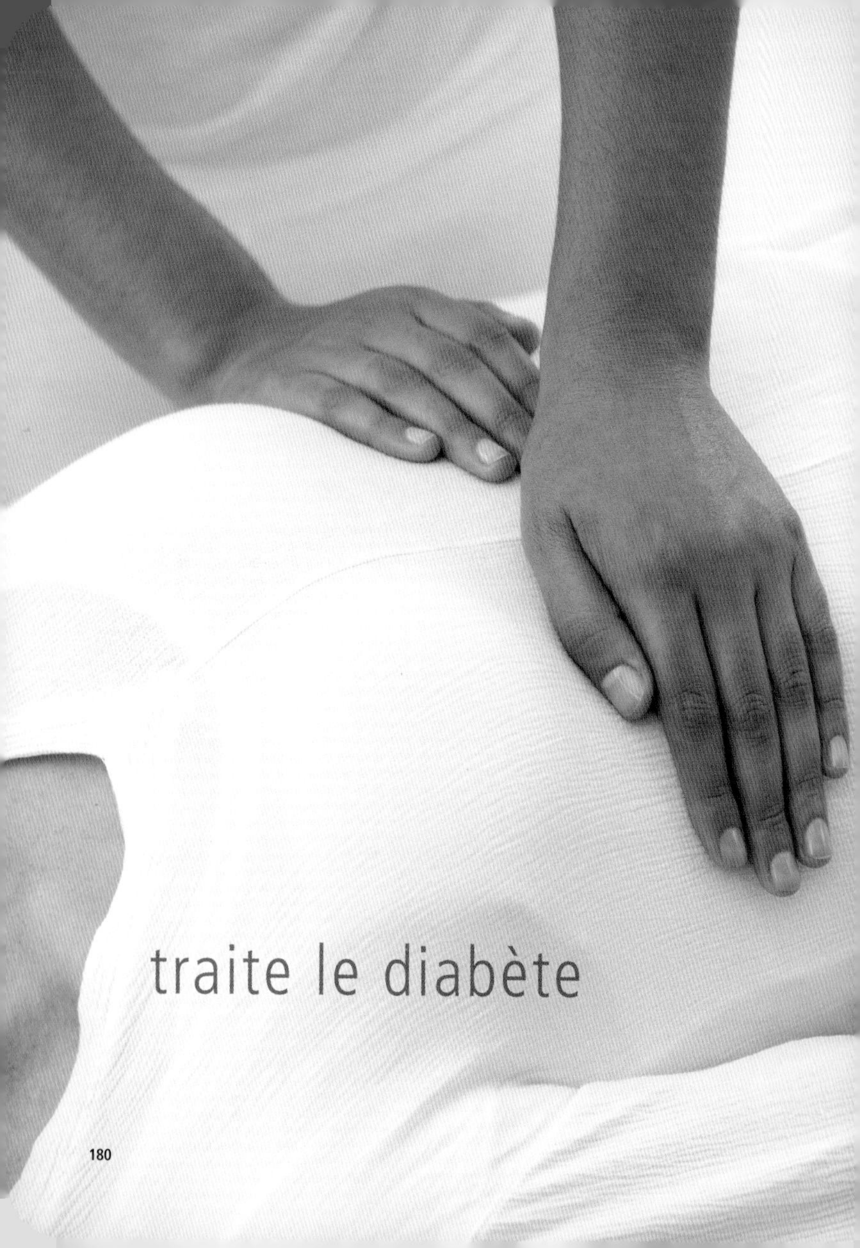

traite le diabète

Le bas de la cage thoracique

POSITION	Tenez-vous debout à côté du receveur et mettez vos mains sous ses seins, au-dessus du bas de sa cage thoracique. Mettez l'une de vos mains derrière l'autre, les deux pointant dans la même direction et le bout des doigts d'une main touchant la paume de l'autre.
CONSEIL	Vous pouvez, lorsque cette zone est activée, entendre l'estomac du receveur « gargouiller ». Si cela semble perturber ou gêner cette personne, expliquez-lui que cela indique que l'énergie circule bien dans cette région et que son organisme fonctionne correctement.
ZONES TRAITÉES	Foie, pancréas, rate, estomac, vésicule biliaire
BIENFAITS PHYSIQUES	Digestion, problèmes gastro-intestinaux, ulcères, détoxification, troubles hépatiques (cancer, hépatite, cirrhose), troubles du sang, diabète (pour la conversion du glucose par le foie)
BIENFAITS MÉTAPHYSIQUES	Chakra du plexus solaire (capacités personnelles et confiance en soi)

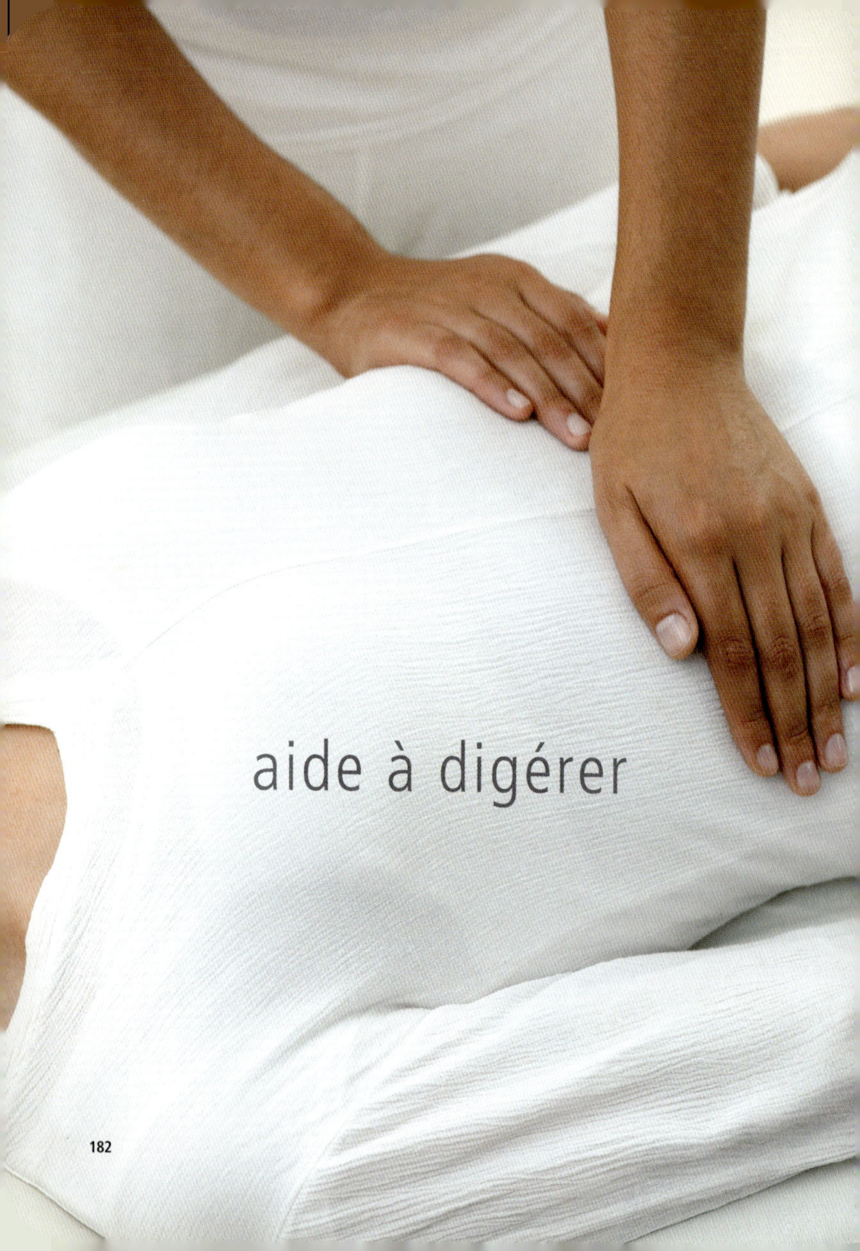

aide à digérer

La taille

POSITION Tenez-vous debout à côté du receveur et placez vos mains sous sa taille, avec une main derrière l'autre. Les deux mains pointent dans la même direction, avec le bout des doigts d'une main touchant la paume de l'autre.

CONSEIL Cette position des mains est particulièrement indiquée pour les personnes qui avouent craindre de lâcher prise ou se cramponner à leur passé. Servez-vous du symbole mental et émotionnel Sei Hei Ki pour les aider à résoudre ces problèmes. Cette position des mains est également utile pour assimiler les informations – ce qui réjouira certainement d'éventuels étudiants qui viendraient vous voir pour un traitement de Reiki. Vous pouvez utiliser le symbole Cho Ku Rei pour canaliser l'énergie là où elle est nécessaire.

ZONES TRAITÉES Intestin grêle, côlon transverse

BIENFAITS PHYSIQUES Digestion, élimination

BIENFAITS MÉTAPHYSIQUES Chakra du sacrum (nettoyage des émotions et assimilation des connaissances)

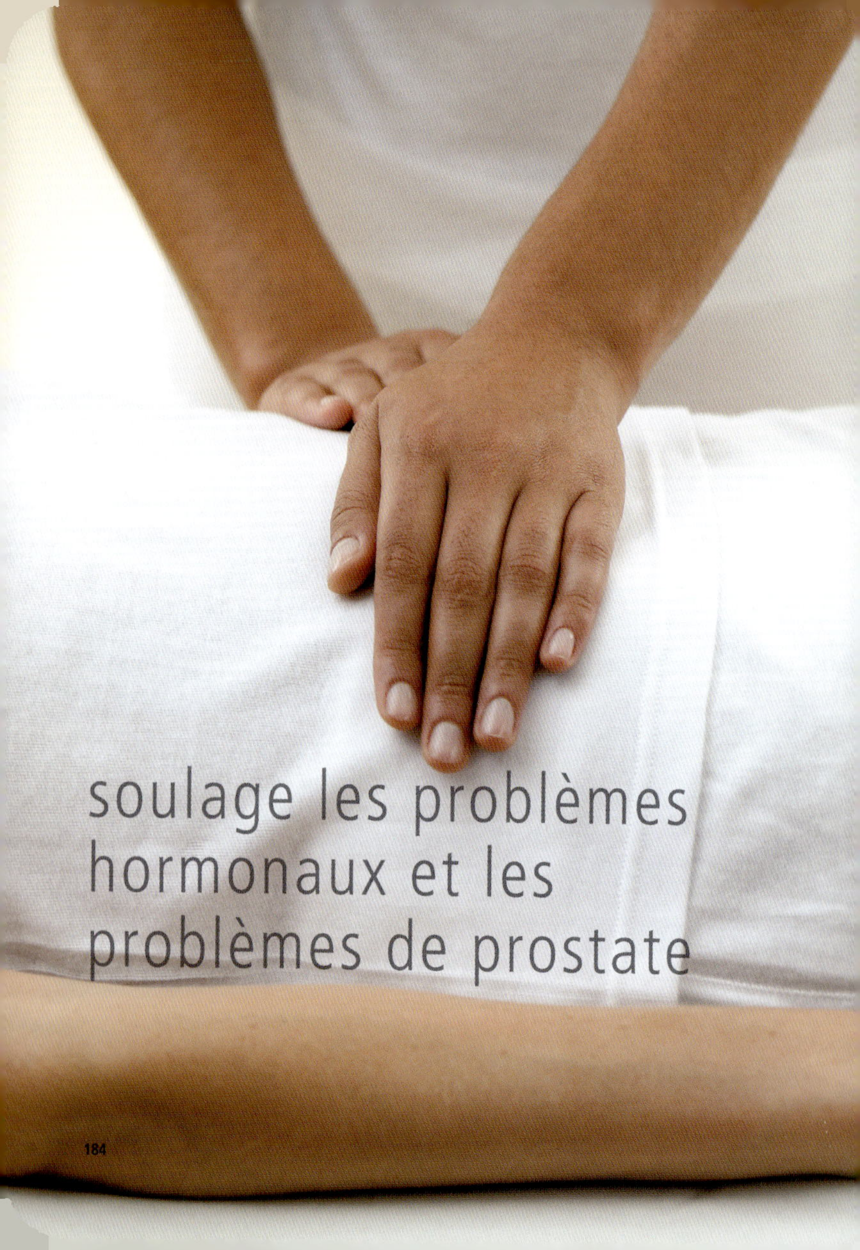

soulage les problèmes hormonaux et les problèmes de prostate

Les os du bassin

POSITION Tenez-vous debout à côté du receveur et placez vos mains horizontalement sur son bassin, avec une main derrière l'autre. Les deux mains pointent dans la même direction, avec le bout des doigts d'une main touchant la paume de l'autre.

CONSEIL Cette position des mains soulage les symptômes de la ménopause. Commencez par Cho Ku Rei, symbole de la Force accrue, pour amener l'énergie dans le corps physique, puis ajoutez le symbole Sei Hei Ki afin de résoudre les problèmes émotionnels souvent associés à la ménopause. Cette position des mains permet aussi d'envoyer du Reiki aux bébés encore dans l'utérus : placez alors les mains sur le ventre de la future mère.

ZONES TRAITÉES Vessie, ovaires, utérus, prostate, côlon ascendant et descendant

BIENFAITS PHYSIQUES Troubles de la vessie, des ovaires et de l'utérus, déséquilibres hormonaux, ménopause, problèmes de prostate

BIENFAITS MÉTAPHYSIQUES Chakra du sacrum, confiance en soi

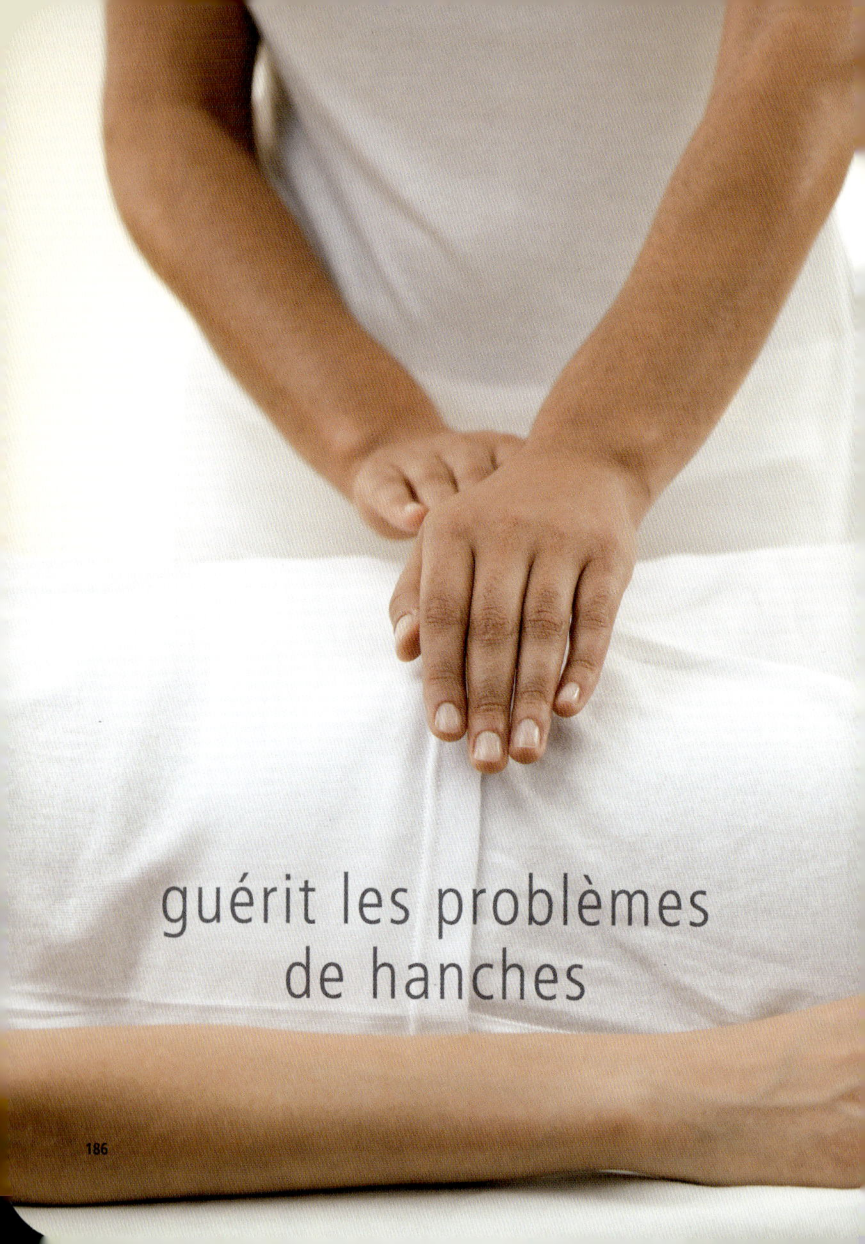
guérit les problèmes
de hanches

L'os du pubis

POSITION Tenez-vous debout à côté du receveur et placez vos mains en l'air juste au-dessus de son os du pubis. Mettez l'une de vos mains derrière l'autre. Les deux mains pointent dans la même direction avec le bout des doigts d'une main touchant la paume de l'autre.

CONSEIL Pour respecter l'intimité de vos patients, veillez, avec cette position des mains, à éviter de toucher la zone génitale. Même si vos mains ne sont pas en contact avec le corps, l'énergie Reiki agit. Cette position débloquant le chakra de base (chakra racine), est utile pour les victimes d'abus sexuels ou les personnes souffrant de maladies vénériennes. Commencez par Cho Ku Rei, le symbole de la Force accrue, pour agir sur le corps physique, puis passez à Sei Hei Ki, le symbole mental et émotionnel, afin de traiter ces problèmes sur le plan affectif. Ajouter Hon Sha Ze Sho Nen, le symbole de la Distance, le Pont, permet d'envoyer le Reiki à travers le temps et l'espace et de s'attaquer à des difficultés anciennes.

ZONES TRAITÉES Hanches, parties génitales

BIENFAITS PHYSIQUES Problèmes de hanches, maladies vénériennes, problèmes génitaux

BIENFAITS MÉTAPHYSIQUES Chakra de base (chakra racine), problèmes sexuels

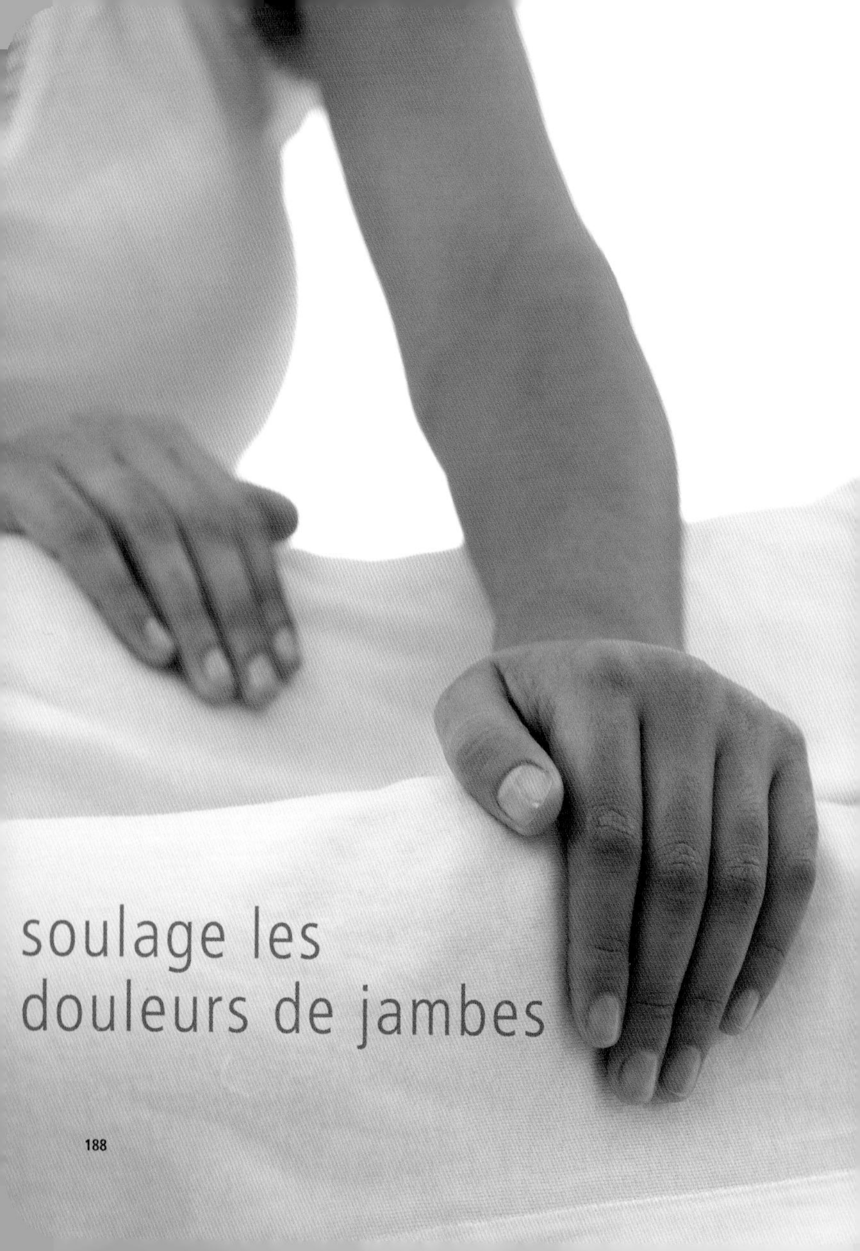

soulage les douleurs de jambes

Les genoux

POSITION Tenez-vous debout à côté du receveur et placez une main sur chacun de ses genoux, avec les bouts des doigts dans la même direction.

CONSEIL Vous pouvez utiliser une autre position des mains, susceptible de soulager encore plus efficacement les douleurs de genoux : penchez-vous en avant et mettez une main sur un genou du patient et l'autre sous celui-ci. Une fois ce traitement terminé (voir la fiche 9 pour le niveau de *byosen* indiquant combien de Reiki il faut encore à un endroit donné), passez de l'autre côté du receveur et refaites la même chose sur l'autre genou. Utilisez Cho Ku Rei, le symbole de la Force accrue, pour concentrer l'énergie curative. Servez-vous de Hon Sha Ze Sho Nen, le symbole de la Distance, le Pont, pour traiter des problèmes anciens, actuels ou futurs.

ZONES TRAITÉES Genoux, jambes

BIENFAITS PHYSIQUES Problèmes de genoux, douleurs de jambes

BIENFAITS MÉTAPHYSIQUES Attitudes

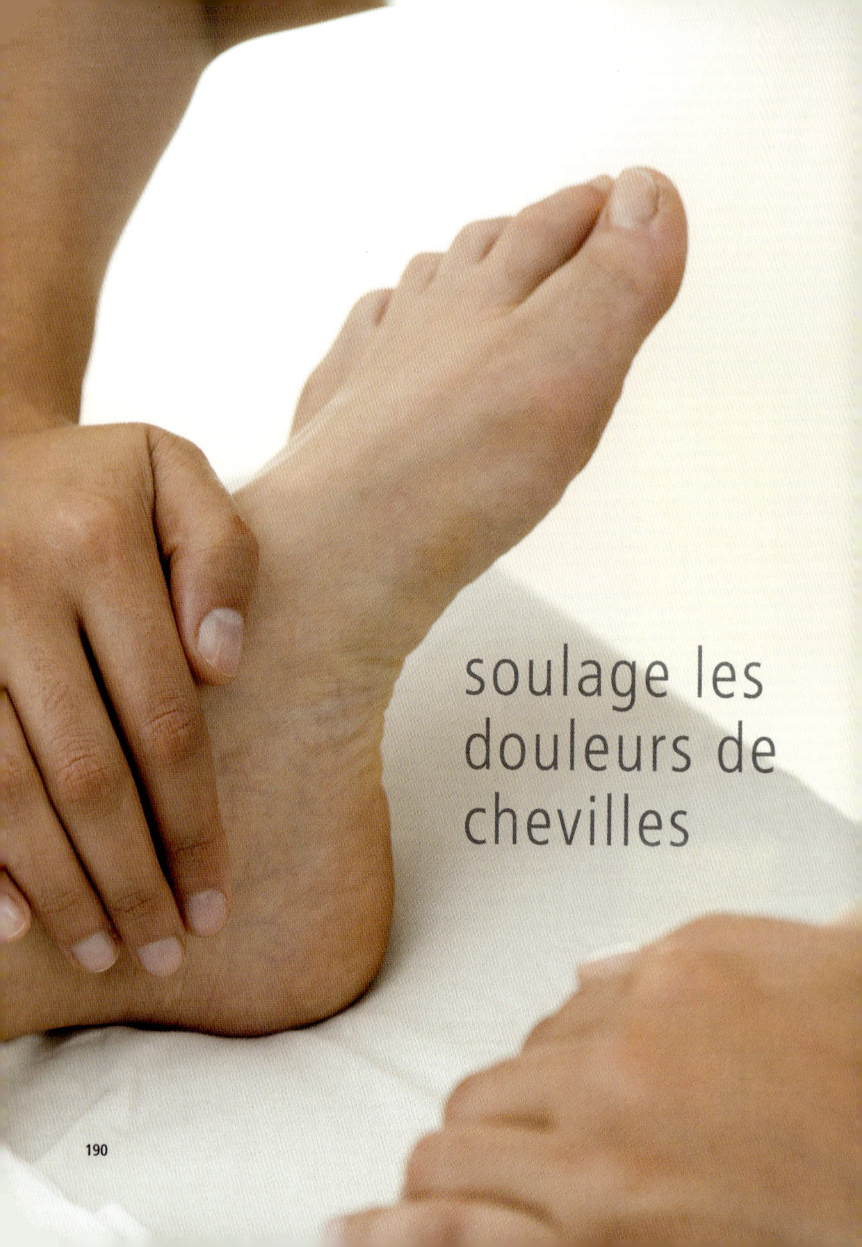

soulage les douleurs de chevilles

Les chevilles

POSITION	Tenez-vous debout aux pieds du receveur et mettez une main sur chaque cheville, les doigts se trouvant à l'intérieur des chevilles et les pouces reposant sur chaque pied.
CONSEIL	Bien qu'il ne s'agisse pas d'une position Reiki traditionnelle, le traitement des chevilles peut aider à équilibrer et à enraciner les énergies amenées dans le haut du corps. Si le patient a des chevilles faibles ou douloureuses, vous pouvez essayer une autre position des mains. Placez-vous à côté de lui et entourez l'une de ses chevilles des deux mains avec les pouces se touchant devant et les doigts se trouvant derrière. Une fois ce traitement terminé (voir la fiche 9 pour le niveau de *byosen* indiquant combien de Reiki il faut encore à un endroit donné), passez de l'autre côté du receveur et utilisez la position des mains sur l'autre cheville.
ZONES TRAITÉES	Chevilles
BIENFAITS PHYSIQUES	Problèmes ou douleurs de chevilles
BIENFAITS MÉTAPHYSIQUES	Souplesse, culpabilité, capacité à recevoir du plaisir

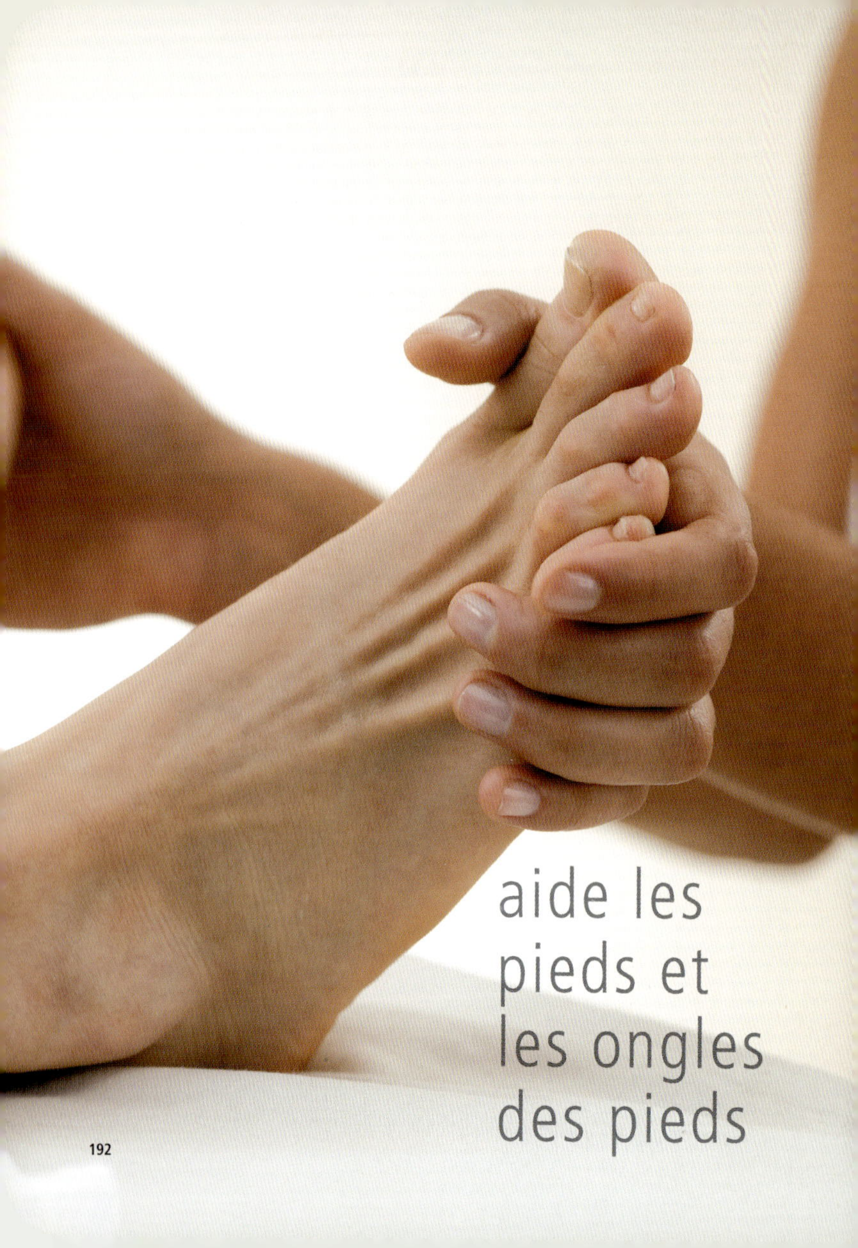

aide les pieds et les ongles des pieds

Les pieds

POSITION Placez-vous devant les pieds du receveur et mettez les paumes des mains sur le haut de la plante de ses pieds, avec les doigts vers l'extérieur du pied et le pouce reposant sur les bords supérieurs et internes des pieds.

CONSEIL Si le receveur déclare notamment souffrir des pieds, vous pouvez aussi vous tenir debout à côté d'un de ses pieds et mettre vos deux mains sur un pied en plaçant une main dessus et l'autre sous le point douloureux. Une fois ce traitement terminé (voir la fiche 9 pour le niveau de *byosen* indiquant combien de Reiki il faut encore à un endroit donné), passez de l'autre côté du receveur et refaites la même chose avec l'autre pied. Utilisez Cho Ku Rei, le symbole de la Force accrue, pour concentrer l'énergie curative.

ZONES TRAITÉES Pieds

BIENFAITS PHYSIQUES Problèmes de pieds et d'ongles de pieds

BIENFAITS MÉTAPHYSIQUES Équilibrage, enracinement

dénoue les contractures musculaires

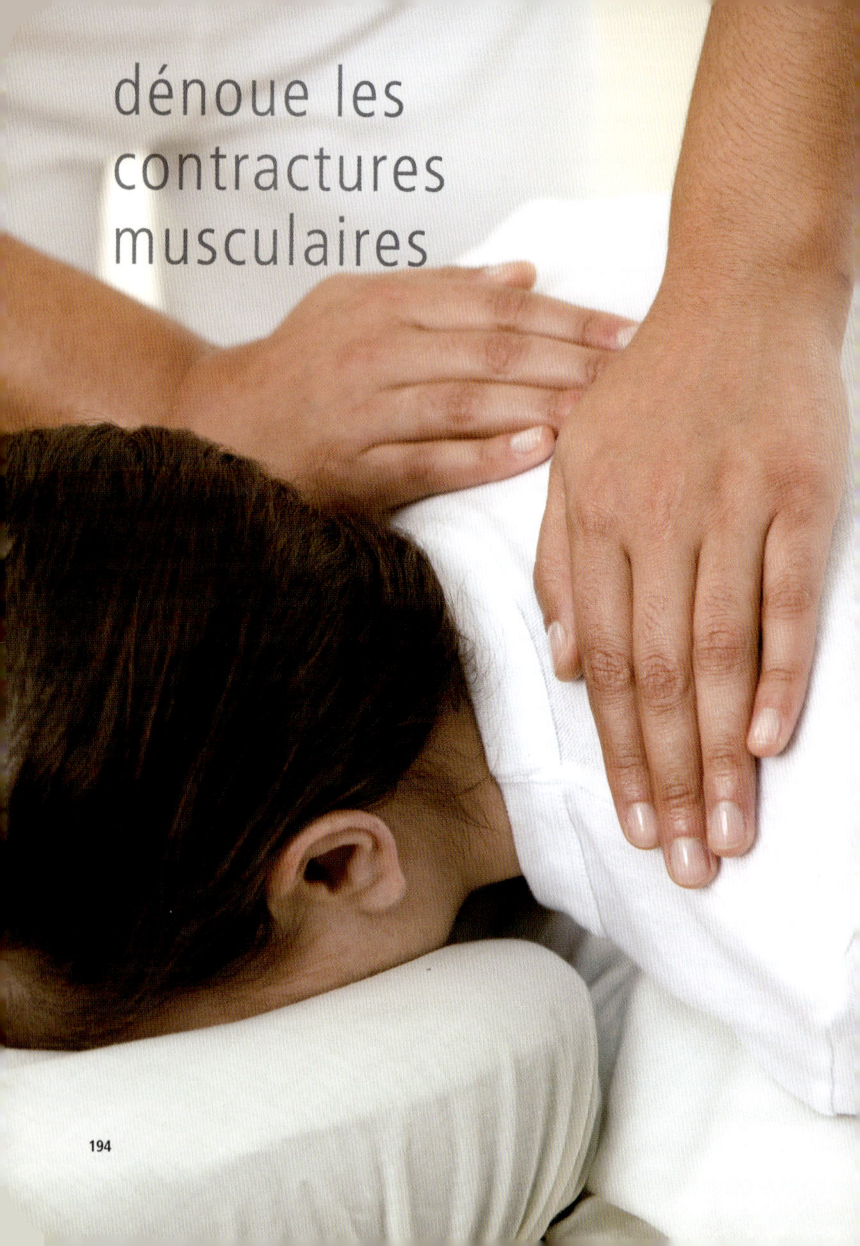

La nuque/les épaules

POSITION Tenez-vous debout d'un côté du haut du dos du receveur et mettez une main sur le haut d'une de ses épaules, près du cou, avec le bout des doigts dirigé vers la colonne vertébrale. Placez la paume de l'autre main près de sa colonne vertébrale, avec le bout des doigts pointant légèrement vers l'autre côté du cou et le haut de l'épaule de façon à créer un V avec vos mains.

CONSEIL Vous pouvez aussi placer vos mains horizontalement sur le haut des épaules, tout en haut du dos. Mettez une main derrière l'autre avec les deux mains pointant dans la même direction et le bout des doigts d'une main touchant la paume de l'autre. Si vous sentez que votre patient est accablé par quelque chose, vous pouvez le soulager avec Sei Hei Ki, le symbole mental et émotionnel.

ZONES TRAITÉES Cou, épaules

BIENFAITS PHYSIQUES Problèmes de cou, contractures des épaules et du cou, pression sanguine

BIENFAITS MÉTAPHYSIQUES Soulage lorsqu'on en a « plein le dos », obstination

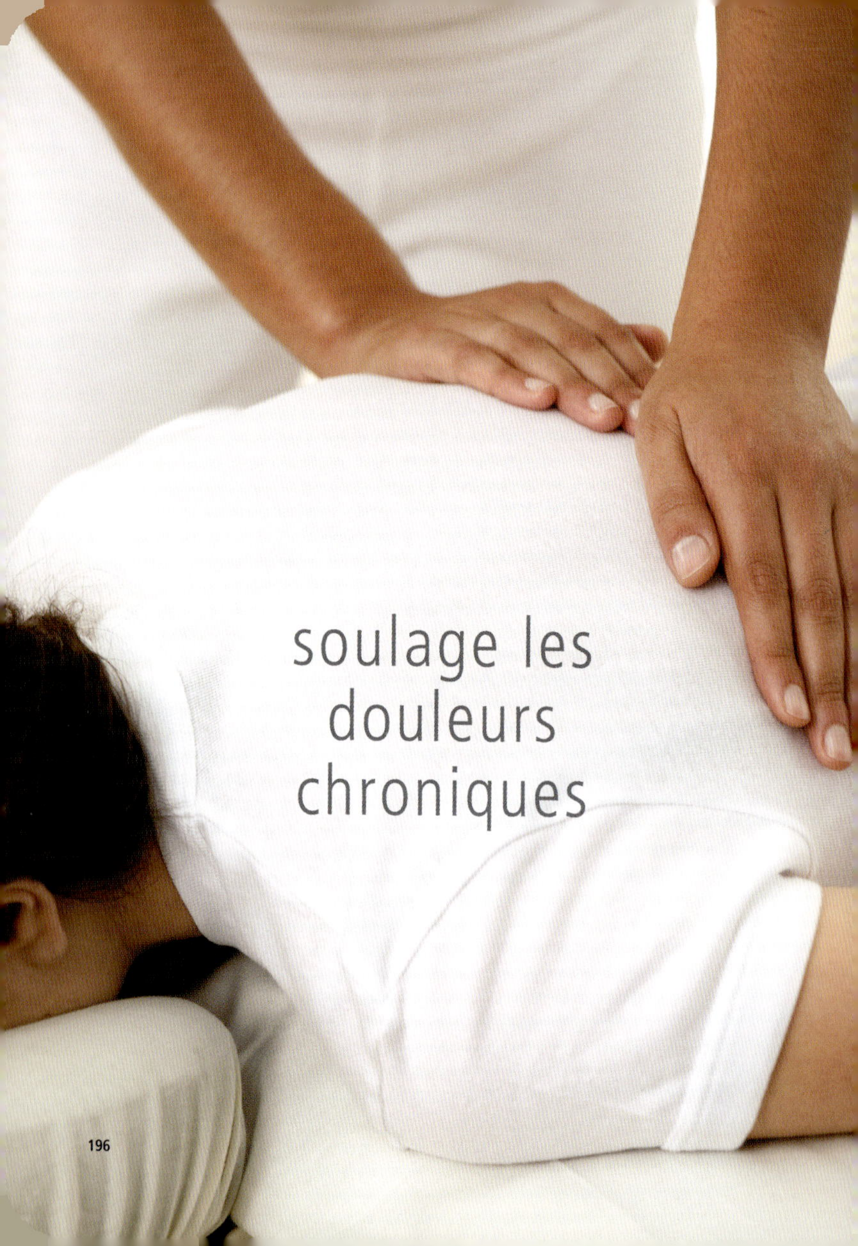

soulage les douleurs chroniques

Les omoplates

POSITION Tenez-vous debout à côté du haut du dos du receveur et mettez vos mains horizontalement sur son dos, juste sous les omoplates. Placez une main derrière l'autre avec les deux mains dans la même direction et les bouts des doigts d'une main touchant la paume de l'autre.

CONSEIL Si le receveur semble particulièrement angoissé ou s'il souffre beaucoup, insistez sur cette position pendant le traitement. Si vos bras se fatiguent pendant que vous la maintenez, vous pouvez (comme toujours) utiliser un oreiller ou une couverture roulée pour les soutenir. Cela vous aidera, que vous soyez debout ou assis pour administrer le traitement. Servez-vous de Cho Ku Rei, le symbole de la Force accrue, au début et à la fin de la séance afin de concentrer et de conserver l'énergie curative. Employez Sei Hei Ki, le symbole pour les problèmes émotionnels.

ZONES TRAITÉES Surrénales

BIENFAITS PHYSIQUES Inflammation, douleurs chroniques, arthrose

BIENFAITS MÉTAPHYSIQUES Émotions très intenses, surmenage, dépendances, obstination

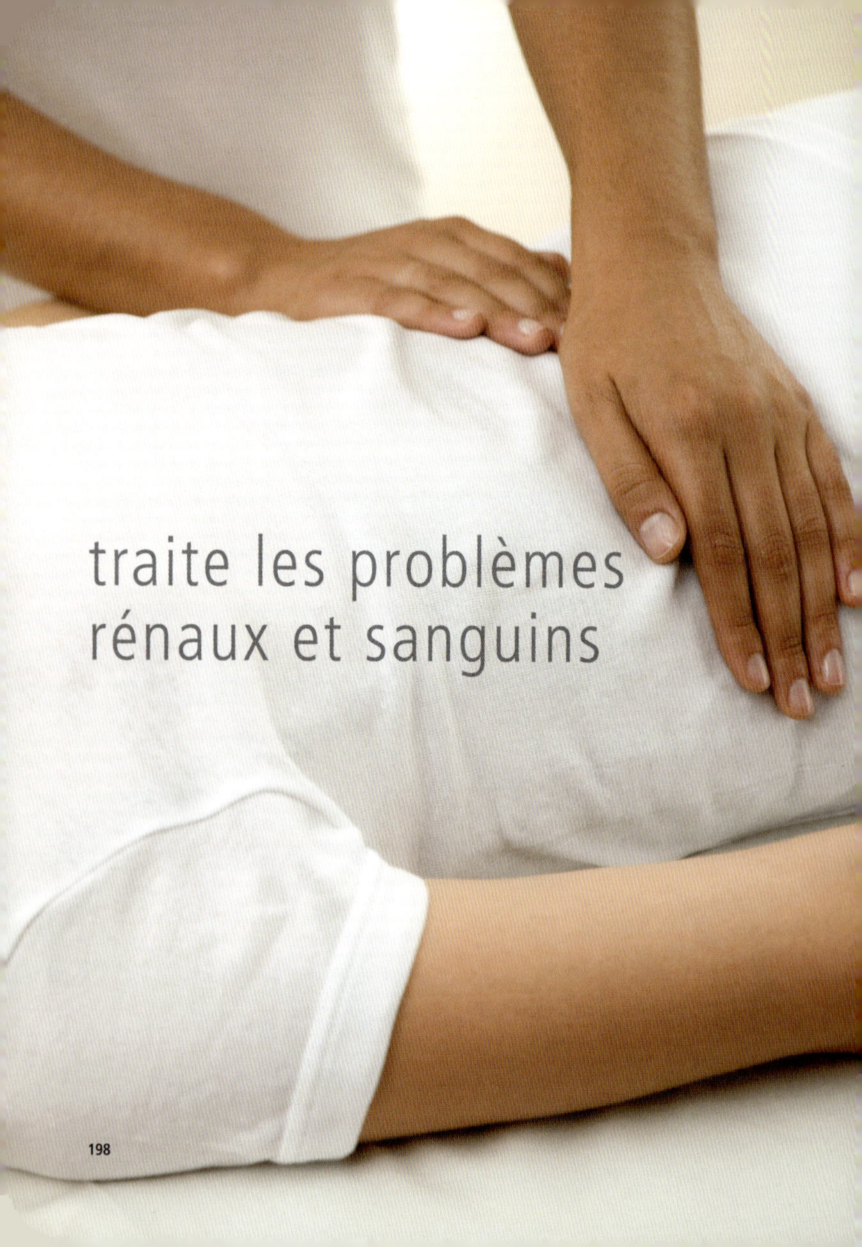

traite les problèmes rénaux et sanguins

Le milieu du dos/la taille

POSITION	Tenez-vous debout à côté du milieu du dos du receveur et placez vos mains horizontalement sur son dos, juste au-dessus de la taille. Mettez l'une de vos mains derrière l'autre, les deux mains se trouvant dans la même direction, avec les bouts des doigts d'une main touchant la paume de l'autre.
CONSEIL	Cette position peut être utile pour les personnes très négatives qui ont, par exemple, beaucoup de colère ou de rancœur. Peut-être ressentirez-vous quelque chose dans vos mains en les traitant avec cette position. Cela peut révéler du *byosen* (voir la fiche 9 pour le niveau de *byosen* indiquant combien de Reiki il faut encore à un endroit donné) ou être dû aux effets de médicaments, d'alcool ou de drogue : l'abus de médicaments, même en vente libre, peut provoquer des irritations ou des inflammations des reins.
ZONES TRAITÉES	Reins, surrénales, sang
BIENFAITS PHYSIQUES	Affections rénales, problème du sang
BIENFAITS MÉTAPHYSIQUES	Chakra du plexus solaire (capacités), sens critique, honte, colère, rancœur, infantilisme

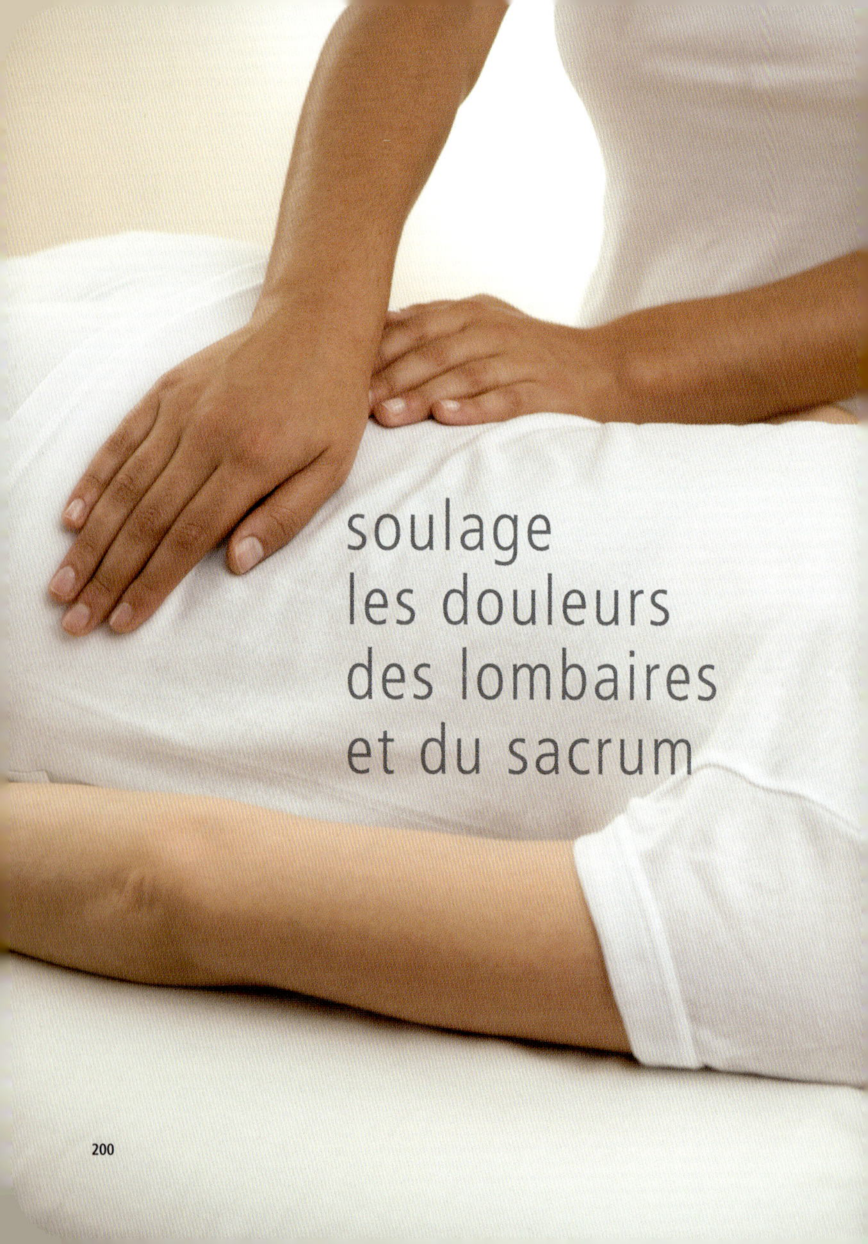

soulage les douleurs des lombaires et du sacrum

Le bas du dos/le sacrum

POSITION Tenez-vous debout à côté du bas du dos du receveur et mettez les mains horizontalement sur le creux ou le bas de son dos, juste au-dessus des fesses. Placez l'une de vos mains derrière l'autre, les deux mains se trouvant dans la même direction, avec les bouts des doigts d'une main touchant la paume de l'autre.

CONSEIL Vous pouvez aussi placer vos mains l'une sur l'autre au bas de la colonne vertébrale. Les deux positions peuvent accroître l'énergie masculine chez les hommes comme chez les femmes. Utilisez Sei Hei Ki, le symbole de l'Harmonie, pour éliminer la négativité, et Hon Sha Ze Sho Nen, le symbole de la Distance, le Pont, pour résoudre les problèmes anciens, présents ou à venir.

ZONES TRAITÉES Bas du dos, sacrum, moelle épinière, organes reproducteurs

BIENFAITS PHYSIQUES Douleurs des lombaires et du sacrum, moelle épinière, blessures, infertilité, problèmes de prostate, déséquilibres hormonaux masculins

BIENFAITS MÉTAPHYSIQUES Tous les traumatismes (physiques, sexuels, émotionnels, verbaux, spirituels), pression sexuelle, culpabilité, honte, conviction qu'avancer en âge est synonyme de vieillissement

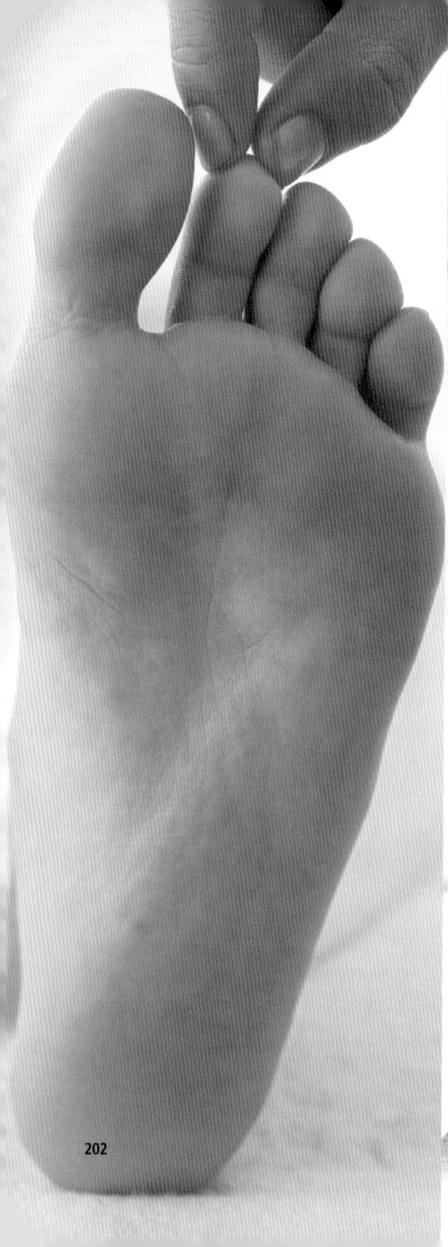

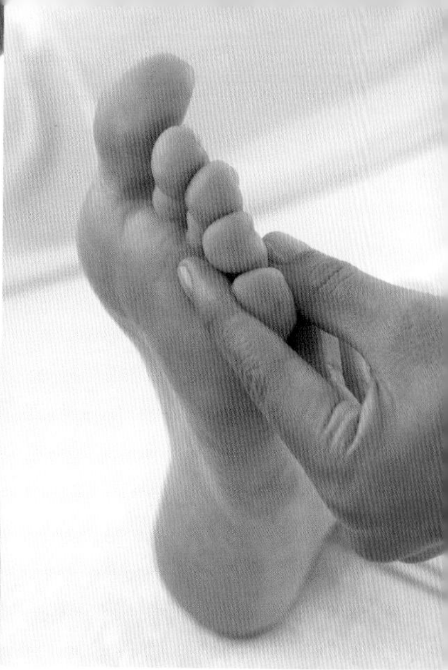

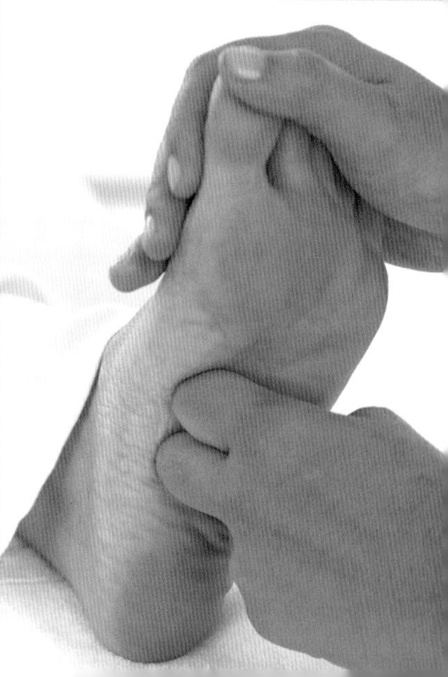

RÉFLEXOLOGIE

améliore l'acuité mentale

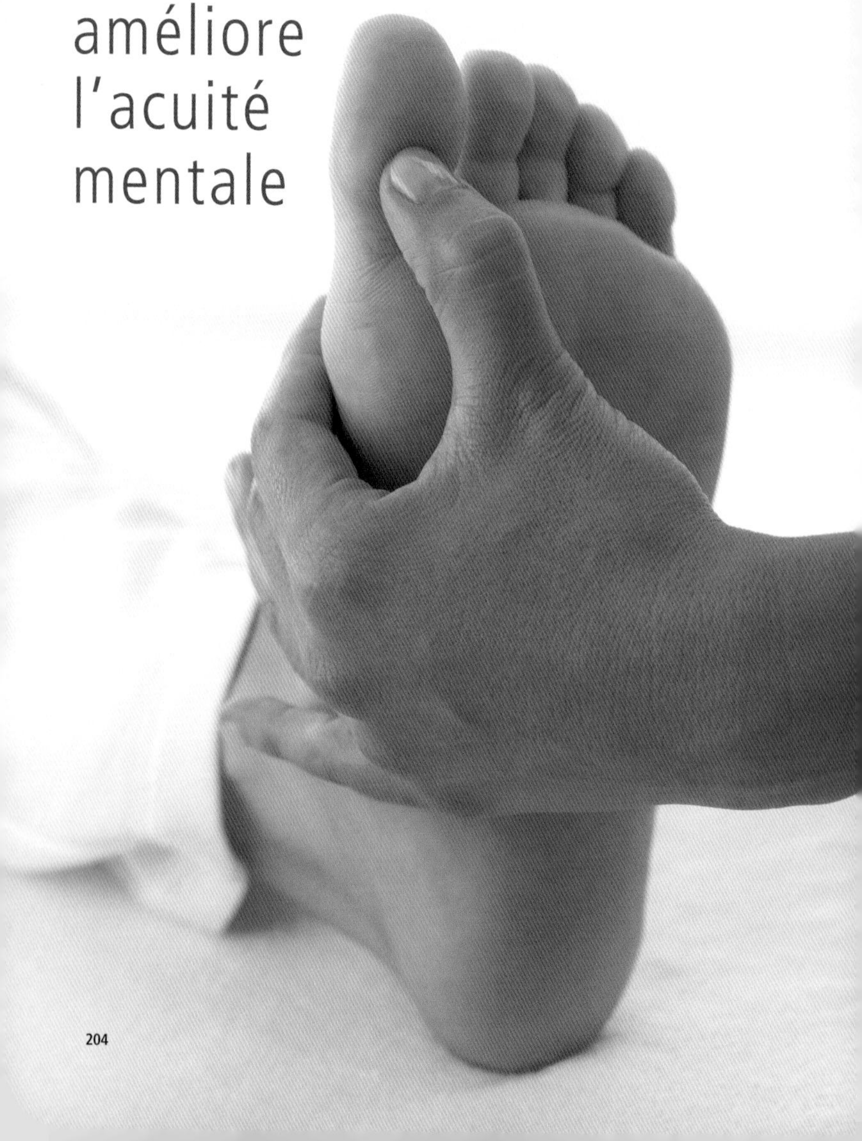

Le cerveau

EMPLACEMENT	Sur chaque pied, la moitié inférieure du coussinet du gros orteil correspond au cerveau.
PROBLÈMES SOULAGÉS PAR LE MASSAGE DE CE POINT	Fatigue mentale, pertes de mémoire, capacité à absorber de nouvelles informations, concentration, clarté mentale
TRAITEMENT	Commencez par effleurer les deux gros orteils ensemble ou chaque gros orteil séparément. Recourbez doucement les orteils et tirez légèrement sur chacun. Massez ensuite les orteils avec le pouce et l'index en augmentant progressivement la pression. Terminez en tenant les orteils entre le pouce et l'index et en pressant fermement pendant trente secondes environ.
HUILES ESSENTIELLES BÉNÉFIQUES	Pour de meilleurs résultats, utilisez des huiles de massage ou des lotions contenant des huiles essentielles de menthe, d'agrumes ou de romarin, qui éclaircissent les idées et stimulent le mental.

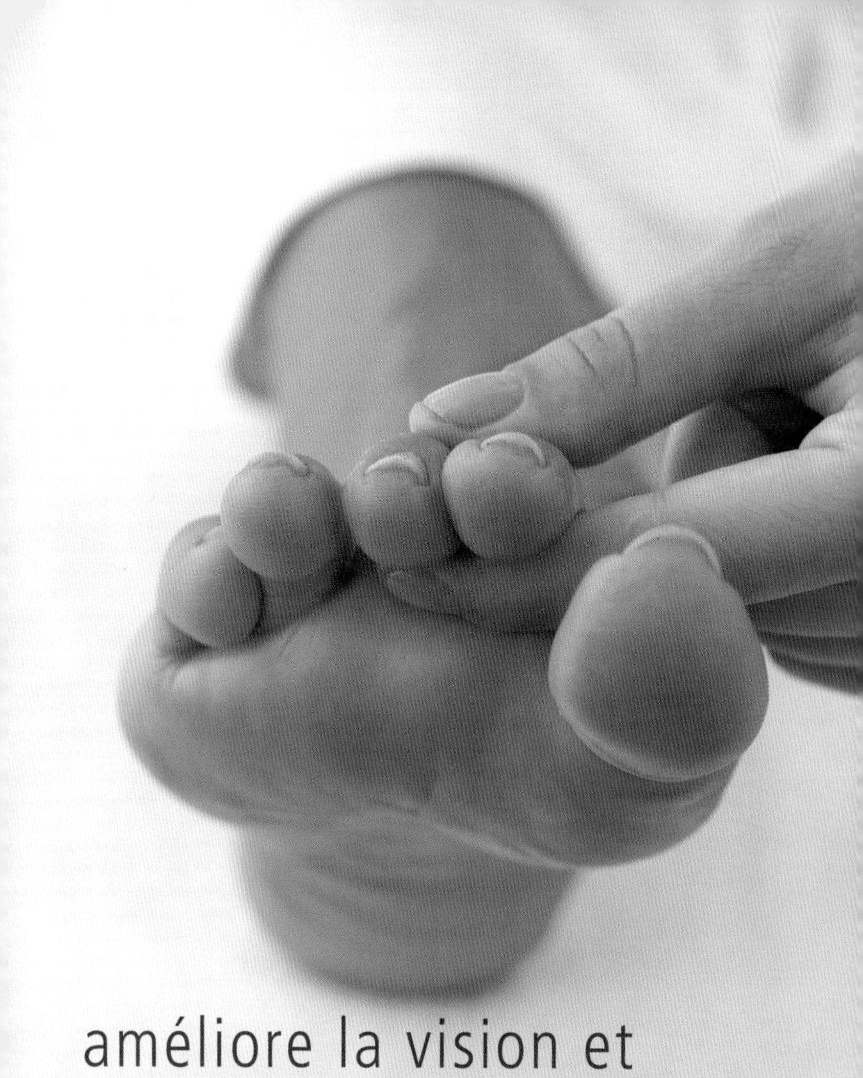

améliore la vision et
soulage la fatigue oculaire

Les yeux

EMPLACEMENT La partie inférieure du bas des deuxième et troisième orteils, de la phalange jusqu'à la jointure entre les orteils et la courbure du pied, correspond aux yeux.

PROBLÈMES SOULAGÉS PAR LE MASSAGE DE CE POINT Fatigue oculaire, rougeurs, démangeaisons, sécheresse, acuité visuelle

TRAITEMENT Commencez par effleurer le deuxième et le troisième orteil de chaque pied. Secouez doucement les orteils et tirez délicatement dessus. Massez les orteils avec le pouce et l'index en augmentant progressivement la pression. Massez aussi la partie du pied située à la jointure des orteils. Terminez en tenant les orteils entre le pouce et l'index et en pressant fermement pendant trente secondes environ. Recommencez sur l'autre pied.

HUILES ESSENTIELLES BÉNÉFIQUES Pour de meilleurs résultats, utilisez des huiles de massage ou des lotions contenant des huiles essentielles de bergamote, de camomille ou de bois de santal, qui favorisent la détente.

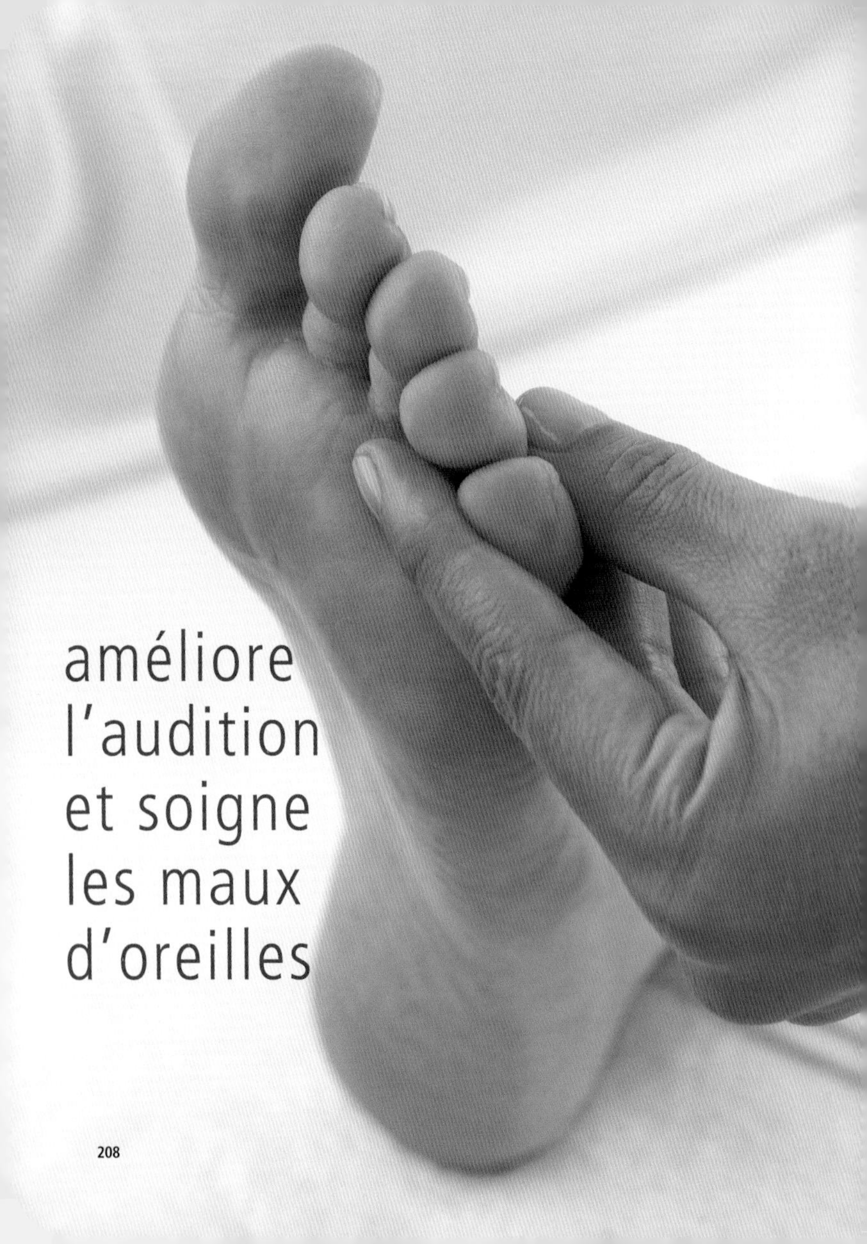

améliore l'audition et soigne les maux d'oreilles

Les oreilles

EMPLACEMENT	La partie inférieure des quatrième et cinquième orteils, de la phalange jusqu'à la jointure avec le pied, correspond aux oreilles.
PROBLÈMES SOULAGÉS PAR LE MASSAGE DE CE POINT	Maux d'oreilles, problèmes d'audition, bourdonnements d'oreilles
TRAITEMENT	Commencez par effleurer le quatrième et le cinquième orteil de chaque pied. Secouez doucement les orteils et tirez délicatement dessus. Massez les orteils avec le pouce et l'index en augmentant progressivement la pression. Massez aussi la partie du pied située à la jointure des orteils. Terminez en tenant les orteils entre le pouce et l'index et en pressant fermement pendant trente secondes environ. Recommencez sur l'autre pied.
HUILES ESSENTIELLES BÉNÉFIQUES	Pour de meilleurs résultats, utilisez des huiles de massage ou des lotions contenant des huiles essentielles de basilic, de lavande ou d'hysope, qui ont un effet calmant.

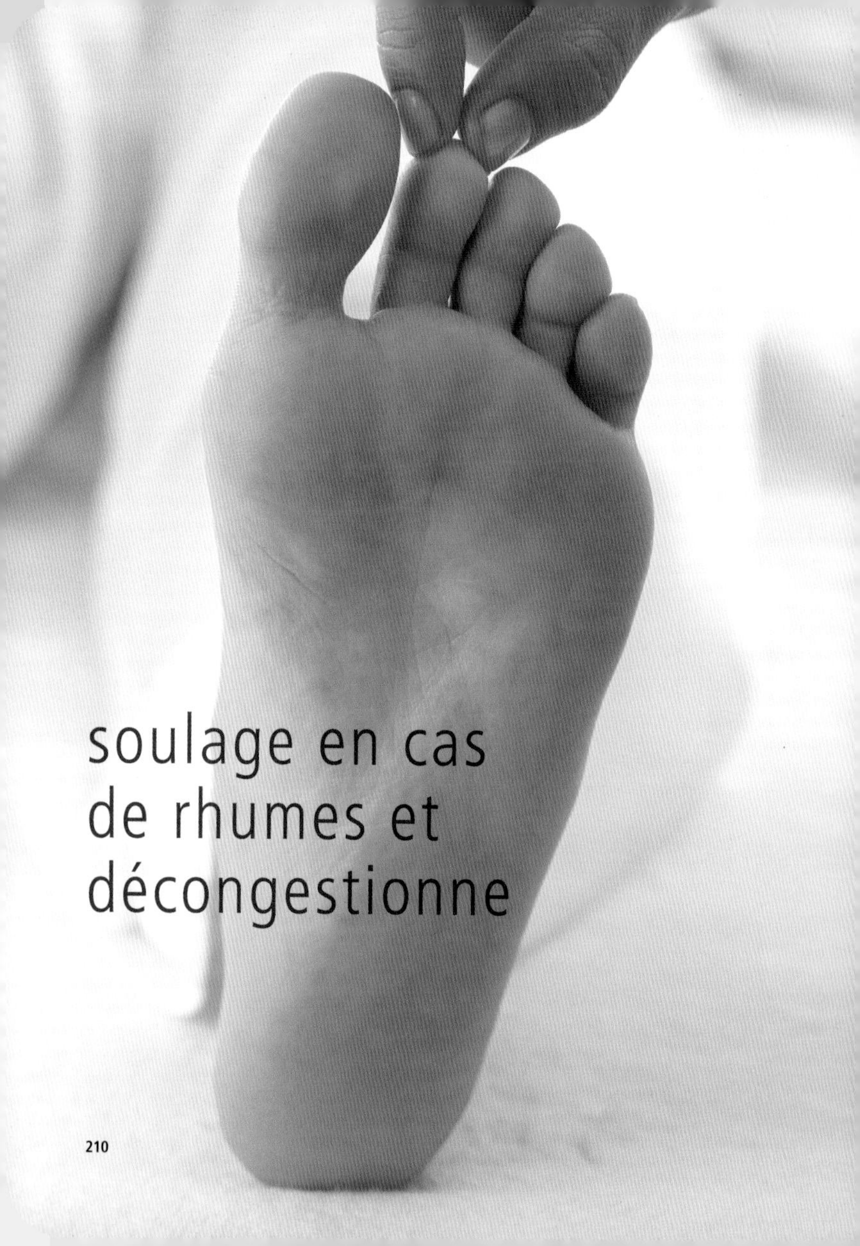

soulage en cas de rhumes et décongestionne

Les sinus

EMPLACEMENT	Le bout des orteils des deux pieds correspond aux sinus.
PROBLÈMES SOULAGÉS PAR LE MASSAGE DE CE POINT	Congestion nasale, sinusites, nez qui coule, éternuements, nez bouché, allergies à des substances inhalées telles que le pollen ou les poils d'animaux
TRAITEMENT	Commencez par effleurer les orteils des deux pieds puis, avec le pouce et l'index, massez le bout de chaque orteil un par un. Commencez par le gros orteil d'un pied et allez jusqu'au petit, puis recommencez sur l'autre pied. Appuyez doucement en augmentant progressivement la pression. Faites tourner les orteils et tirez délicatement dessus. Terminez en tenant le bout de chaque orteil pendant trente secondes environ.
HUILES ESSENTIELLES BÉNÉFIQUES	Pour de meilleurs résultats, utilisez des huiles de massage ou des lotions contenant des huiles essentielles de menthe, de camphre ou d'eucalyptus, qui décongestionnent.

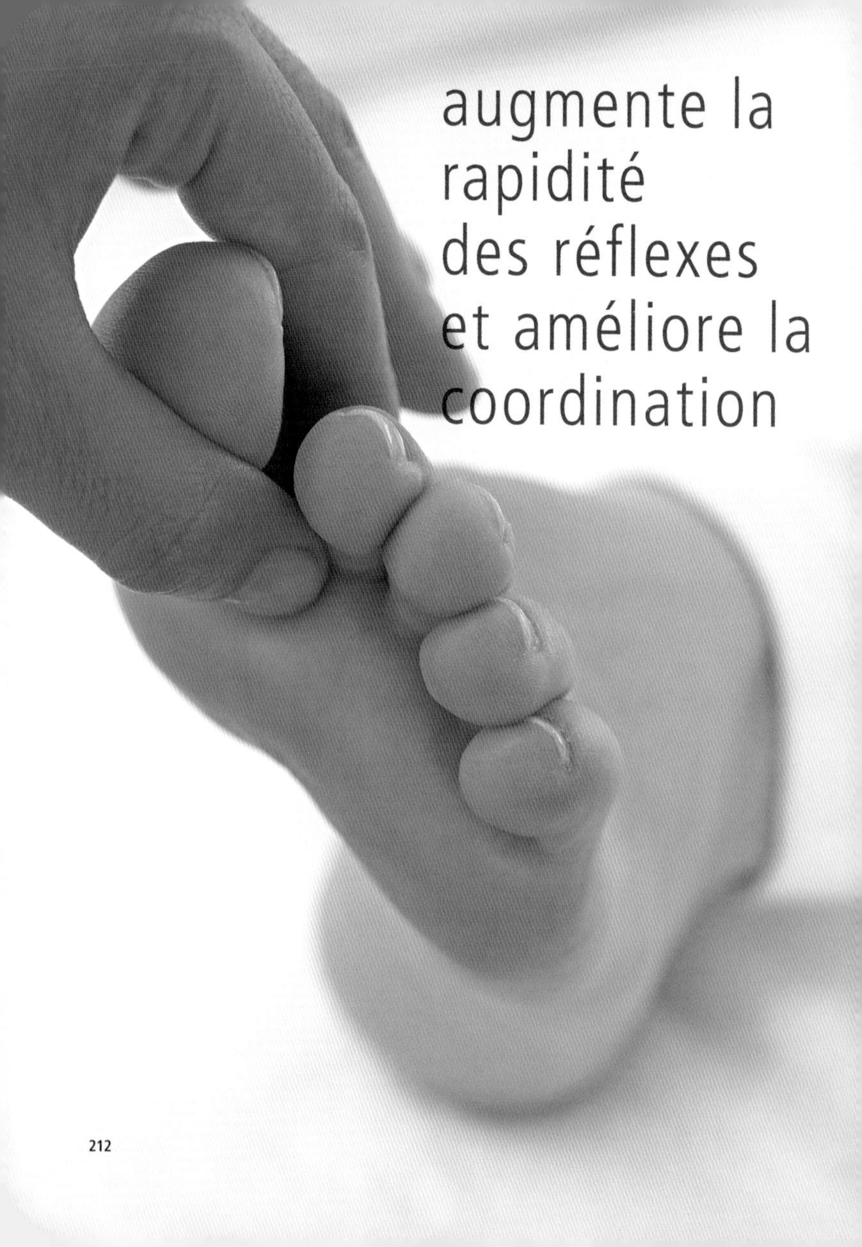

augmente la rapidité des réflexes et améliore la coordination

Les réflexes

EMPLACEMENT	Les coussinets des orteils correspondent aux réflexes du corps.
PROBLÈMES SOULAGÉS PAR LE MASSAGE DE CE POINT	Réaction aux stimuli, coordination, dextérité
TRAITEMENT	Commencez par effleurer les orteils d'un pied. Faites tourner les orteils un par un et tirez doucement dessus puis, avec le pouce et l'index, massez le coussinet de chaque orteil l'un après l'autre en pressant légèrement. Augmentez progressivement la pression. Recommencez sur l'autre pied. Terminez en tenant le bout de chaque orteil pendant trente secondes environ.
HUILES ESSENTIELLES BÉNÉFIQUES	Pour de meilleurs résultats, utilisez des huiles de massage ou des lotions contenant des huiles essentielles de basilic, de sauge sclarée ou d'orange douce afin de favoriser l'harmonie entre le physique et le mental.

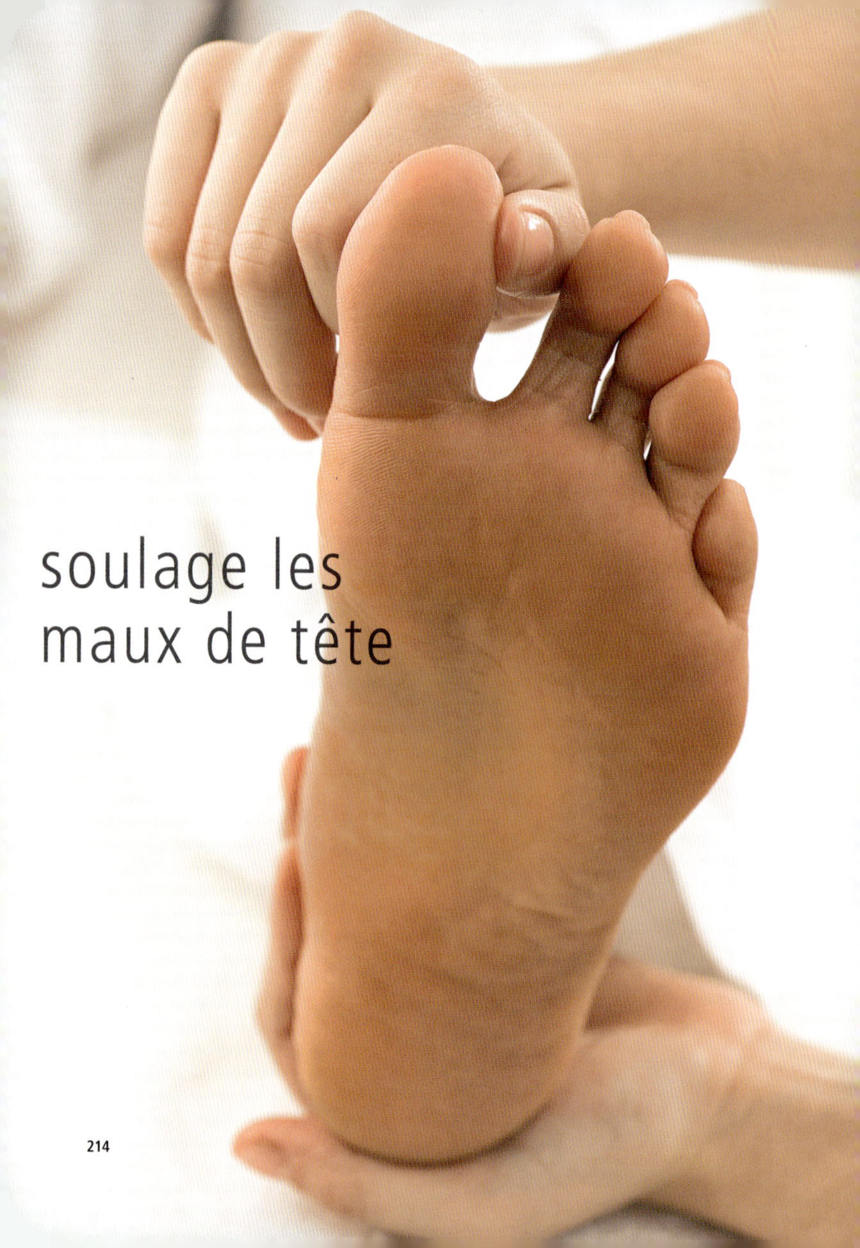

soulage les maux de tête

Les tempes

EMPLACEMENT	Sur chaque pied, le bout interne du gros orteil, du côté du deuxième orteil, correspond à la tête et aux tempes.
PROBLÈMES SOULAGÉS PAR LE MASSAGE DE CE POINT	Maux de tête, tension, fatigue oculaire, clarté mentale
TRAITEMENT	Massez doucement le bout interne du gros orteil avec le pouce en le tenant avec le pouce et l'index. Augmentez progressivement la pression. Terminez en tenant fermement l'orteil entre le pouce et l'index pendant trente secondes environ. Recommencez sur l'autre pied.
HUILES ESSENTIELLES BÉNÉFIQUES	Pour de meilleurs résultats, utilisez des huiles de massage ou des lotions contenant des huiles essentielles de menthe, de camphre ou d'eucalyptus, qui décongestionnent les voies respiratoires et clarifient les idées, ou de l'huile essentielle de lavande, qui détend.

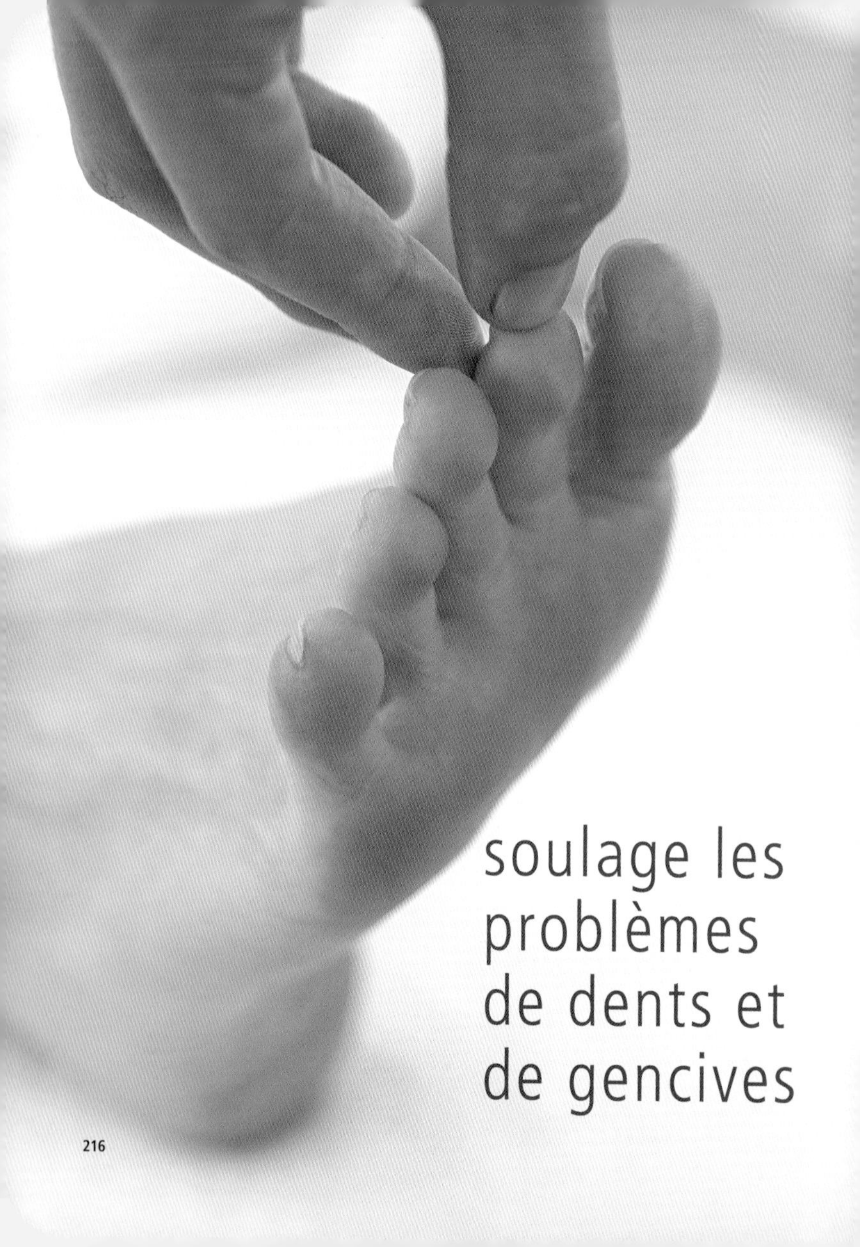

soulage les problèmes de dents et de gencives

Les dents

EMPLACEMENT	Le bout des orteils correspond aux dents.
PROBLÈMES SOULAGÉS PAR LE MASSAGE DE CE POINT	Maux de dents, dents qui percent (pour les bébés), caries, tartre, problèmes de gencives
TRAITEMENT	Faites doucement tourner les orteils d'un pied puis de l'autre et tirez légèrement dessus. Avec le pouce et l'index, massez le bout de chaque orteil un par un en commençant par le gros orteil et en allant jusqu'au petit. Tenez le bout de chaque orteil pendant trente secondes environ en augmentant progressivement la pression, puis recommencez sur l'autre pied.
HUILES ESSENTIELLES BÉNÉFIQUES	Pour de meilleurs résultats, utilisez des huiles de massage ou des lotions contenant des huiles essentielles d'olive, de clou de girofle ou de menthe poivrée, qui nettoient et stimulent.

soulage les douleurs des mâchoires et de la bouche

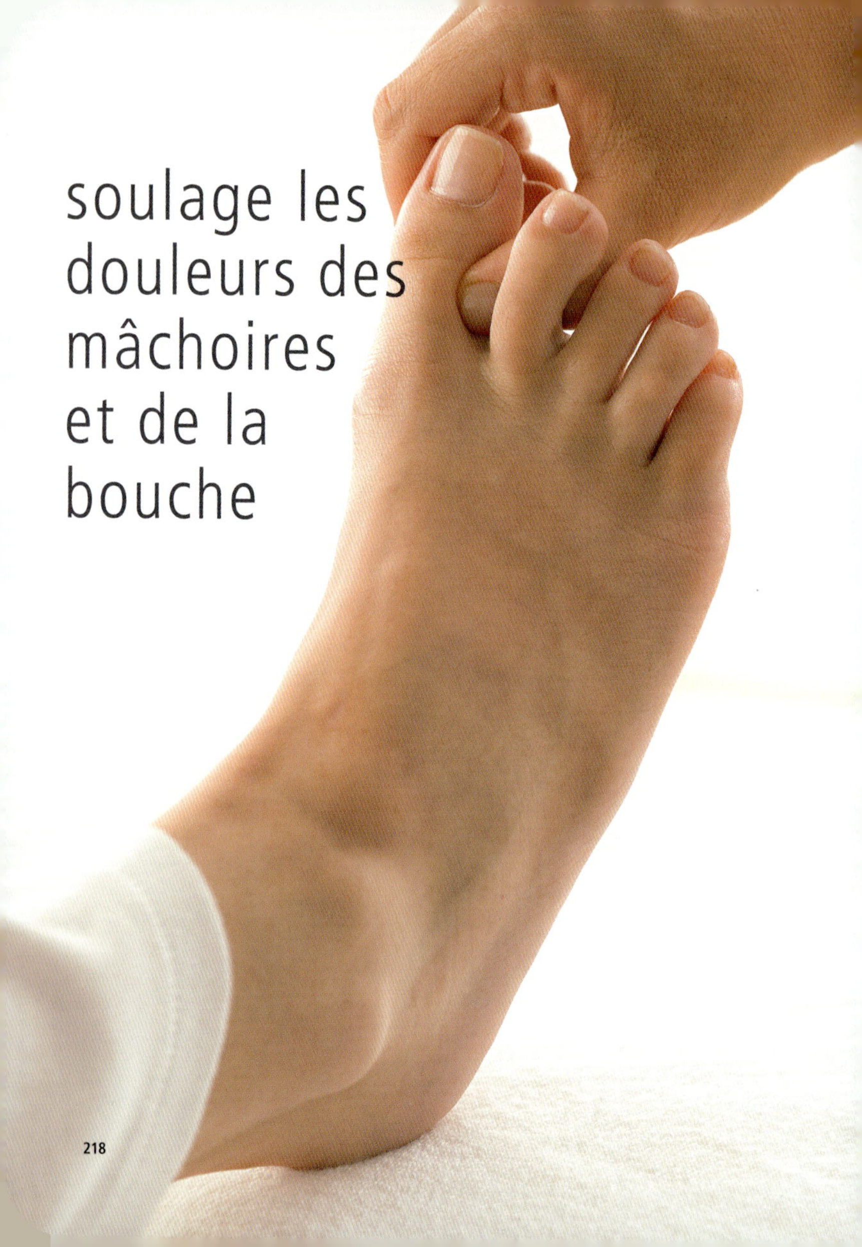

Les apophyses mastoïdes

EMPLACEMENT	Le bout interne du gros orteil, du côté du deuxième orteil, ainsi que le cercle entourant sa phalange inférieure correspondent aux mâchoires et à la bouche.
PROBLÈMES SOULAGÉS PAR LE MASSAGE DE CE POINT	Mâchoires douloureuses, problèmes temporomandibulaires, tension ou raideur des mâchoires, problèmes buccaux
TRAITEMENT	Massez doucement le bout du gros orteil avec le pouce en le tenant avec le pouce et l'index tout en pressant sur la partie interne. Secouez l'orteil, incurvez-le et tirez délicatement dessus. Massez autour de toute l'articulation inférieure de l'orteil, entre la phalange et la jointure de l'orteil et du pied. Recommencez sur l'autre pied.
HUILES ESSENTIELLES BÉNÉFIQUES	Pour de meilleurs résultats, utilisez des huiles de massage ou des lotions contenant des huiles essentielles de bergamote, de lavande ou de basilic, qui détendent.

aide à réguler le métabolisme

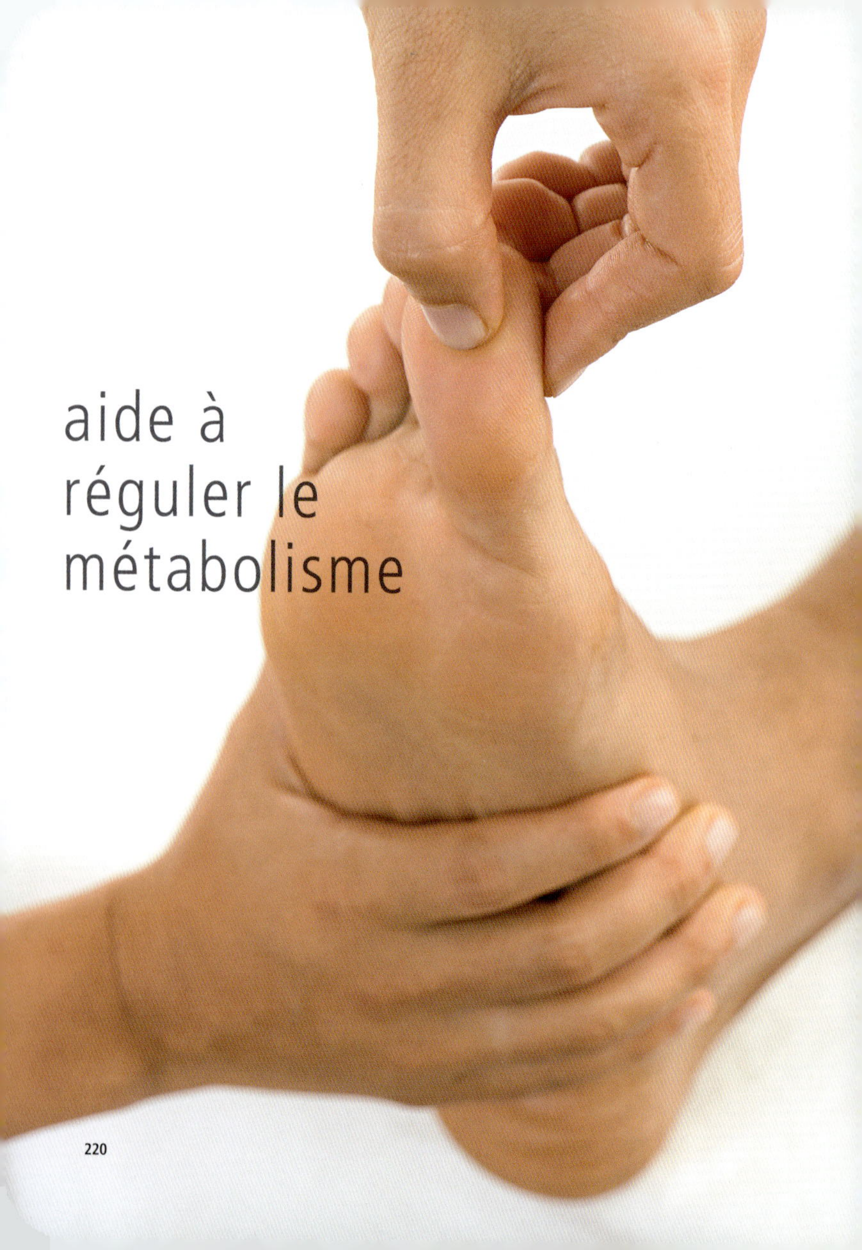

L'hypothalamus

EMPLACEMENT

La partie externe et supérieure du gros orteil correspond à l'hypothalamus.

PROBLÈMES SOULAGÉS PAR LE MASSAGE DE CE POINT

Température corporelle, faim, soif, rythmes circadiens, régulation des hormones liées aux fonctions sexuelles et aux émotions

TRAITEMENT

Effleurez les deux gros orteils avec le bout des doigts puis massez doucement le bout externe d'un gros orteil avec le pouce. Tenez le gros orteil entre le pouce et l'index et pressez fermement pendant trente secondes environ tout en augmentant progressivement la pression. Massez de nouveau avec le pouce en utilisant un mouvement circulaire. Recommencez sur l'autre pied.

HUILES ESSENTIELLES BÉNÉFIQUES

Pour de meilleurs résultats, utilisez des huiles de massage ou des lotions contenant des huiles essentielles de bergamote, de bois de santal ou de basilic, qui équilibrent.

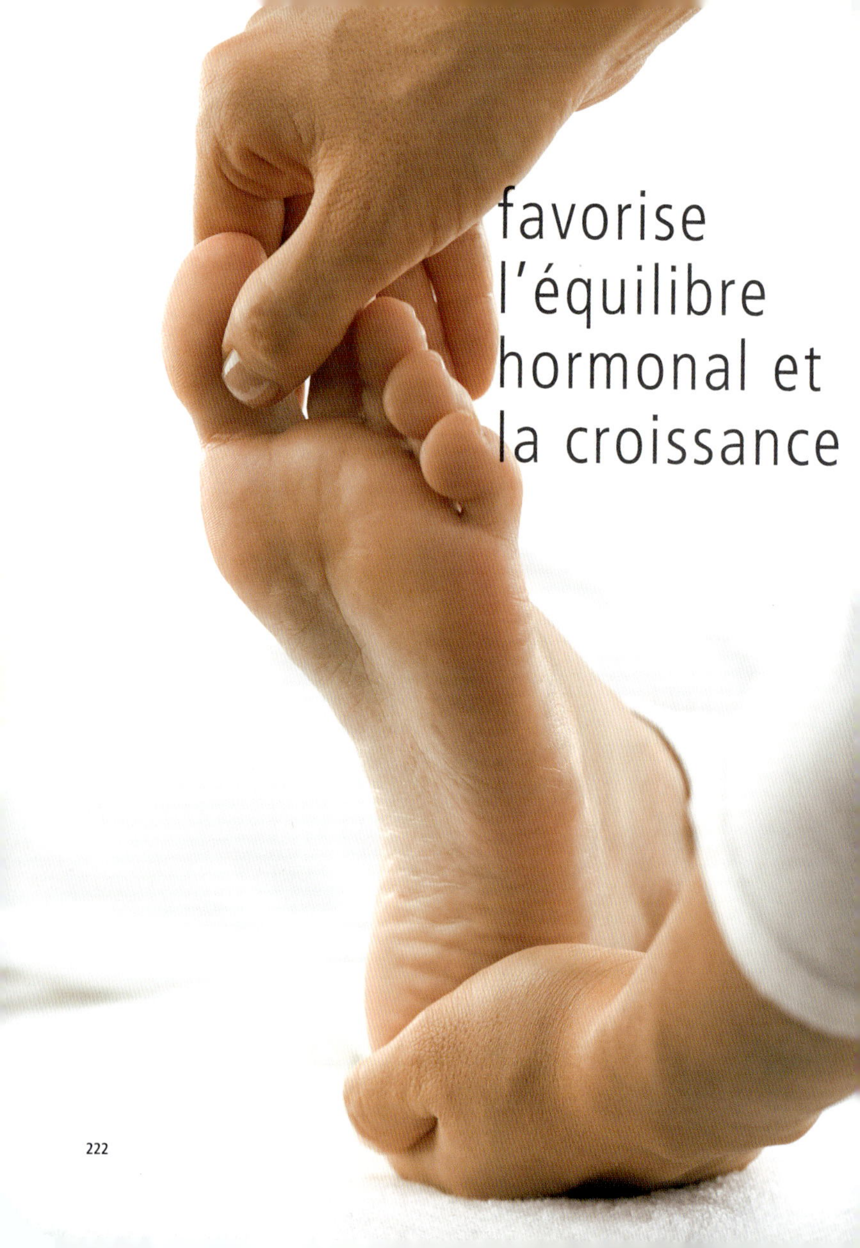

favorise l'équilibre hormonal et la croissance

L'hypophyse

EMPLACEMENT	La partie inférieure et interne du gros orteil, près de la jointure avec le pied et du deuxième orteil, correspond à l'hypophyse.
PROBLÈMES SOULAGÉS PAR LE MASSAGE DE CE POINT	Équilibre hormonal, croissance, pression artérielle, sexualité
TRAITEMENT	Massez délicatement le coussinet et la phalange inférieure d'un gros orteil avec le pouce, puis l'intérieur de l'orteil en commençant doucement et en augmentant progressivement la pression. Secouez et recourbez plusieurs fois l'orteil en procédant lentement. Tenez l'orteil entre le pouce et l'index et pressez l'endroit correspondant à l'hypophyse pendant trente secondes environ. Recommencez sur l'autre pied.
HUILES ESSENTIELLES BÉNÉFIQUES	Pour de meilleurs résultats, utilisez des huiles de massage ou des lotions contenant des huiles essentielles de bergamote, de bois de santal ou de basilic, qui équilibrent.

régule le métabolisme et le niveau d’énergie

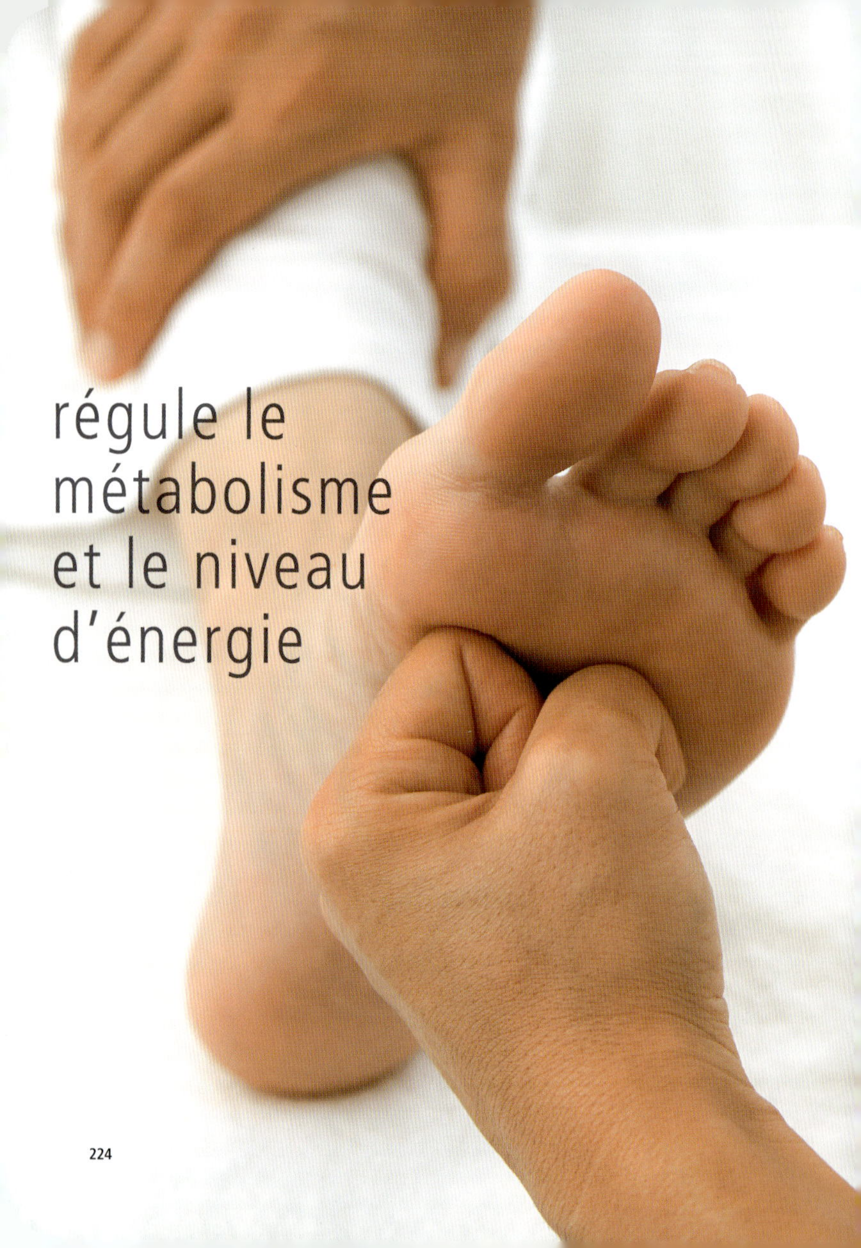

La thyroïde

EMPLACEMENT	Sur chaque pied, la base interne du gros orteil à la jointure avec le pied, près du deuxième orteil, ainsi que le haut du coussinet du pied situé sous le gros orteil correspondent à l'hypophyse.
PROBLÈMES SOULAGÉS PAR LE MASSAGE DE CE POINT	Fonctionnement de la thyroïde, métabolisme, énergie, taux de calcium, développement cérébral du fœtus
TRAITEMENT	Tirez sur les gros orteils délicatement. Massez l'articulation intérieure d'un orteil avec le pouce, puis fermez le poing et, avec les phalanges, pétrissez la jointure entre l'orteil et la plante du pied. Avec le pouce, frottez la partie supérieure de la plante de chaque pied située sous le gros orteil en effectuant un mouvement circulaire. Recommencez sur l'autre pied.
HUILES ESSENTIELLES BÉNÉFIQUES	Pour de meilleurs résultats, utilisez des huiles de massage ou des lotions contenant des huiles essentielles de bergamote, de bois de santal ou de basilic, qui équilibrent.

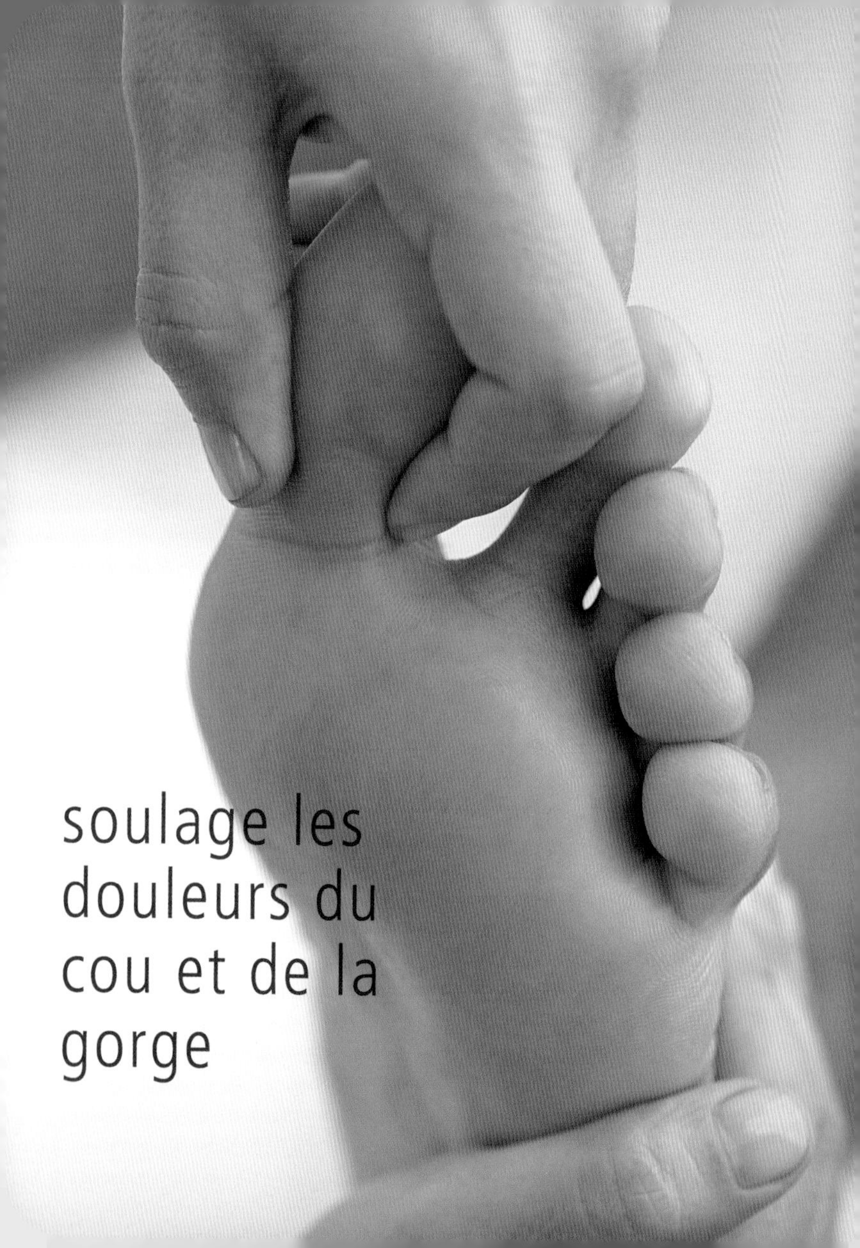

soulage les douleurs du cou et de la gorge

Le cou

EMPLACEMENT La base de chaque gros orteil, près de la jointure avec la courbure du pied et près du deuxième orteil, correspond au cou et à la gorge.

PROBLÈMES SOULAGÉS PAR LE MASSAGE DE CE POINT Torticolis, douleurs du cou, tension dans la gorge ou gorge nouée

TRAITEMENT Tirez et manipulez délicatement les gros orteils un par un. Recourbez plusieurs fois chaque orteil en procédant lentement. Avec le pouce, massez l'articulation inférieure d'un gros orteil. Faites bien attention à la zone où l'orteil s'incurve et à la jointure entre le gros et le deuxième orteil et la plante du pied. Pressez cette zone avec une phalange pendant trente secondes environ. Recommencez sur l'autre pied.

HUILES ESSENTIELLES BÉNÉFIQUES Pour de meilleurs résultats, utilisez des huiles de massage ou des lotions contenant des huiles essentielles de lavande ou de sauge sclarée, qui dénouent les tensions.

soulage les douleurs de dos

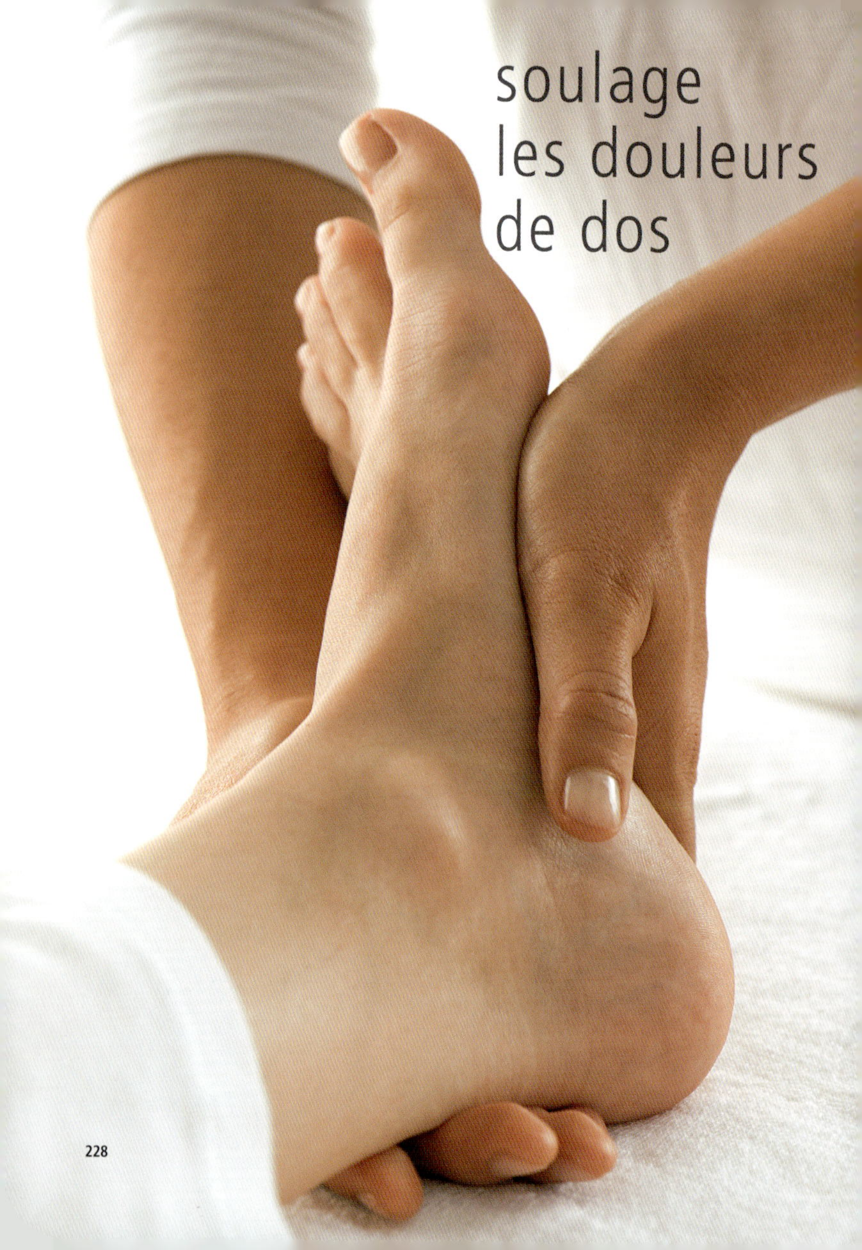

La colonne vertébrale

EMPLACEMENT	Le bord interne du pied, du gros orteil au talon, correspond à la colonne vertébrale.
PROBLÈMES SOULAGÉS PAR LE MASSAGE DE CE POINT	Douleurs dorsales, raideur de la colonne vertébrale, posture
TRAITEMENT	Avec le bout des doigts, effleurez l'intérieur d'un pied du gros orteil au talon (juste assez fort pour ne pas chatouiller.) Avec le pouce et les doigts, massez doucement cette zone en allant du gros orteil vers le talon. Pour soulager les douleurs lombaires, concentrez-vous sur la région allant de la voûte plantaire au talon ; pour celles du haut du dos, insistez sur la zone allant du gros orteil à la voûte plantaire. Augmentez progressivement la pression. Recommencez sur l'autre pied.
HUILES ESSENTIELLES BÉNÉFIQUES	Pour de meilleurs résultats, utilisez des huiles de massage ou des lotions contenant des huiles essentielles de clou de girofle, de cannelle ou de cèdre, qui favorisent la circulation énergétique.

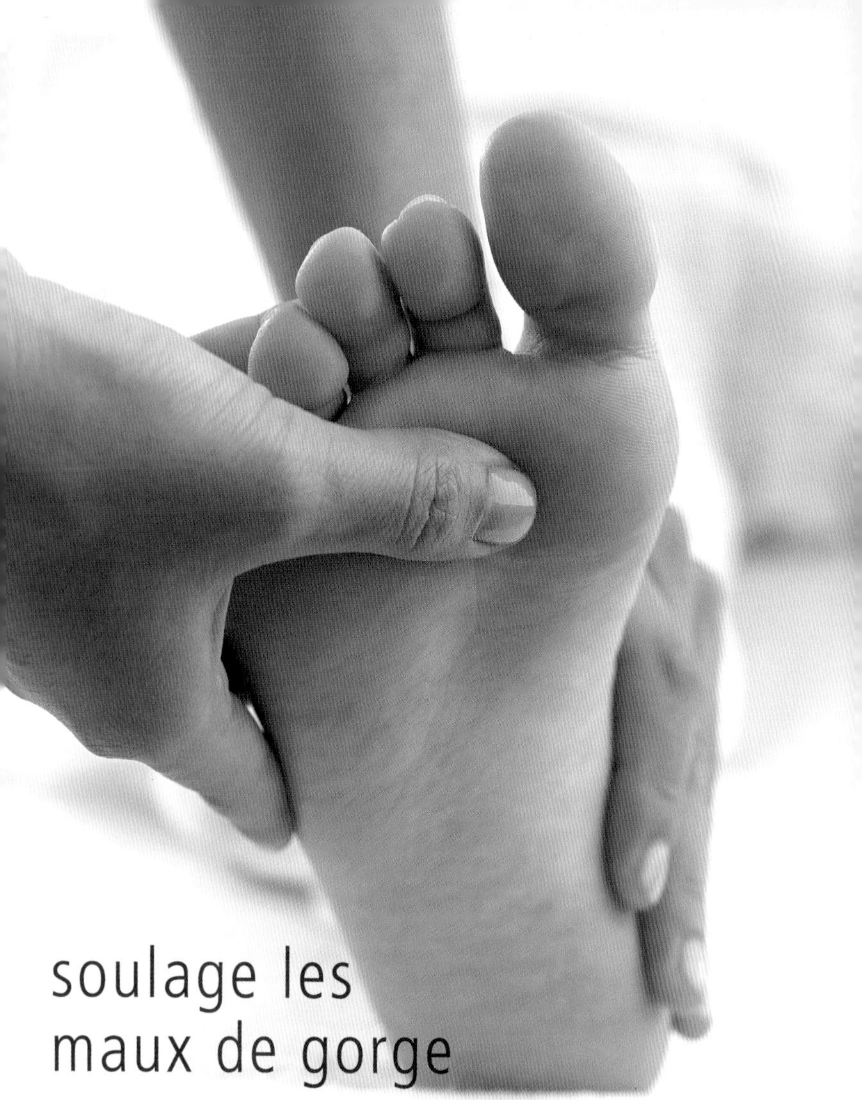

soulage les maux de gorge

L'œsophage

EMPLACEMENT Sur chaque pied, le centre de la plante, de la zone située entre le gros et le deuxième orteil jusqu'à la voûte plantaire, correspond à l'œsophage.

PROBLÈMES SOULAGÉS PAR LE MASSAGE DE CE POINT Angine, toux, irritation, difficultés à avaler

TRAITEMENT Commencez par masser délicatement cette zone sur un pied avec le bas de la paume puis fermez le poing et pétrissez avec les phalanges en augmentant progressivement la pression. Avec le pouce, frottez aussi fort que cela est supportable en commençant par la voûte plantaire et en remontant vers la région située entre le gros et le deuxième orteil. Recommencez sur l'autre pied.

HUILES ESSENTIELLES BÉNÉFIQUES Pour de meilleurs résultats, utilisez des huiles de massage ou des lotions contenant des huiles essentielles de menthe poivrée, d'eucalyptus ou de théier, qui calment et qui dégagent la gorge.

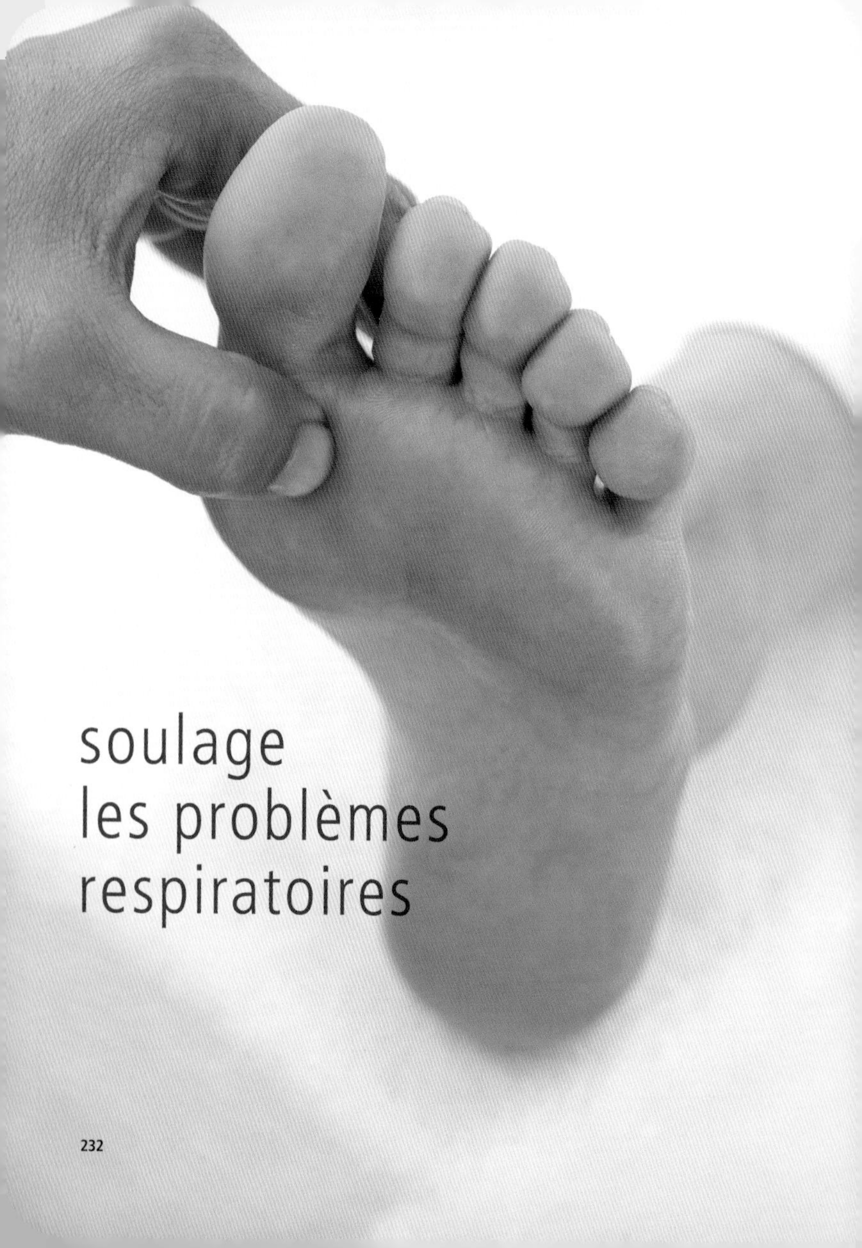

soulage les problèmes respiratoires

Les bronches

EMPLACEMENT Sur les deux pieds, un arc passant sur la partie interne de la plante du pieds, de l'interstice entre le gros et le deuxième orteil à l'intérieur du pied, correspond aux bronches.

PROBLÈMES SOULAGÉS PAR LE MASSAGE DE CE POINT Problèmes respiratoires, toux, rhume et grippe

TRAITEMENT Massez cette zone sur un pied avec le bas de la paume, puis fermez le poing et pétrissez avec les phalanges en augmentant progressivement la pression. Avec le pouce, frottez la zone située en haut du pied entre la voûte plantaire et la jointure des orteils et du pied. Recommencez sur l'autre pied. (Note : vérifiez aussi les points des poumons).

HUILES ESSENTIELLES BÉNÉFIQUES Pour de meilleurs résultats, utilisez des huiles de massage ou des lotions contenant des huiles essentielles de menthe, d'eucalyptus, de benjoin ou de camphre, qui décongestionnent et calment les irritations.

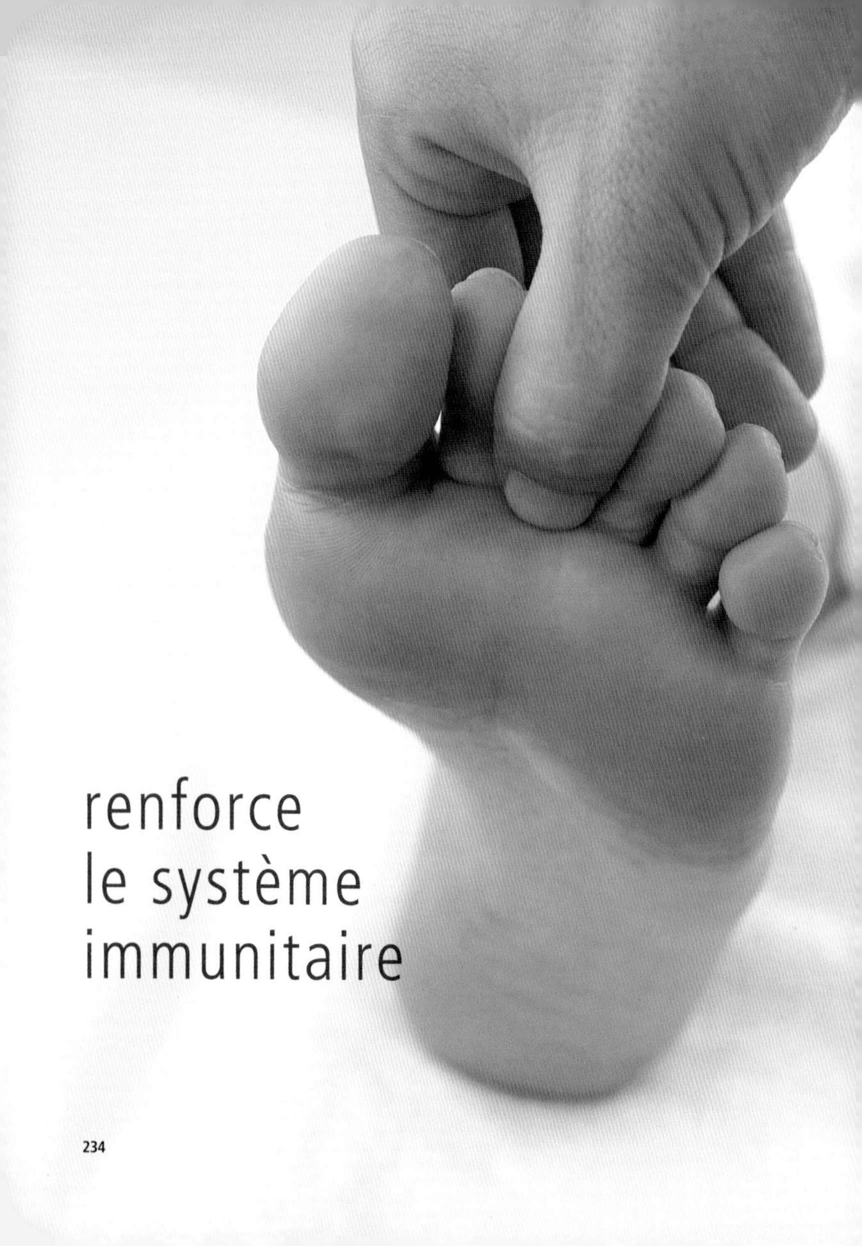

renforce le système immunitaire

Le système lymphatique

EMPLACEMENT	Sur les deux pieds, les zones situées entre le gros et le deuxième orteil et entre le deuxième et le troisième orteil, à la jointure des orteils et du pied, correspondent à la lymphe.
PROBLÈMES SOULAGÉS PAR LE MASSAGE DE CE POINT	Système immunitaire, rétention d'eau, problèmes circulatoires
TRAITEMENT	Avec les phalanges, pétrissez la jointure des orteils et de la plante du pied en augmentant progressivement la pression. Avec le pouce et l'index, pincez ensuite doucement et massez la zone située entre les orteils. Appuyez avec une phalange dans les interstices des orteils pendant trente secondes environ. Recommencez sur l'autre pied.
HUILES ESSENTIELLES BÉNÉFIQUES	Pour de meilleurs résultats, utilisez des huiles de massage ou des lotions contenant des huiles essentielles de bois de santal, de poivre noir ou de benjoin, qui stimulent le système lymphatique.

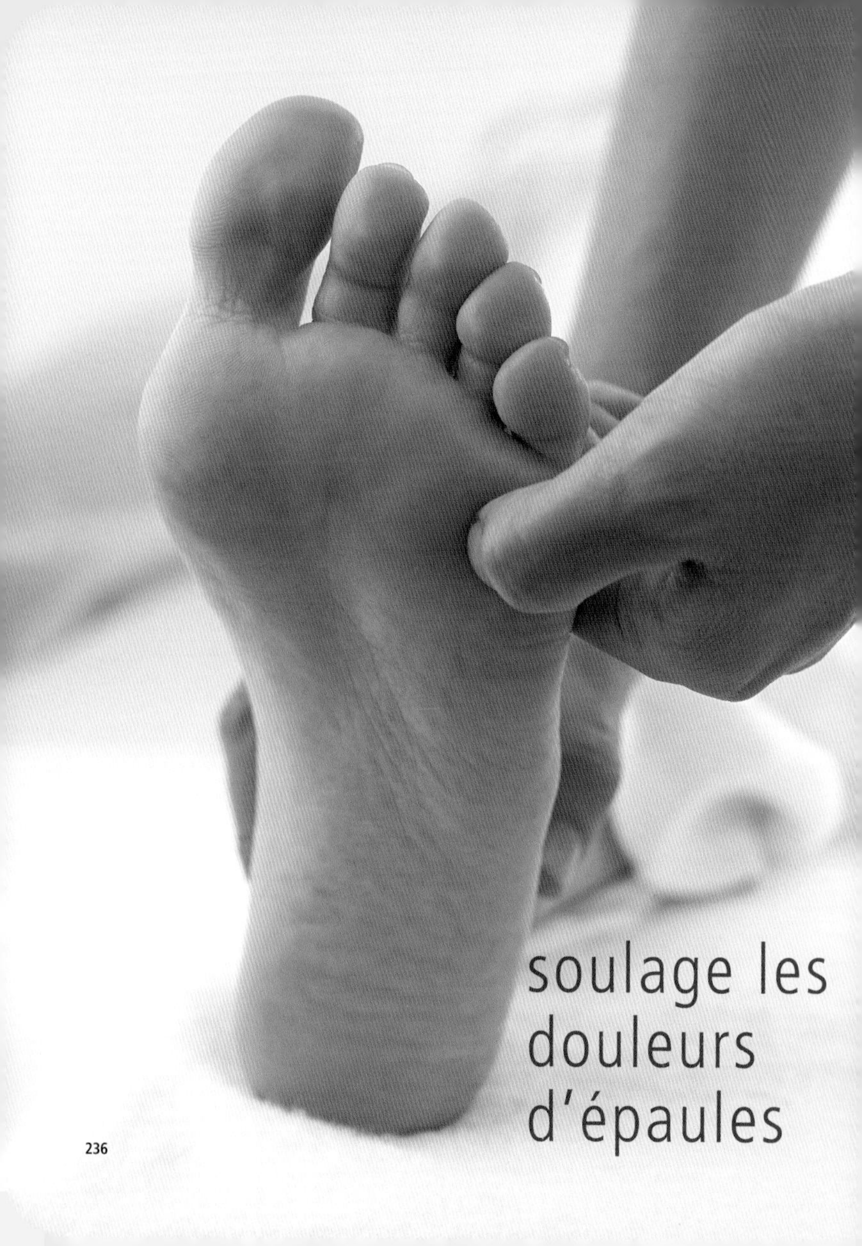

soulage les douleurs d'épaules

Les épaules

EMPLACEMENT	Sur les deux pieds, un arc passant sur la partie externe de la plante du pied, de l'interstice entre le quatrième et le cinquième orteil à l'extérieur du pied, correspond aux épaules.
PROBLÈMES SOULAGÉS PAR LE MASSAGE DE CE POINT	Douleurs d'épaules, raideurs, fatigue, tension, posture
TRAITEMENT	Commencez par masser la zone située sous le petit orteil avec le bas de la paume puis pétrissez-la plus fort avec les phalanges. Pour terminer, frottez avec le pouce un arc allant de l'orteil à l'extérieur de la plante du pied. Recommencez sur l'autre pied. Si une seule épaule a besoin d'être traitée, massez le pied situé du même côté du corps que l'épaule affectée.
HUILES ESSENTIELLES BÉNÉFIQUES	Pour de meilleurs résultats, utilisez des huiles de massage ou des lotions contenant des huiles essentielles de bois de santal, de benjoin ou d'encens, qui détendent.

soulage les douleurs et assouplit

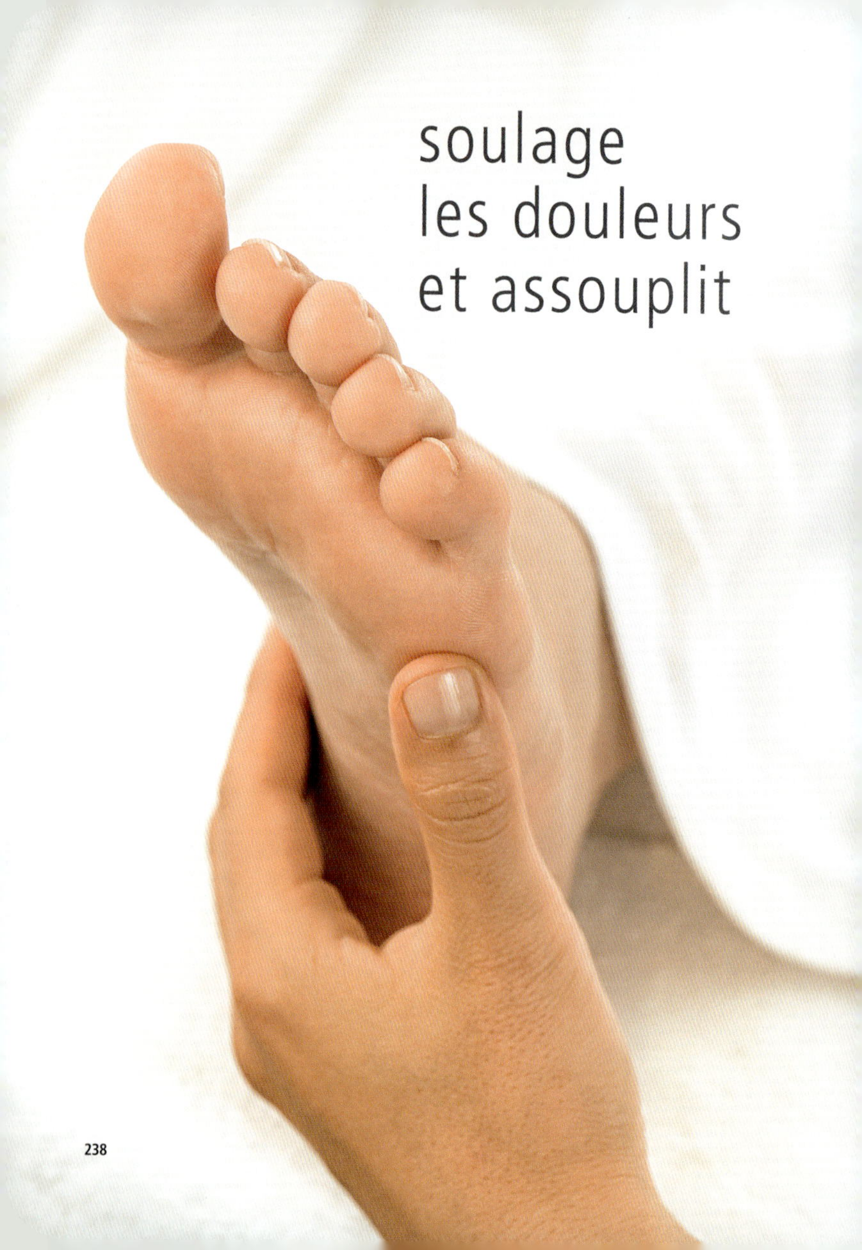

Les bras

EMPLACEMENT	Sur les deux pieds, la partie de la plante située sous le petit orteil correspond aux bras.
PROBLÈMES SOULAGÉS PAR LE MASSAGE DE CE POINT	Douleurs dans les bras, raideurs, tension musculaire, tendinites
TRAITEMENT	Commencez par masser la zone située sous le petit orteil avec le bas de la paume puis pétrissez-la plus fort avec les phalanges. Servez-vous de votre pouce et de vos doigts pour calmer les douleurs. Recommencez sur l'autre pied. Si un seul bras a besoin d'être traité, massez le pied situé du même côté du corps que le bras affecté.
HUILES ESSENTIELLES BÉNÉFIQUES	Pour de meilleurs résultats, utilisez des huiles de massage ou des lotions contenant des huiles essentielles de bois de santal, de benjoin ou d'encens, qui calment les douleurs.

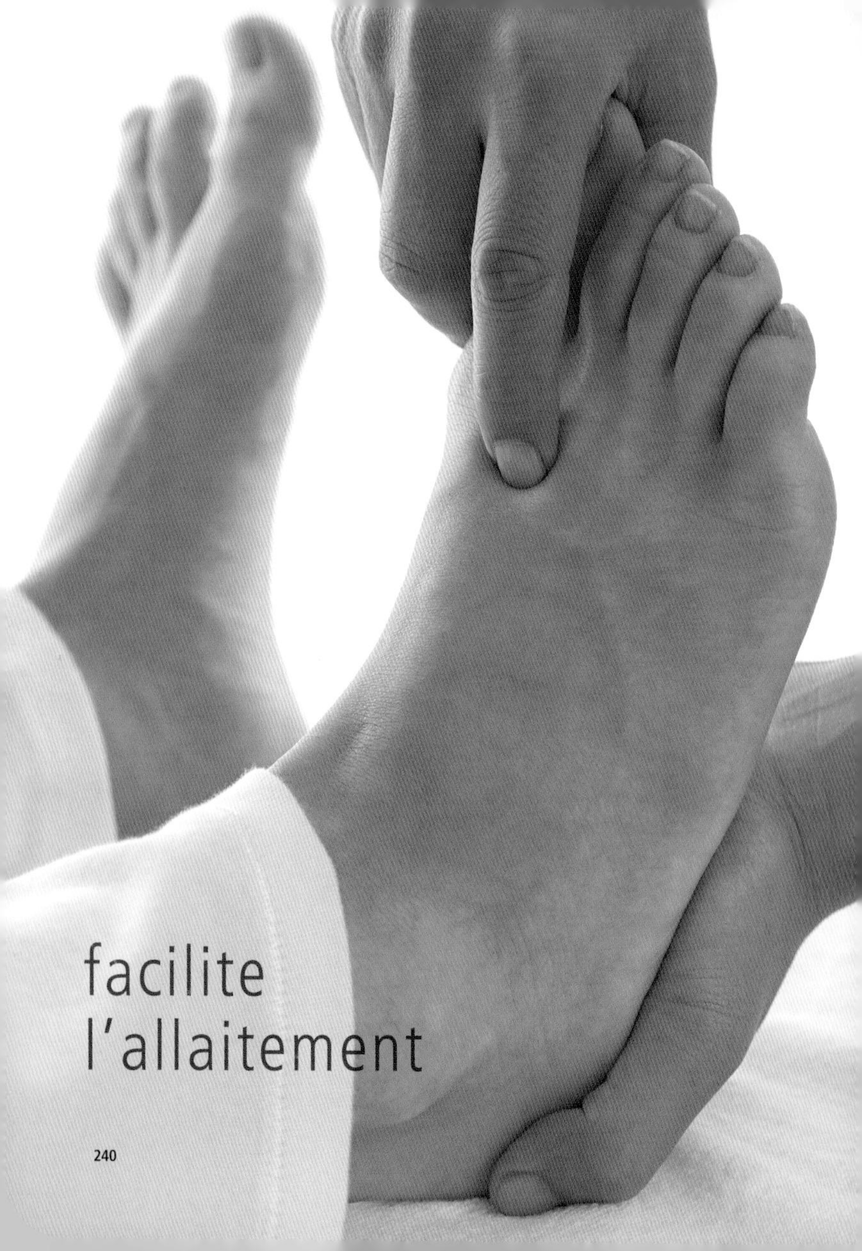

facilite l'allaitement

Les seins

EMPLACEMENT	Le haut de chaque pied, de la base du gros et du deuxième orteil jusqu'à la voûte plantaire, correspond aux seins.
PROBLÈMES SOULAGÉS PAR LE MASSAGE DE CE POINT	Allaitement, seins douloureux, gonflement pendant les règles, ptose mammaire
TRAITEMENT	Commencez par masser légèrement le haut des deux pieds avec le bout des doigts puis avec le pouce : frottez le haut de chaque pied en commençant par la voûte plantaire et en allant vers la jointure du gros et du deuxième orteil avec le pied. Recourbez doucement les orteils plusieurs fois et massez le milieu de la plante des pieds avec le bas de la paume puis les phalanges. Recommencez sur l'autre pied.
HUILES ESSENTIELLES BÉNÉFIQUES	Pour de meilleurs résultats, utilisez des huiles de massage ou des lotions contenant des huiles essentielles de bergamote, de rose ou de géranium, qui remontent le moral.

traite les problèmes respiratoires

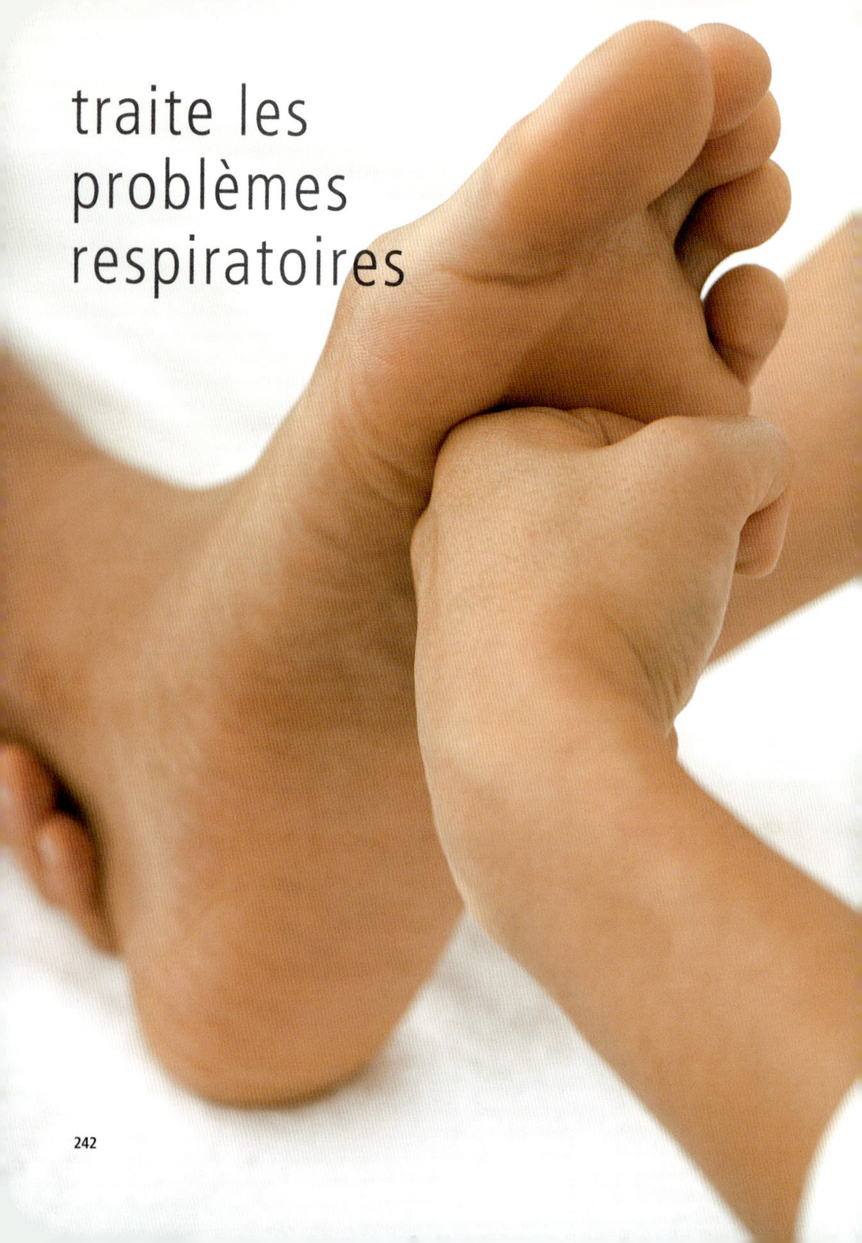

Les poumons

EMPLACEMENT La plante de chaque pied, du deuxième au petit orteil, correspond aux poumons.

PROBLÈMES SOULAGÉS PAR LE MASSAGE DE CE POINT Problèmes respiratoires, congestions, rhume, grippe, souffle court, toux, asthme

TRAITEMENT Commencez par masser la plante d'un pied avec le bas de la paume en allant du milieu du pied vers l'extérieur. Avec les phalanges, pétrissez cette zone en exerçant progressivement plus de pression. Pour terminer, frottez avec les deux pouces en utilisant un mouvement circulaire. Recommencez sur l'autre pied. (Note : envisagez de masser aussi la zone correspondant aux bronches).

HUILES ESSENTIELLES BÉNÉFIQUES Pour de meilleurs résultats, utilisez des huiles de massage ou des lotions contenant des huiles essentielles de menthe, d'eucalyptus ou de camphre, qui décongestionnent.

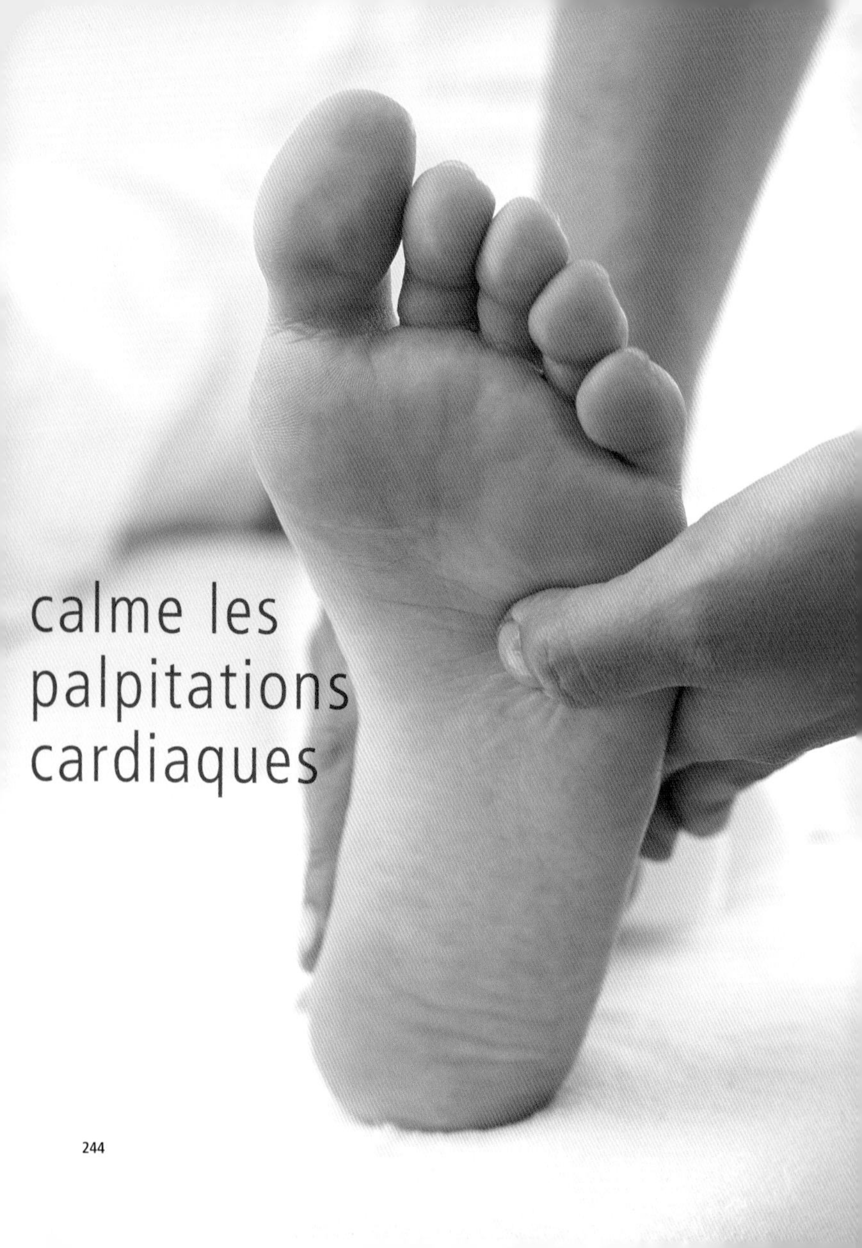

calme les palpitations cardiaques

Le cœur

EMPLACEMENT Le milieu de la plante du pied gauche, dans l'alignement du troisième orteil, correspond au cœur.

PROBLÈMES SOULAGÉS PAR LE MASSAGE DE CE POINT Palpitations, arythmie cardiaque, mauvaise circulation

TRAITEMENT Commencez par masser le milieu de la plante du pied gauche avec le bas de la paume en allant du milieu du pied vers l'extérieur. Avec les phalanges, pétrissez le milieu de la voûte plantaire. Appuyez fermement sur cette zone avec une phalange pendant trente secondes. Pour terminer, frottez la région du cœur avec le pouce en utilisant un mouvement circulaire et en exerçant autant de pression que cela est supportable.

HUILES ESSENTIELLES BÉNÉFIQUES Pour de meilleurs résultats, utilisez des huiles de massage ou des lotions contenant des huiles essentielles de bergamote, de rose ou de jasmin, qui remontent le moral.

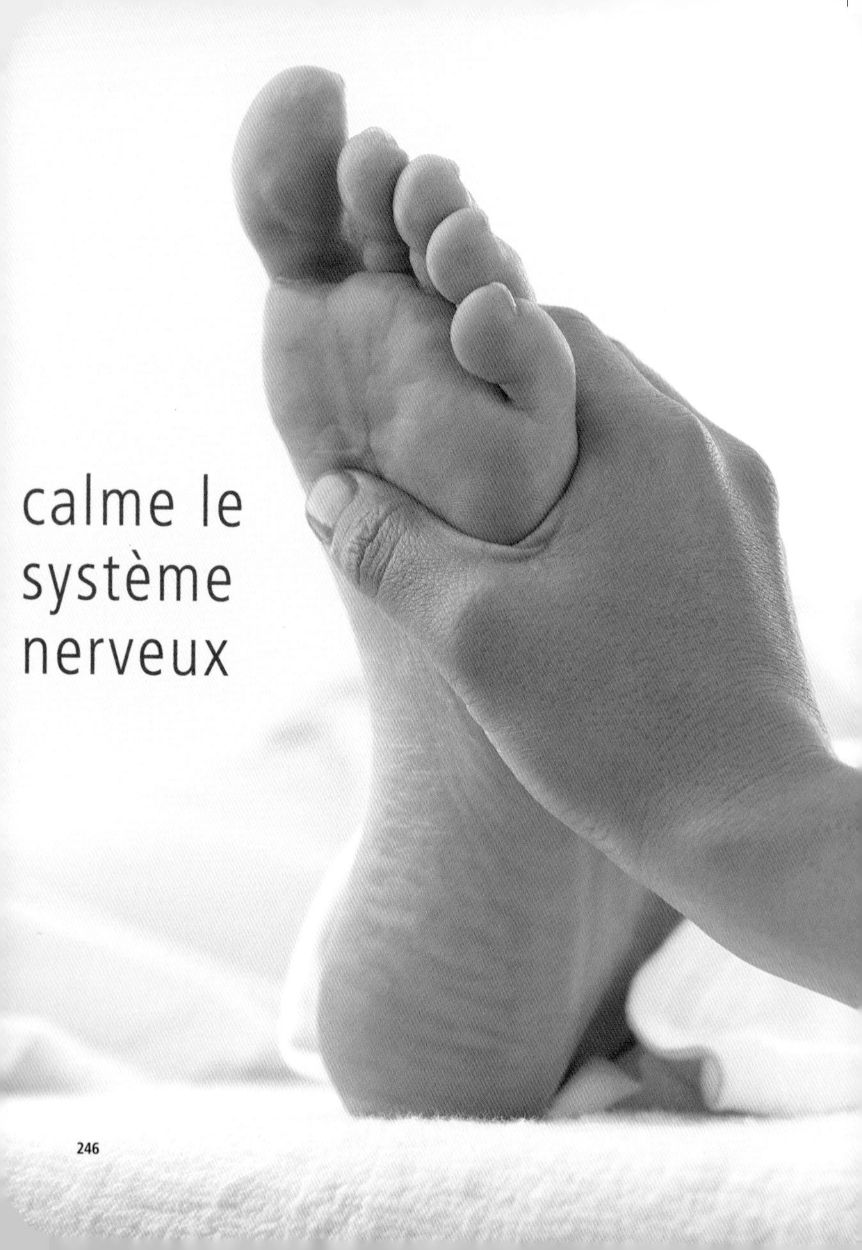

calme le système nerveux

Le diaphragme

EMPLACEMENT	Sur les deux pieds, une ligne qui va de l'intérieur vers l'extérieur de la plante, entre le haut du pied et la voûte plantaire, correspond au diaphragme.
PROBLÈMES SOULAGÉS PAR LE MASSAGE DE CE POINT	Nervosité, problèmes respiratoires, contrôle du souffle, spasmes, hoquet, vomissements, hernies hiatales
TRAITEMENT	Commencez par masser cette ligne de la plante du pied avec les phalanges en augmentant progressivement la pression. Poursuivez avec le bas de la paume en frottant de la voûte plantaire vers le haut du pied. Massez ensuite avec les deux pouces en commençant par le milieu et en allant vers les bords du pied. Répétez l'opération sur l'autre pied.
HUILES ESSENTIELLES BÉNÉFIQUES	Pour de meilleurs résultats, utilisez des huiles de massage ou des lotions contenant des huiles essentielles de basilic ou d'hysope, qui nettoient et équilibrent.

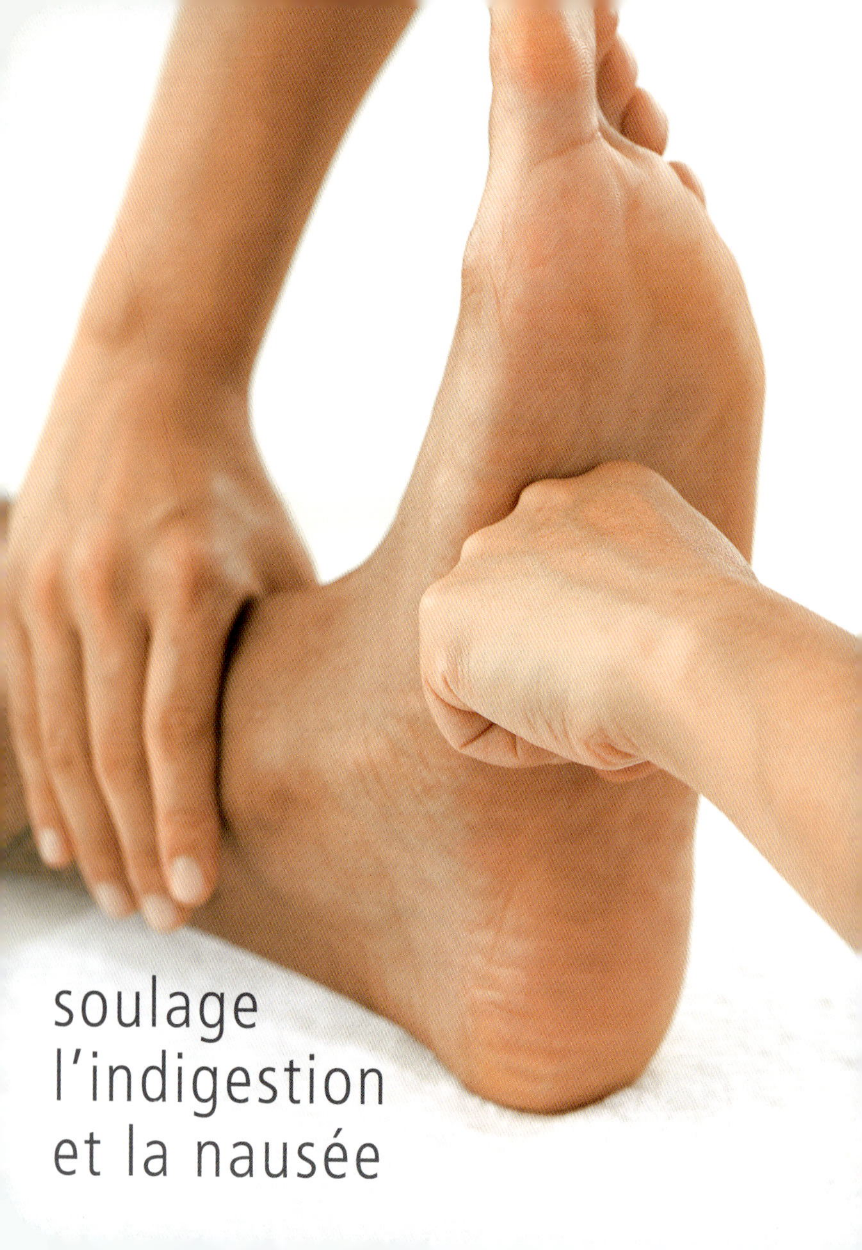

soulage l'indigestion et la nausée

L'estomac

EMPLACEMENT

Sur les deux pieds, l'intérieur de la voûte plantaire, à mi-chemin environ entre le gros orteil et le talon, correspond à l'estomac.

PROBLÈMES SOULAGÉS PAR LE MASSAGE DE CE POINT

Digestion, indigestion, maux d'estomac, brûlures d'estomac, nausées, gaz, ballonnements, allergies alimentaires, perte d'appétit, ulcères

TRAITEMENT

Avec le pouce, massez cette zone sur un pied. Commencez en appuyant doucement puis augmentez progressivement la pression. Si cela est douloureux, enfoncez fermement le pouce trente secondes ou plus jusqu'à ce que la douleur diminue. Fermez ensuite le poing et, avec les phalanges, massez la région de l'estomac. Recommencez sur l'autre pied. (Note : vérifiez aussi les zones correspondant au duodénum et à l'intestin grêle.)

HUILES ESSENTIELLES BÉNÉFIQUES

Pour de meilleurs résultats, utilisez des huiles de massage ou des lotions contenant des huiles essentielles de camomille, de menthe poivrée, de fenouil ou de romarin, qui calment et aident à digérer.

régule le taux de sucre

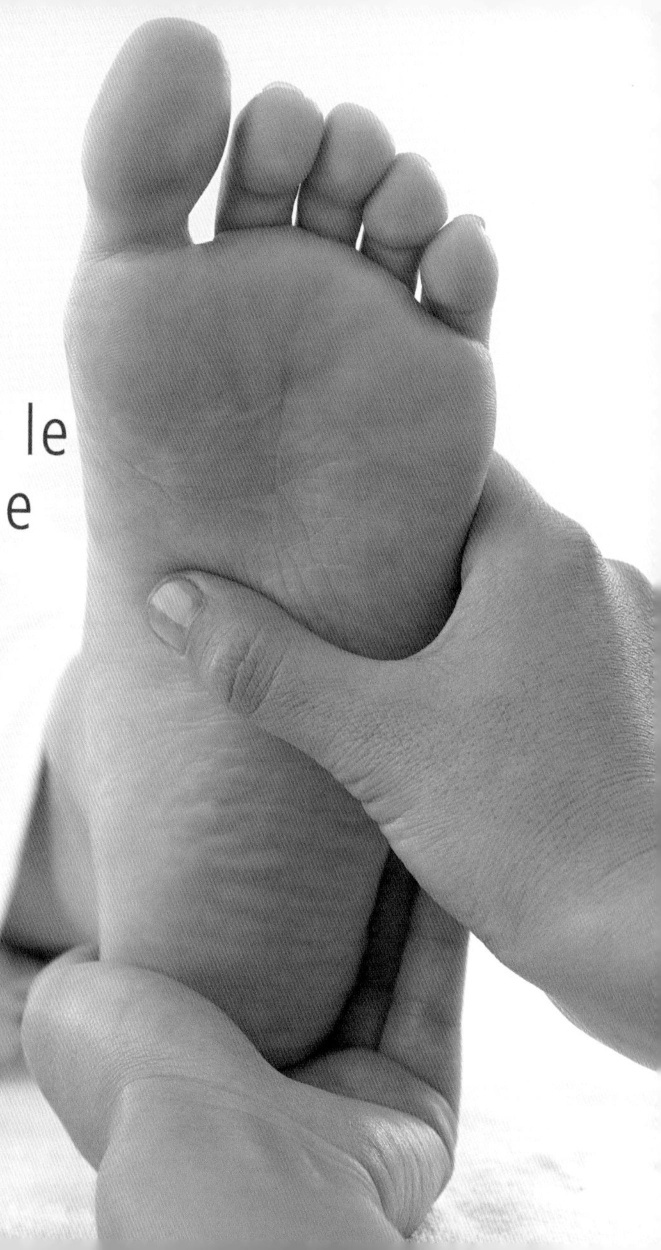

Le pancréas

EMPLACEMENT L'intérieur de la voûte plantaire de chaque pied correspond au pancréas.

PROBLÈMES SOULAGÉS PAR LE MASSAGE DE CE POINT Taux de sucre dans le sang, diabète, hypoglycémie

TRAITEMENT Avec le bas de la paume, pétrissez l'intérieur d'une voûte plantaire en allant du talon vers le haut du pied. Massez avec le pouce en augmentant progressivement la pression (essayez de ne pas chatouiller). Pour terminer, appuyez fermement avec les phalanges et exécutez un mouvement de rotation pendant trente secondes environ. Recommencez sur l'autre pied.

HUILES ESSENTIELLES BÉNÉFIQUES Pour de meilleurs résultats, utilisez des huiles de massage ou des lotions contenant des huiles essentielles de jasmin, de rose ou d'ylang-ylang, qui calment les fringales de sucre et réduisent l'appétit.

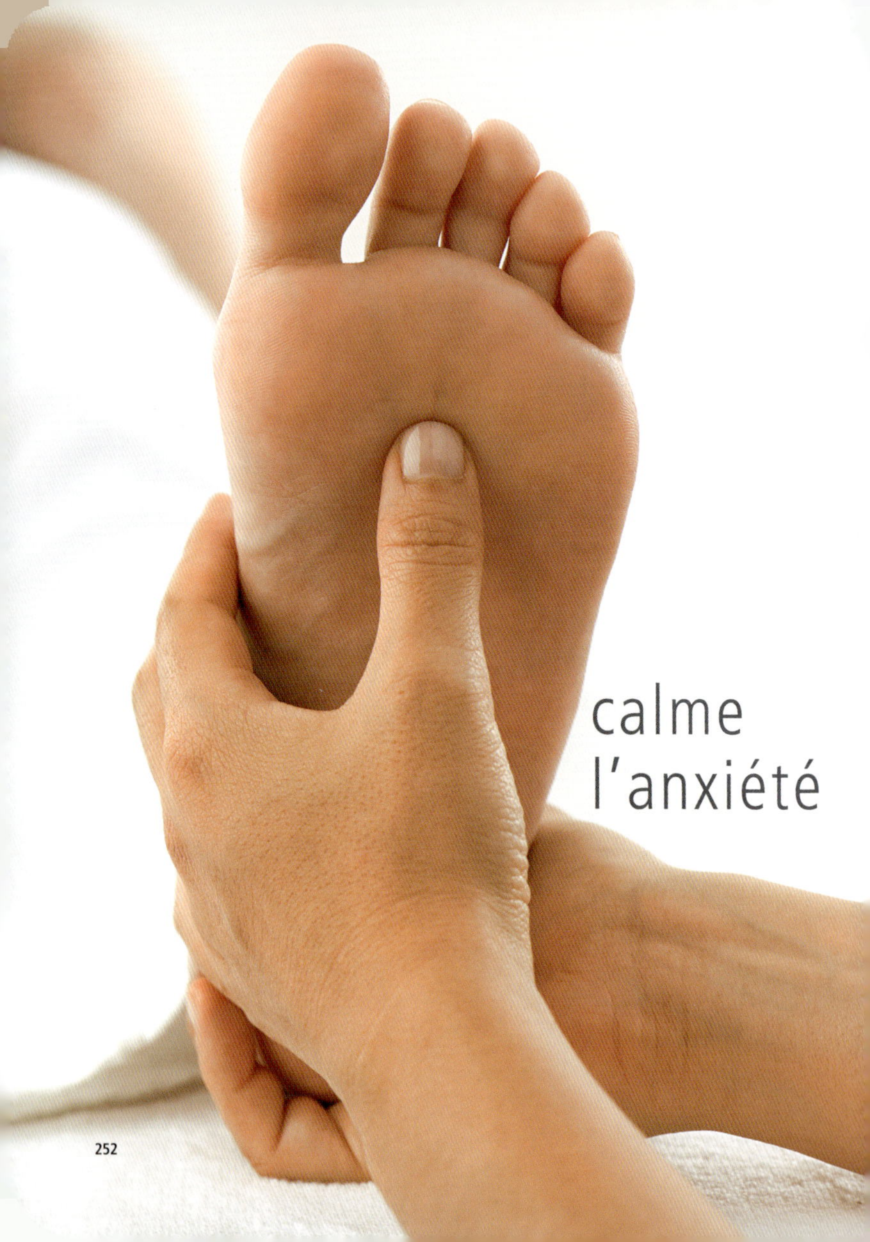

calme l'anxiété

Le plexus solaire

EMPLACEMENT Une zone située au milieu de la plante de chaque pied, à la jointure du haut du pied et de la voûte plantaire, correspond au cœur.

PROBLÈMES SOULAGÉS PAR LE MASSAGE DE CE POINT Anxiété, peur, nervosité, sentiment d'insécurité, manque de confiance en soi, problèmes émotionnels, traitement d'urgence en cas de traumatismes

TRAITEMENT Pendant trente secondes environ, tenez avec amour la voûte plantaire dans vos mains. Avec le pouce, appuyez sur le point du plexus solaire et massez avec un mouvement circulaire. Avec les deux pouces, frottez la plante du pied du milieu vers l'extérieur en alternant les pouces. Pour terminer, pressez fermement cette zone avec une phalange pendant trente secondes environ. Recommencez sur l'autre pied.

HUILES ESSENTIELLES BÉNÉFIQUES Pour de meilleurs résultats, utilisez des huiles de massage ou des lotions contenant des huiles essentielles de bergamote ou d'orange douce, qui accroissent la confiance en soi, ou de l'huile de lavande, qui a un effet calmant.

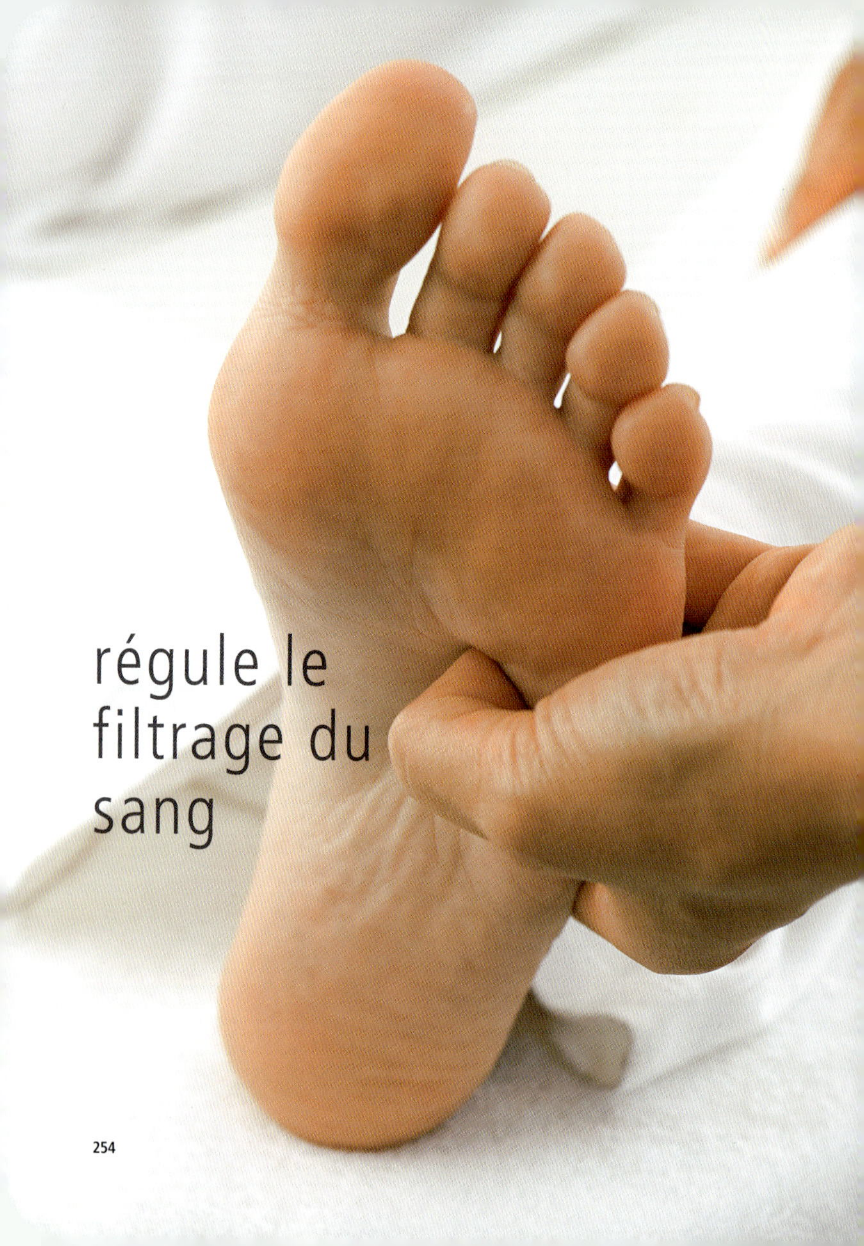

régule le filtrage du sang

La rate

EMPLACEMENT	L'extérieur de la voûte plantaire gauche, au milieu du pied, correspond à la rate.
PROBLÈMES SOULAGÉS PAR LE MASSAGE DE CE POINT	Filtrage du sang, problèmes sanguins, système immunitaire, infections, baisse de tonus
TRAITEMENT	Massez l'extérieur de la voûte plantaire gauche avec le bas de la paume en partant près du talon et en remontant vers le haut de la plante du pied. Frottez ensuite avec le pouce en utilisant un mouvement circulaire, puis de haut en bas avec deux phalanges. Pour terminer, tenez fermement l'extérieur de la voûte plantaire avec les quatre doigts, le pouce sur le dessus du pied, pendant trente secondes environ.
HUILES ESSENTIELLES BÉNÉFIQUES	Pour de meilleurs résultats, utilisez des huiles de massage ou des lotions contenant des huiles essentielles d'ambre, de bois de santal ou de cèdre, qui donnent du tonus et renforcent le système immunitaire.

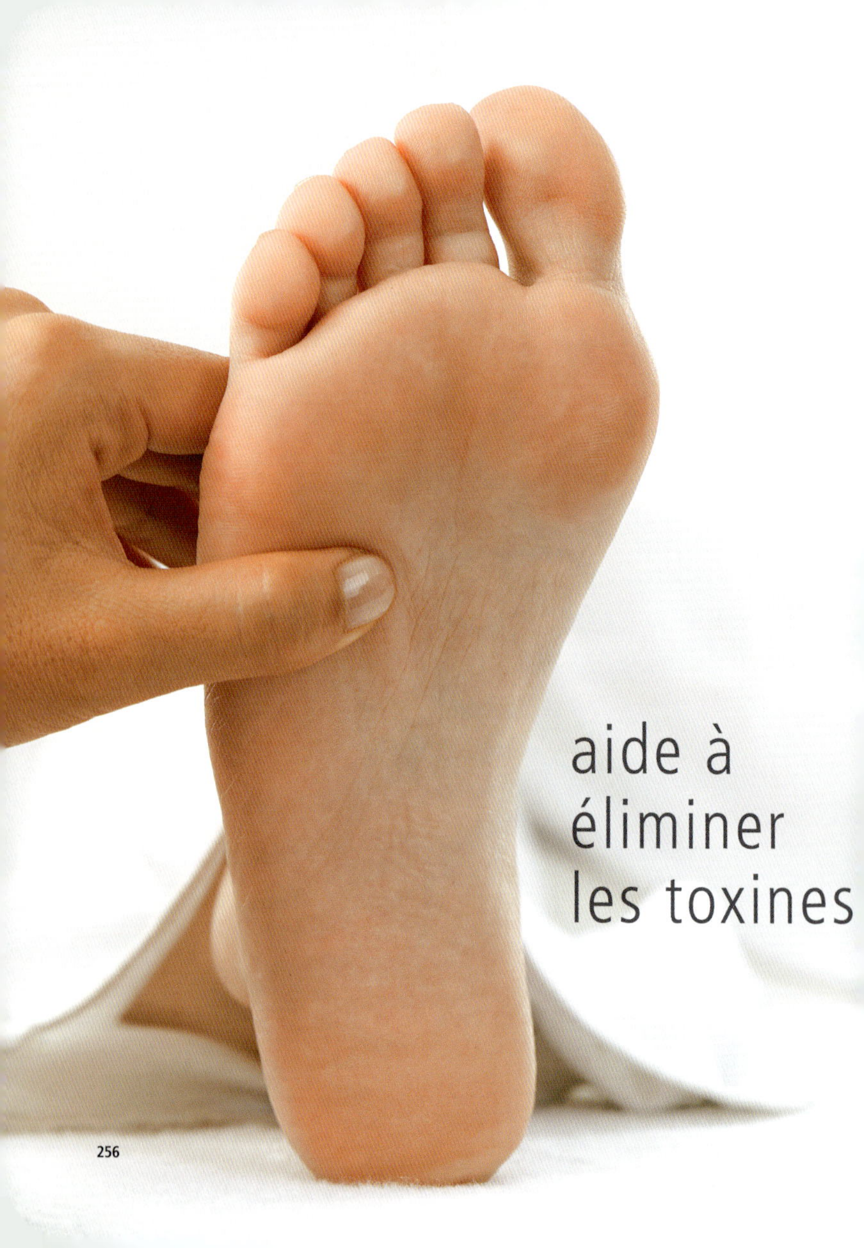

aide à éliminer les toxines

Le foie

EMPLACEMENT La voûte plantaire du pied droit, surtout la partie extérieure, correspond au foie.

PROBLÈMES SOULAGÉS PAR LE MASSAGE DE CE POINT Fonctionnement du foie, élimination des toxines

TRAITEMENT Massez le pied droit avec le bas de la paume en allant de l'intérieur de la voûte plantaire vers l'extérieur. Fermez le poing et, avec les phalanges, pétrissez la voûte plantaire aussi fort que cela est supportable. Insistez bien sur la partie externe de la voûte en déplaçant vos phalanges du haut du pied vers le talon. Pour terminer, frottez la voûte plantaire avec le pouce droit en allant de l'extérieur vers l'intérieur du pied.

HUILES ESSENTIELLES BÉNÉFIQUES Pour de meilleurs résultats, utilisez des huiles de massage ou des lotions contenant des huiles essentielles de romarin, de genévrier ou de myrrhe, qui détoxifient.

favorise la relaxation

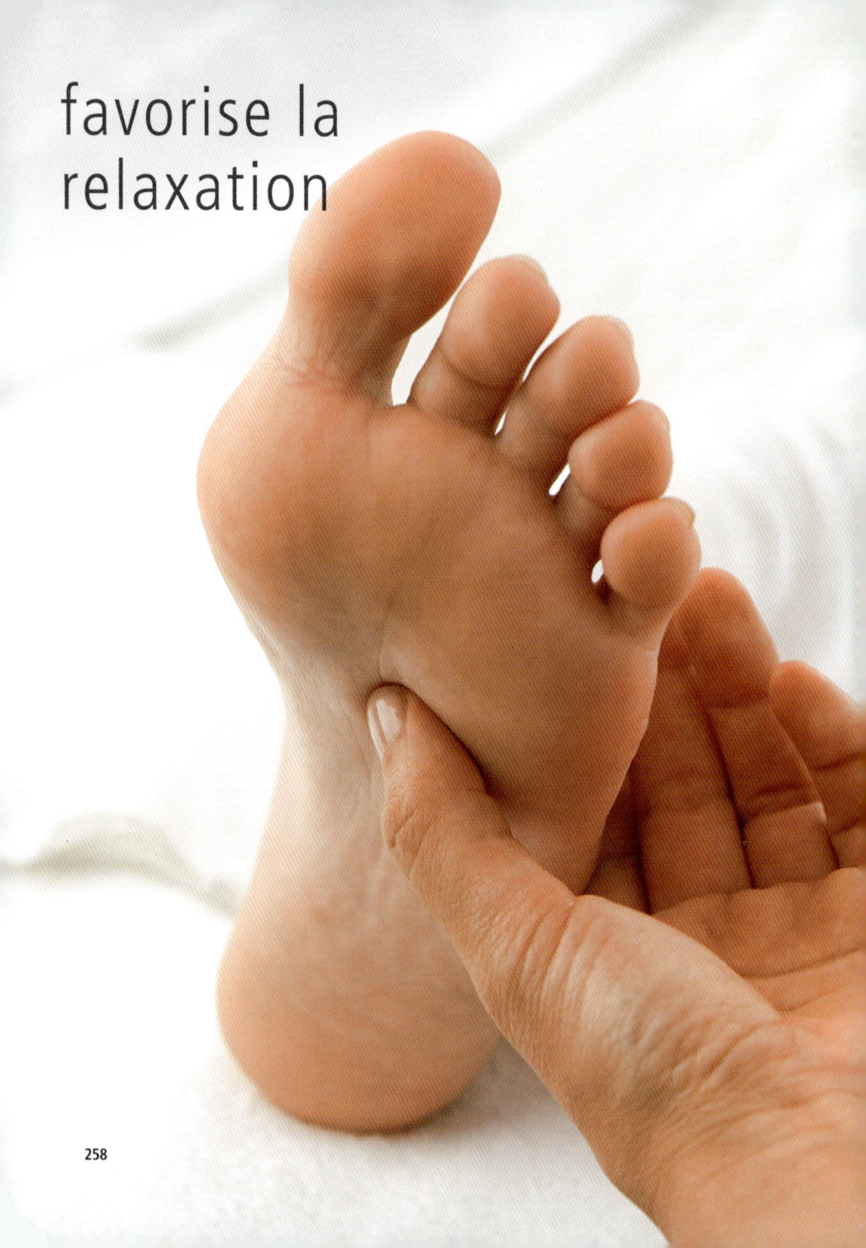

Les glandes surrénales

EMPLACEMENT	Sur chaque pied, le milieu de la voûte plantaire, près de la jointure avec le talon, correspond aux surrénales.
PROBLÈMES SOULAGÉS PAR LE MASSAGE DE CE POINT	Dysfonctionnement des surrénales, stress, anxiété, colère, tonus
TRAITEMENT	Commencez par pétrir le milieu de la voûte plantaire avec le bas de la paume. Fermez le poing et frottez avec les phalanges de la voûte plantaire vers le talon en augmentant progressivement la pression. Appuyez sur cette zone avec une phalange et massez en utilisant un mouvement circulaire. Pour terminer, pressez fermement avec le pouce pendant trente secondes environ. Recommencez sur l'autre pied.
HUILES ESSENTIELLES BÉNÉFIQUES	Pour de meilleurs résultats, utilisez des huiles de massage ou des lotions contenant des huiles essentielles de lavande, d'orange douce ou de rose, qui détendent.

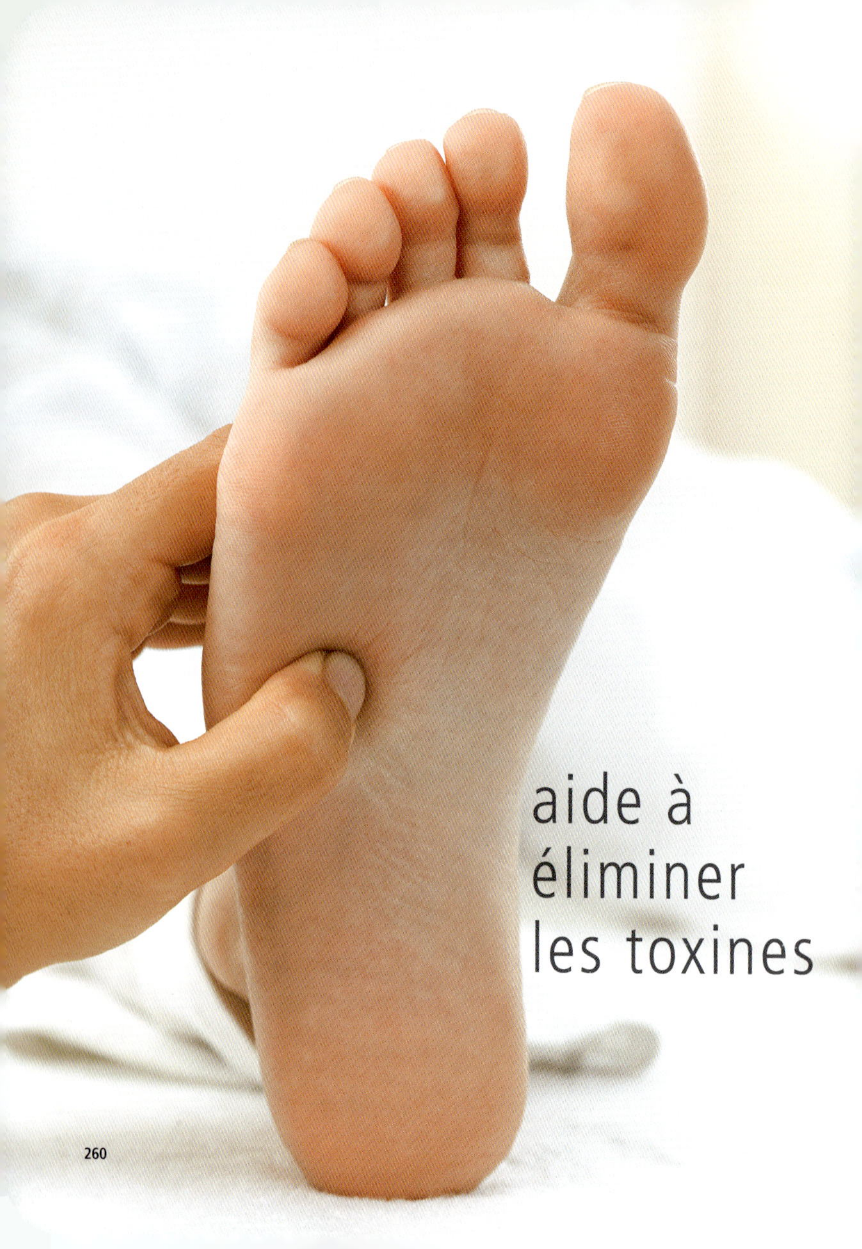

aide à éliminer les toxines

La vésicule biliaire

EMPLACEMENT

La plante du pied droit, à la jointure avec le talon à peu près dans l'alignement du quatrième orteil, correspond à la vésicule biliaire.

PROBLÈMES SOULAGÉS PAR LE MASSAGE DE CE POINT

Élimination des toxines, digestion, calculs biliaires, irritabilité

TRAITEMENT

Avec le bas de la paume, massez la voûte plantaire droite en commençant au milieu et en allant vers l'extérieur du pied. Frottez ensuite avec le pouce en augmentant progressivement la pression. Si la douleur persiste, terminez en appuyant fermement sur cette zone avec deux phalanges pendant trente secondes environ ou jusqu'à ce que la douleur diminue.

HUILES ESSENTIELLES BÉNÉFIQUES

Pour de meilleurs résultats, utilisez des huiles de massage ou des lotions contenant des huiles essentielles de menthe poivrée ou de romarin, aux vertus dépuratives et digestives.

aide à digérer

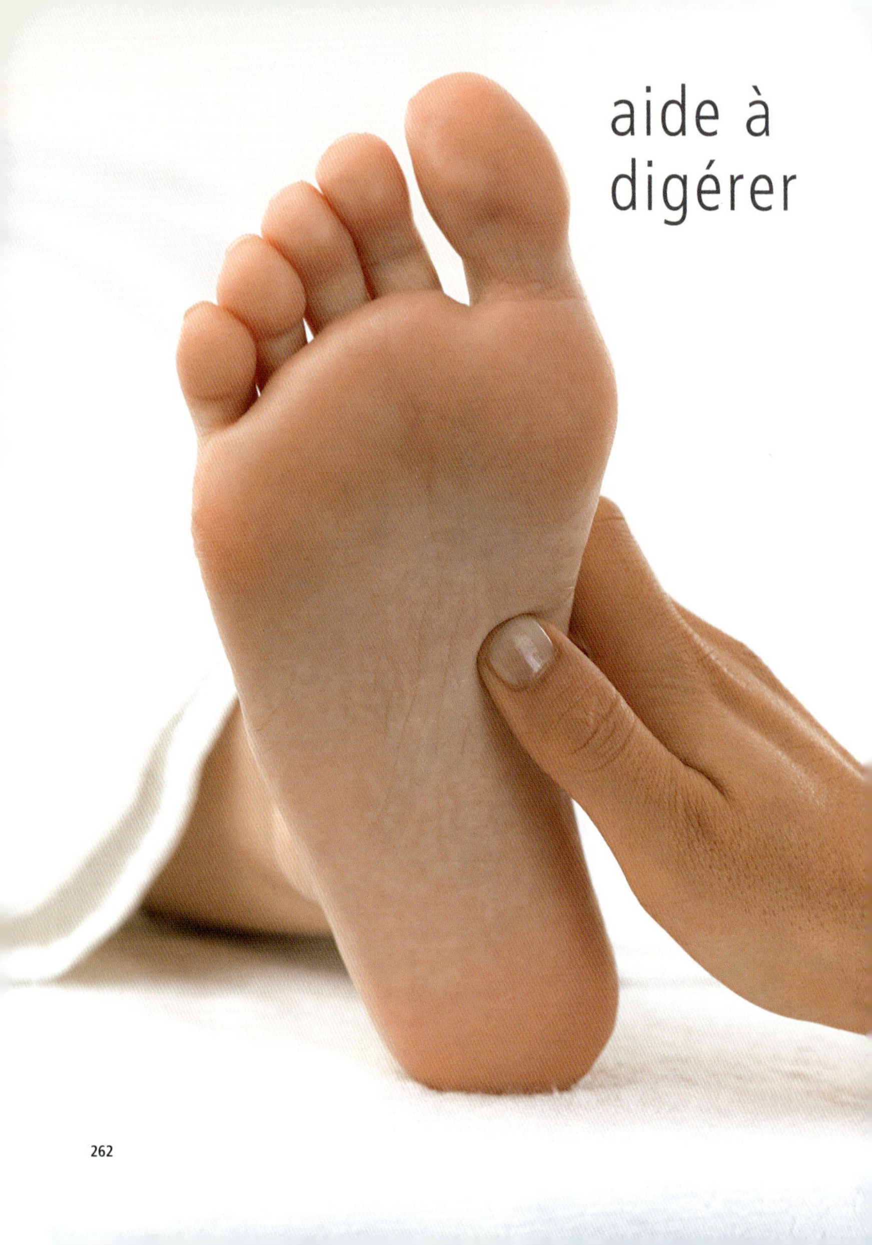

Le duodénum

EMPLACEMENT	Sur les deux pieds, l'intérieur de la voûte plantaire correspond au duodénum.
PROBLÈMES SOULAGÉS PAR LE MASSAGE DE CE POINT	Digestion, assimilation des nutriments
TRAITEMENT	Avec le pouce, massez l'intérieur de la voûte plantaire en décrivant une courbe allant de la zone située au-dessus du talon à celle située sous le haut du pied. Avec le bas de la paume, pétrissez l'intérieur de la voûte plantaire. Insistez encore plus profondément avec les phalanges jusqu'à la limite du supportable : la douleur devrait diminuer. Recommencez sur l'autre pied. (Note : envisagez de masser aussi les zones correspondant à l'estomac et à l'intestin grêle.)
HUILES ESSENTIELLES BÉNÉFIQUES	Pour de meilleurs résultats, utilisez des huiles de massage ou des lotions contenant des huiles essentielles de camomille ou de menthe poivrée, qui aident à digérer.

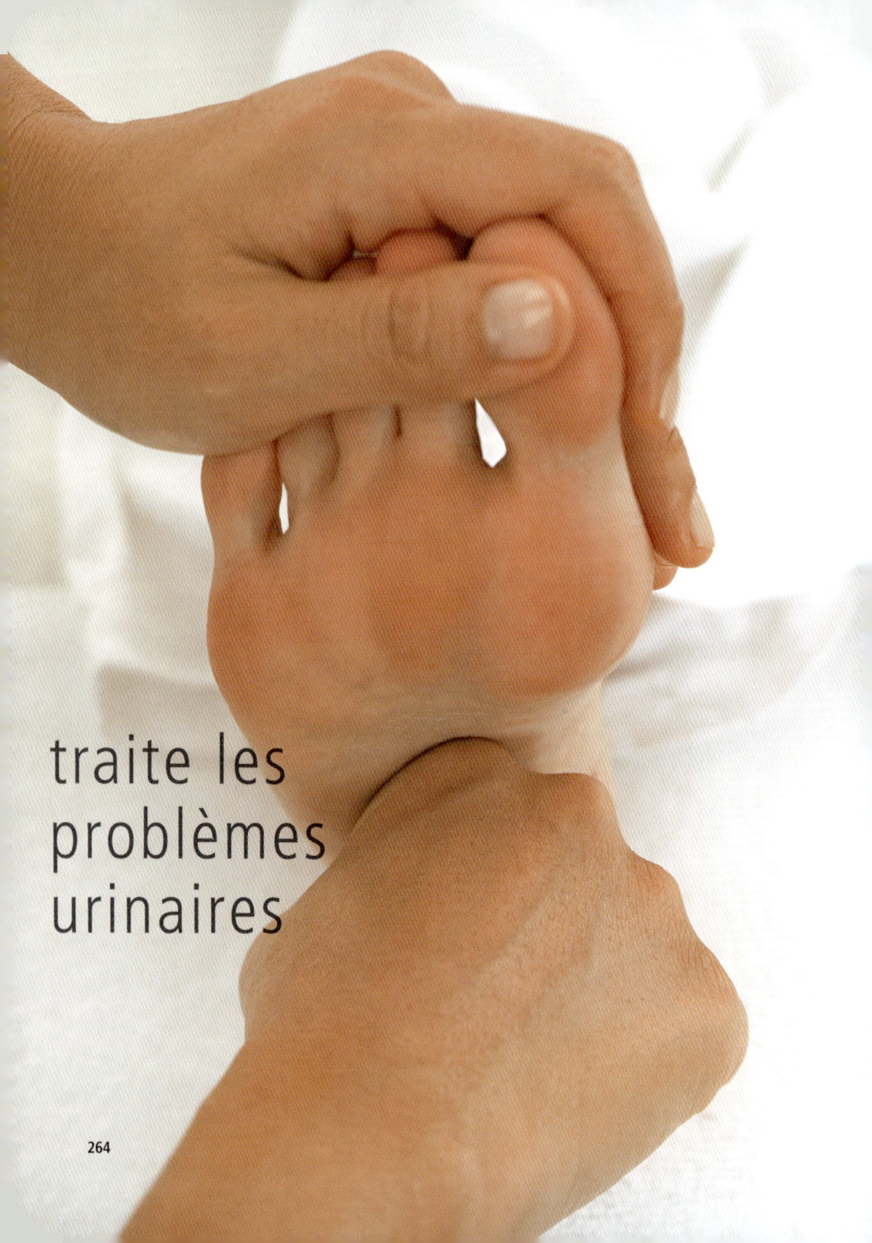

traite les problèmes urinaires

Les reins

EMPLACEMENT	Sur les plantes des deux pieds, le milieu de la voûte plantaire à la jointure avec le talon correspond aux reins.
PROBLÈMES SOULAGÉS PAR LE MASSAGE DE CE POINT	Problèmes urinaires, calculs rénaux
TRAITEMENT	Commencez par masser la voûte plantaire avec le bas de la paume. Avec une ou deux phalanges, concentrez-vous sur le milieu de la voûte en appuyant jusqu'à la limite du supportable pendant trente secondes environ. Continuez à frotter en décrivant de petits cercles avec une ou plusieurs phalanges. Pour terminer, faites rouler plusieurs fois les phalanges du haut de la plante du pied au talon. Recommencez sur l'autre pied.
HUILES ESSENTIELLES BÉNÉFIQUES	Pour de meilleurs résultats, utilisez des huiles de massage ou des lotions contenant des huiles essentielles de bois de santal, de sauge sclarée, de cèdre ou de genévrier, qui favorisent l'élimination et détoxifient.

traite les problèmes sexuels

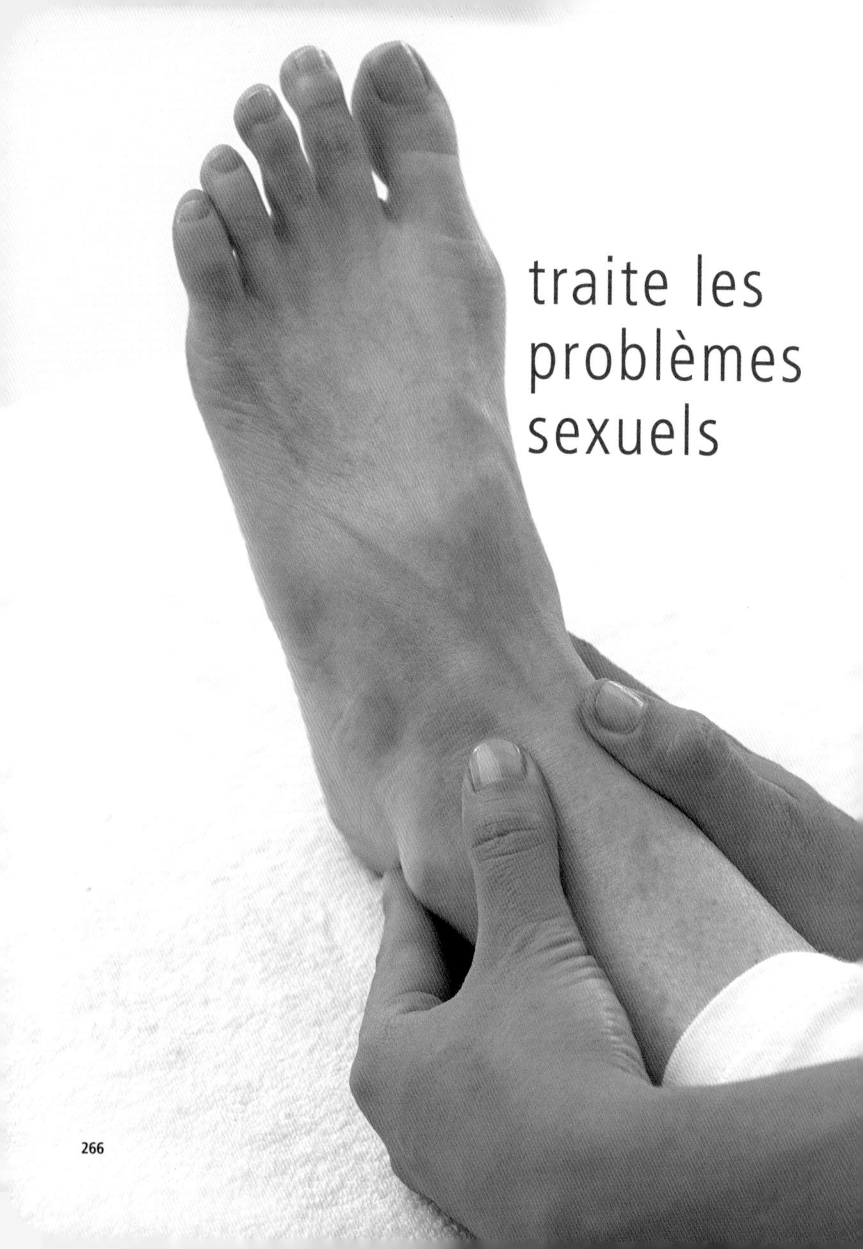

Le pubis

EMPLACEMENT	Le haut de chaque pied, à la jointure de la voûte plantaire et de la cheville, correspond au pubis.
PROBLÈMES SOULAGÉS PAR LE MASSAGE DE CE POINT	Problèmes sexuels, libido, reproduction, impuissance
TRAITEMENT	Commencez par plier plusieurs fois et lentement un pied au niveau de la cheville puis faites-le doucement tourner. Effleurez ensuite le haut de chaque pied avec le bout des doigts, depuis un os de la cheville jusqu'à l'autre, et ce par-dessus l'arc situé à la pliure du pied. Massez cette zone avec les doigts et les pouces en allant d'un os de la cheville à l'autre, et en appuyant continuellement. Recommencez sur l'autre pied.
HUILES ESSENTIELLES BÉNÉFIQUES	Pour de meilleurs résultats, utilisez des huiles de massage ou des lotions contenant des huiles essentielles d'ylang-ylang, de patchouli ou de jasmin, qui améliorent les fonctions sexuelles.

traite les problèmes de reproduction et de menstruation

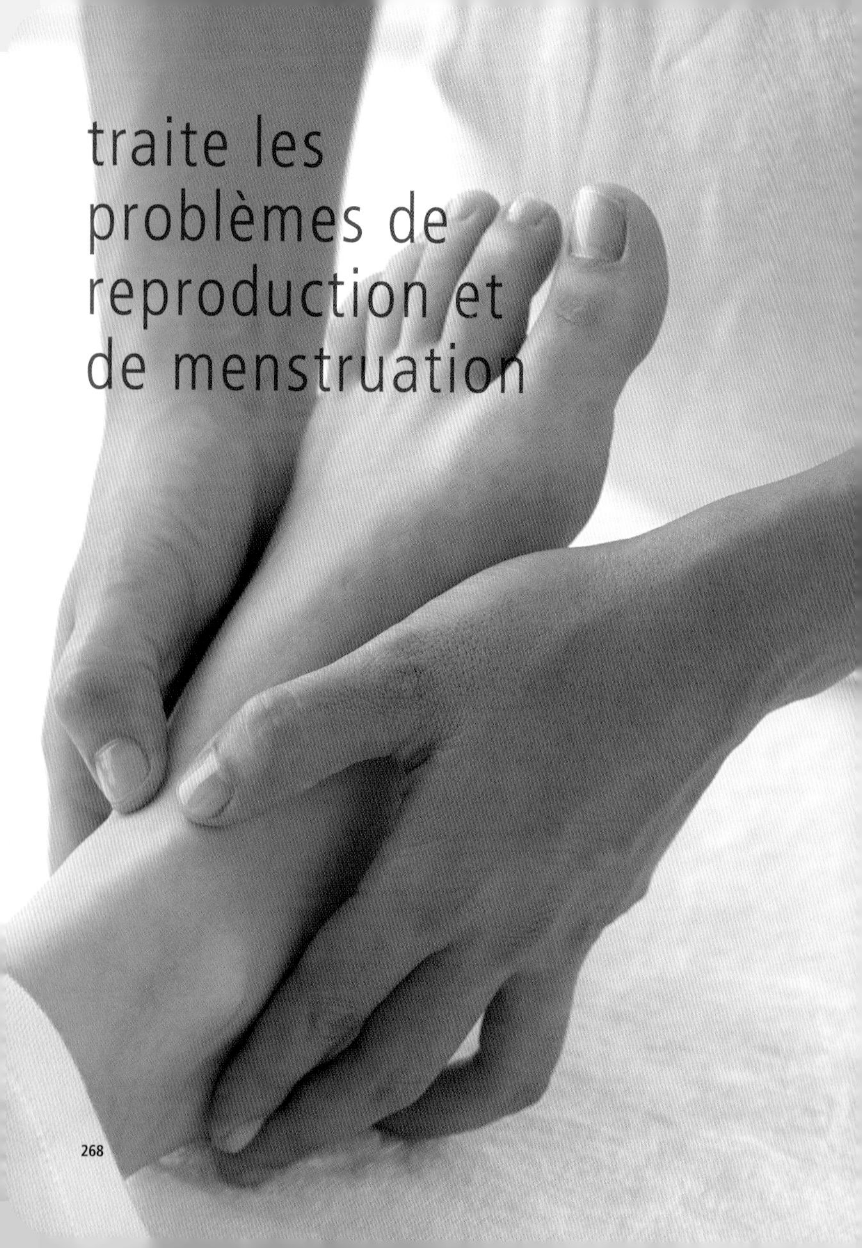

Les trompes de Fallope

EMPLACEMENT Le haut des pieds des femmes, à la jointure de la voûte plantaire et de la cheville, correspond aux trompes de Fallope.

PROBLÈMES SOULAGÉS PAR LE MASSAGE DE CE POINT Problèmes menstruels, crampes, règles irrégulières, problèmes de reproduction

TRAITEMENT Commencez par plier plusieurs fois et lentement un pied au niveau de la cheville, puis faites-le doucement tourner. Effleurez ensuite le haut de chaque pied avec le bout des doigts, depuis un os de la cheville jusqu'à l'autre, et ce par-dessus l'arc situé à la pliure du pied. Massez cette zone avec les doigts et les pouces en allant d'un os de la cheville à l'autre et en appuyant continuellement. Recommencez sur l'autre pied. (Note : envisagez de masser aussi les zones correspondant aux ovaires, à l'utérus et au col de l'utérus.)

HUILES ESSENTIELLES BÉNÉFIQUES Pour de meilleurs résultats, utilisez des huiles de massage ou des lotions contenant des huiles essentielles de rose, de bergamote, de mélisse ou d'orange douce, qui détendent et équilibrent.

traite l'infertilité et l'impuissance

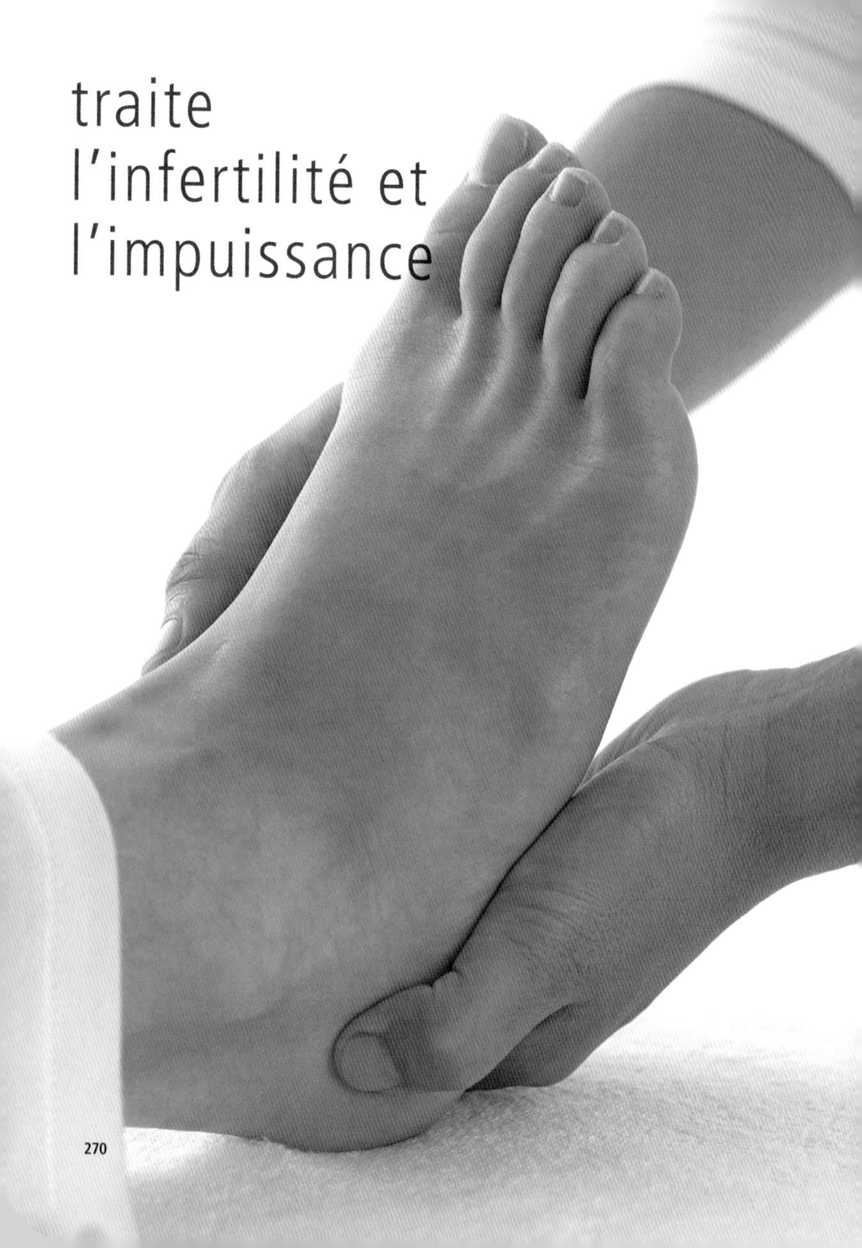

Les ovaires/les testicules

EMPLACEMENT Sur les deux pieds, la zone située sur l'extérieur du talon, environ à mi-chemin entre l'os de la cheville et le bas du pied, correspond aux ovaires ou aux testicules.

PROBLÈMES SOULAGÉS PAR LE MASSAGE DE CE POINT Infertilité, impuissance, baisse de la libido, crampes menstruelles, règles irrégulières, cyclothymie, problèmes de la ménopause

TRAITEMENT Commencez par effleurer l'extérieur d'un talon avec les doigts, puis frottez avec le pouce en effectuant un mouvement circulaire et en augmentant progressivement la pression. Toujours avec le pouce, appuyez sur la zone sensible pendant trente secondes environ ou jusqu'à ce que la douleur s'atténue. Recommencez sur l'autre pied. (Note : envisagez de masser aussi les zones correspondant aux trompes de Fallope, à l'utérus, au col de l'utérus ou à la prostate.)

HUILES ESSENTIELLES BÉNÉFIQUES Pour de meilleurs résultats, utilisez des huiles de massage ou des lotions contenant des huiles essentielles de jasmin, de rose ou de marjolaine douce, qui détendent et équilibrent, de musc ou de patchouli, qui stimulent la libido et la production d'hormones.

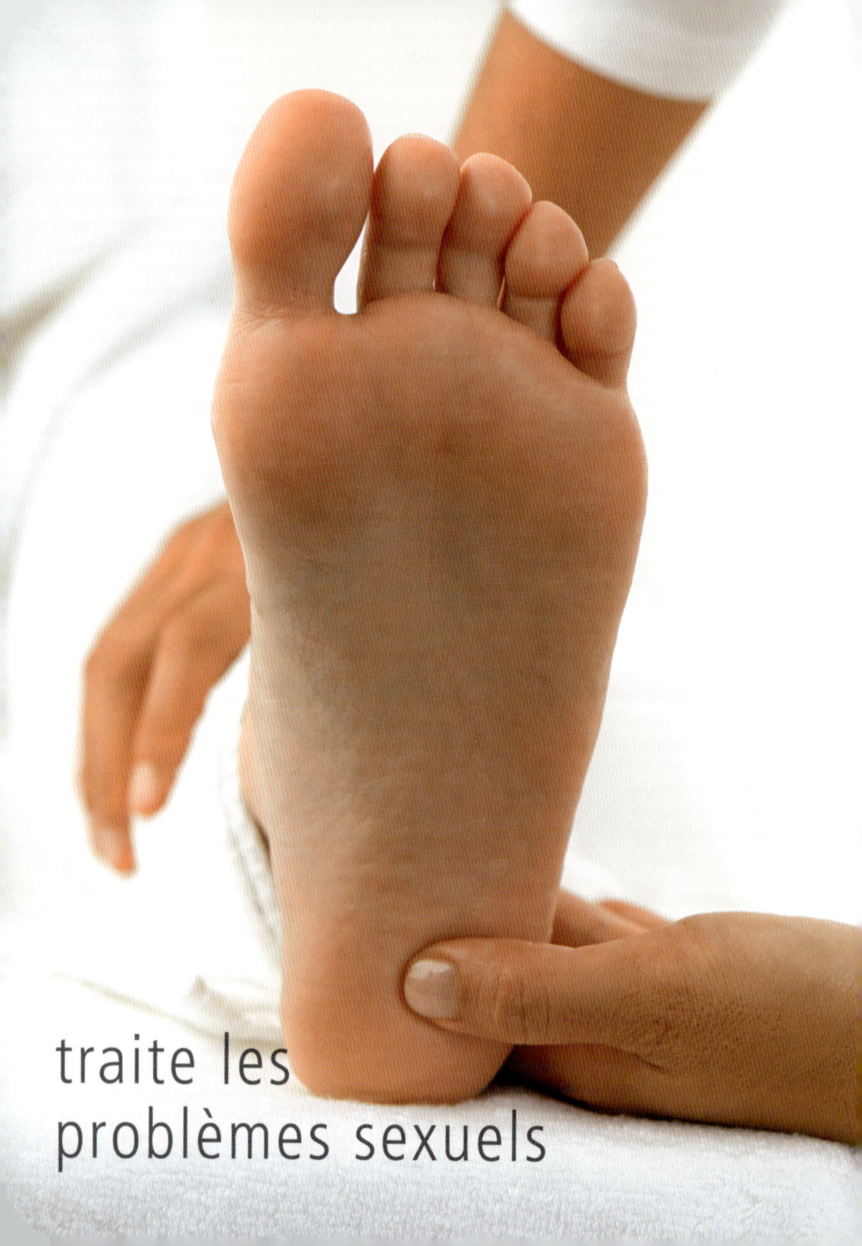

traite les
problèmes sexuels

Le col de l'utérus

EMPLACEMENT	Chez la femme, le milieu des talons correspond au col de l'utérus.
PROBLÈMES SOULAGÉS PAR LE MASSAGE DE CE POINT	Problèmes sexuels
TRAITEMENT	Commencez par masser un talon avec le bas de la paume. Fermez le poing et pétrissez avec les phalanges en utilisant un mouvement de balancier et en augmentant progressivement la pression. Pour finir, appuyez fermement pendant trente secondes environ avec le pouce. Recommencez sur l'autre pied. (Note : envisagez de masser aussi les zones correspondant aux trompes de Fallope, aux ovaires et à l'utérus.)
HUILES ESSENTIELLES BÉNÉFIQUES	Pour de meilleurs résultats, utilisez des huiles de massage ou des lotions contenant des huiles essentielles de jasmin, de rose et de mélisse, qui équilibrent et favorisent les émotions positives.

traite les problèmes de reproduction et de règles

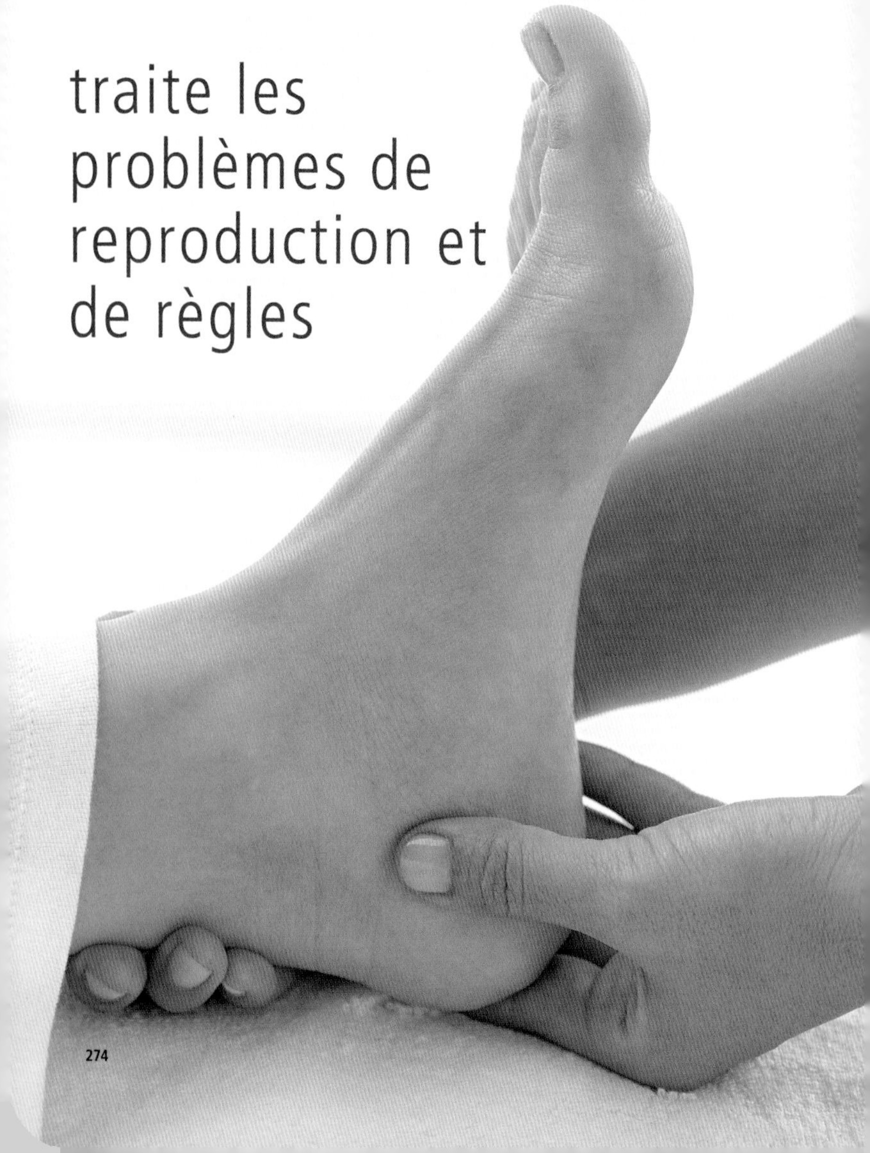

L'utérus

EMPLACEMENT Chez la femme, l'intérieur de chaque talon, à mi-chemin environ entre l'os de la cheville et la plante du pied, correspond à l'utérus.

PROBLÈMES SOULAGÉS PAR LE MASSAGE DE CE POINT Problèmes de reproduction, crampes menstruelles, règles irrégulières, problèmes liés à la ménopause

TRAITEMENT Commencez par effleurer l'intérieur d'un talon avec le bout des doigts. Appuyez trente secondes environ avec le pouce, puis massez avec le pouce en effectuant un mouvement circulaire. Recommencez sur l'autre pied. (Note : envisagez de masser aussi les zones correspondant aux trompes de Fallope, au col de l'utérus et aux ovaires. Attention : ne travaillez pas sur cette zone pendant la grossesse.)

HUILES ESSENTIELLES BÉNÉFIQUES Pour de meilleurs résultats, utilisez des huiles de massage ou des lotions contenant des huiles essentielles de jasmin, de rose ou de mélisse, qui équilibrent.

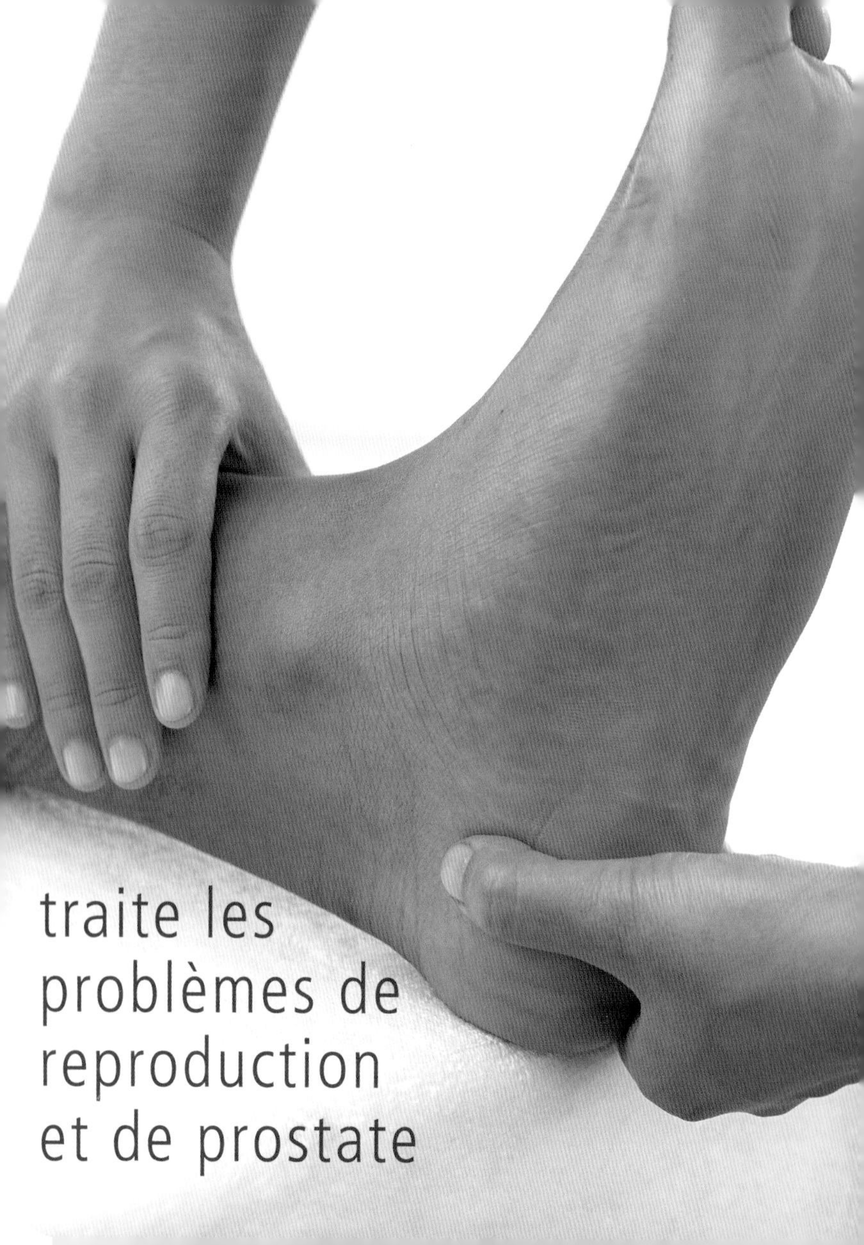

traite les problèmes de reproduction et de prostate

La prostate

EMPLACEMENT	Chez l'homme, l'intérieur de chaque talon, à mi-chemin environ entre l'os de la cheville et la plante du pied, correspond à la prostate.
PROBLÈMES SOULAGÉS PAR LE MASSAGE DE CE POINT	Problèmes de reproduction et de prostate, impuissance
TRAITEMENT	Commencez par effleurer l'intérieur d'un talon avec le bout des doigts. Appuyez trente secondes environ avec le pouce, puis massez avec le pouce en effectuant un mouvement circulaire. Recommencez sur l'autre pied. (Note : envisagez de masser aussi les zones correspondant aux testicules.)
HUILES ESSENTIELLES BÉNÉFIQUES	Pour de meilleurs résultats, utilisez des huiles de massage ou des lotions contenant des huiles essentielles de bois de santal, de musc ou de patchouli, qui améliorent le fonctionnement de la prostate.

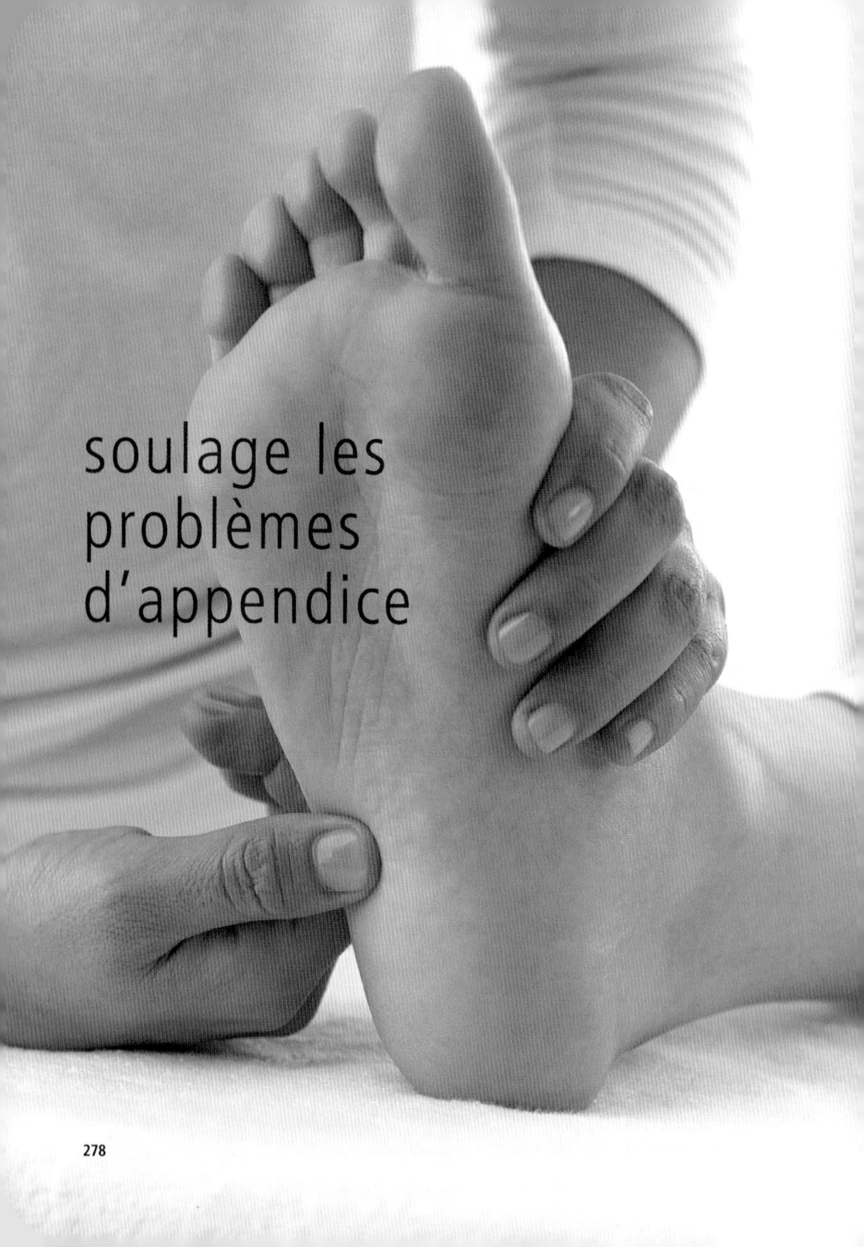

soulage les problèmes d’appendice

L'appendice

EMPLACEMENT	Sur la plante du pied droit, une zone située légèrement à l'extérieur du milieu du talon correspond à l'appendice.
PROBLÈMES SOULAGÉS PAR LE MASSAGE DE CE POINT	Problèmes d'appendice – à n'utiliser que comme traitement d'urgence.
TRAITEMENT	Massez le talon du pied droit avec le bas de la paume. Avec le pouce, insistez sur un point particulier et frottez avec un mouvement circulaire en augmentant la pression jusqu'à la limite du supportable. Puis, avec une phalange, appuyez fermement sur ce point pendant trente secondes environ. (Attention : en cas d'appendicite, consultez immédiatement un médecin.)
HUILES ESSENTIELLES BÉNÉFIQUES	Pour de meilleurs résultats, utilisez des huiles de massage ou des lotions contenant de l'huile essentielle de lavande, qui détend.

soulage les douleurs de hanches et d'articulations

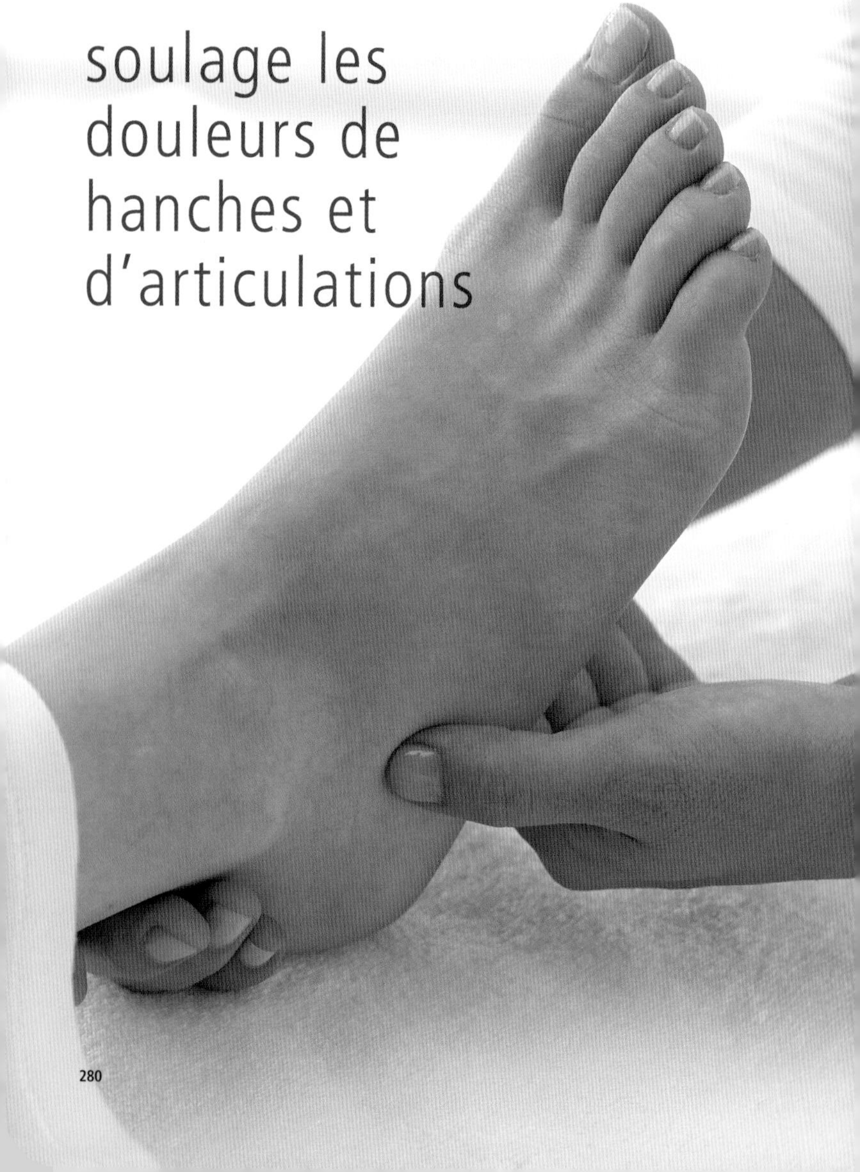

Les hanches

EMPLACEMENT L'extérieur du pied près de la voûte plantaire, de la plante du pied jusqu'au-devant de l'os de la cheville, correspond aux hanches.

PROBLÈMES SOULAGÉS PAR LE MASSAGE DE CE POINT Douleurs de hanches, raideur des articulations, manque de souplesse, arthrose et rhumatismes

TRAITEMENT Effleurez l'extérieur du pied avec le bout des doigts en commençant par le bas de la voûte plantaire et en allant vers le devant de l'os de la cheville, vers la jointure du pied et de la cheville. Massez avec le pouce, doucement d'abord, puis en appuyant progressivement de plus en plus. Recommencez sur l'autre pied. (Si une seule hanche a besoin d'être traitée, massez le pied situé du même côté que la hanche affectée.)

HUILES ESSENTIELLES BÉNÉFIQUES Pour de meilleurs résultats, utilisez des huiles de massage ou des lotions contenant des huiles essentielles de lavande, de romarin, de camphre ou d'eucalyptus, qui assouplissent, calment les douleurs et font dégonfler.

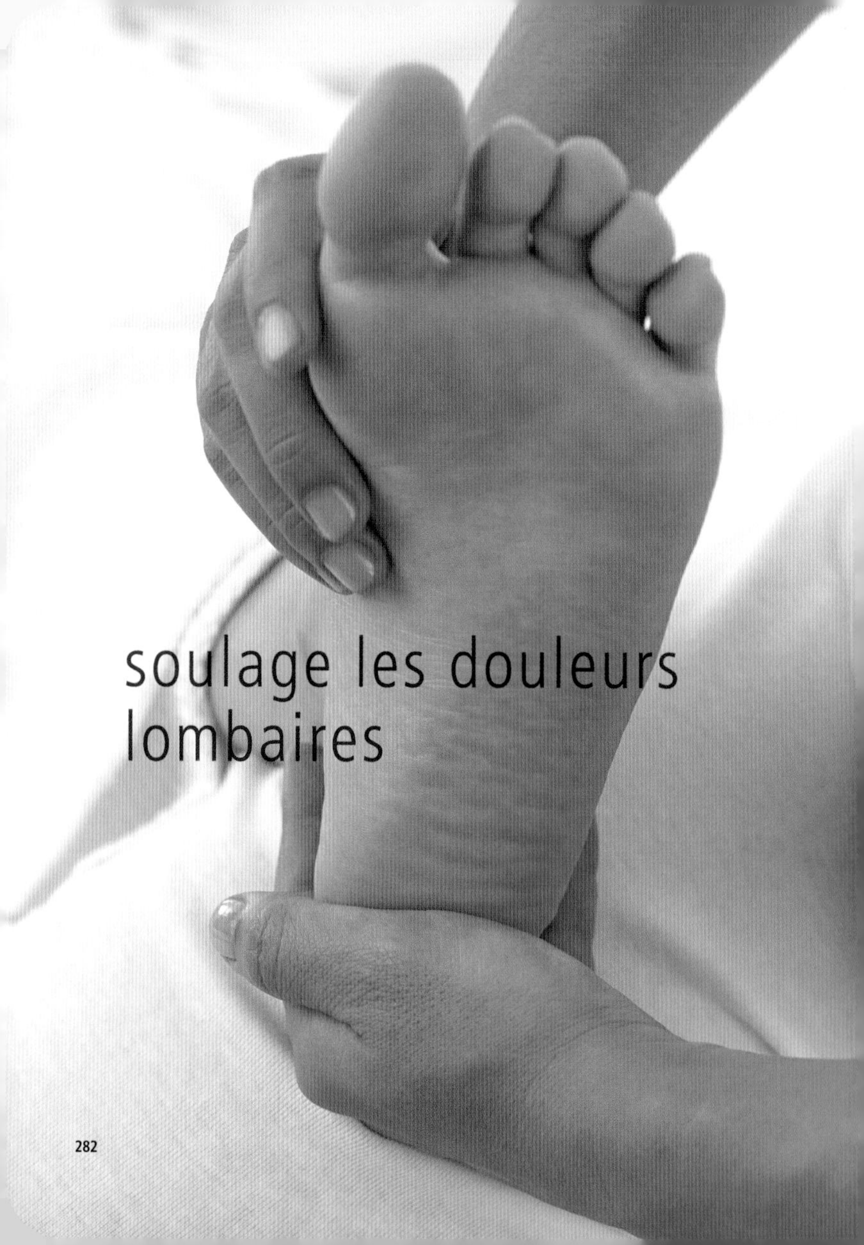

soulage les douleurs lombaires

Le bas du dos

EMPLACEMENT	Sur les deux pieds, l'extérieur et l'intérieur du talon correspondent au bas du dos.
PROBLÈMES SOULAGÉS PAR LE MASSAGE DE CE POINT	Douleurs lombaires, manque de souplesse, posture
TRAITEMENT	Avec le bout des doigts, massez l'extérieur d'un talon en commençant vers l'os de la cheville et en descendant vers la plante du pied. Avec les phalanges, pétrissez ensuite le bord externe du talon près de la plante du pied en pressant de plus en plus, puis, toujours avec les phalanges, massez verticalement le bord interne du talon près de la plante du pied. Pour terminer, frottez et pressez simultanément les deux bords du talon avec les doigts et le bas de la paume. Recommencez sur l'autre pied.
HUILES ESSENTIELLES BÉNÉFIQUES	Pour de meilleurs résultats, utilisez des huiles de massage ou des lotions contenant des huiles essentielles de basilic, de coriandre, de gingembre ou de poivre noir, qui stimulent la circulation énergétique et assouplissent.

soulage les douleurs du bassin

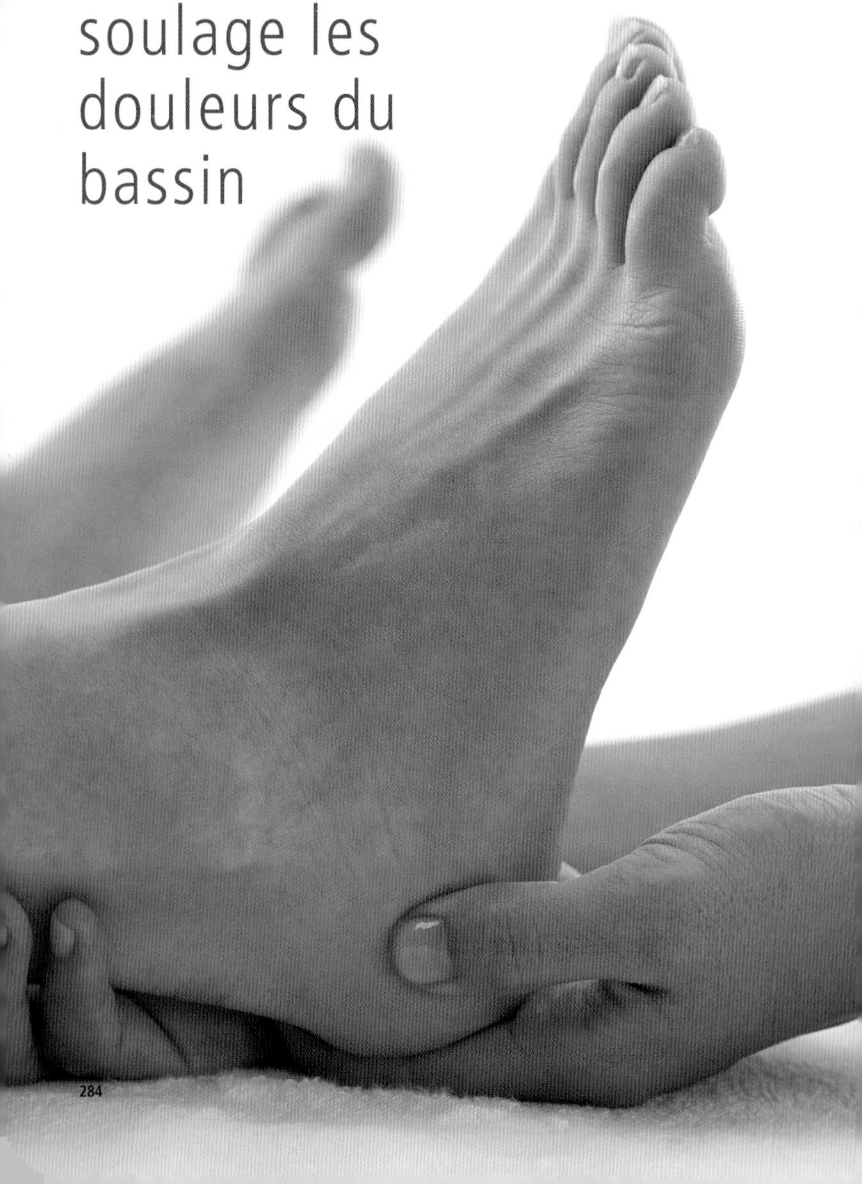

Le bassin

EMPLACEMENT	Sur les plantes des deux pieds, une zone située près de l'extérieur du talon correspond au bassin.
PROBLÈMES SOULAGÉS PAR LE MASSAGE DE CE POINT	Douleurs du bassin, manque de souplesse, équilibre
TRAITEMENT	Commencez par frotter tout le talon d'un pied avec le bas de la paume, puis, avec le pouce, massez la zone inférieure et extérieure du talon en commençant près de la voûte plantaire et en allant vers le dos du talon. Pétrissez ensuite avec les phalanges en exerçant progressivement plus de pression. Recommencez sur l'autre pied. (Note : envisagez aussi de masser les zones correspondant au bas du dos et aux hanches.)
HUILES ESSENTIELLES BÉNÉFIQUES	Pour de meilleurs résultats, utilisez des huiles de massage ou des lotions contenant des huiles essentielles de lavande, aux vertus antalgiques, et de coriandre, de gingembre ou de poivre noir, qui assouplissent.

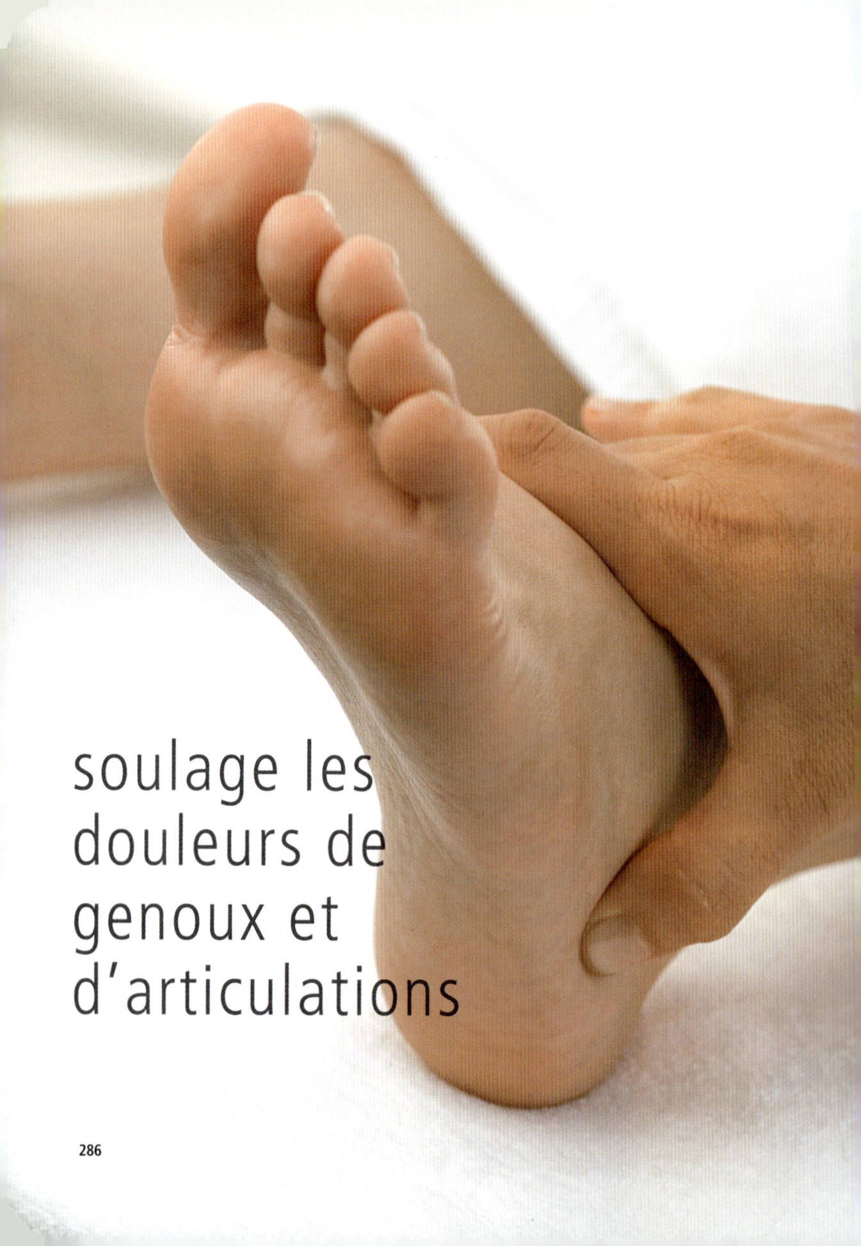

soulage les douleurs de genoux et d’articulations

Les genoux

EMPLACEMENT Sur chaque pied, l'extérieur du talon, sous l'os de la cheville, correspond au genou de cette jambe.

PROBLÈMES SOULAGÉS PAR LE MASSAGE DE CE POINT Douleurs des genoux et des articulations, manque de souplesse, gonflement, raideur, entorses, lésions dues à des impacts

TRAITEMENT Avec le bout des doigts, massez la partie externe et inférieure d'un talon depuis la plante du pied jusqu'à l'os de la cheville, puis pétrissez le bord extérieur du talon avec les phalanges depuis le dos du talon jusqu'à la voûte plantaire en exerçant progressivement plus de pression. Pour terminer, tenez fermement le talon dans votre main pendant trente secondes environ en appuyant sur l'extérieur avec les doigts et sur l'intérieur avec le pouce. Recommencez sur l'autre pied. (Note : si un seul genou a besoin d'être traité, massez le pied situé du même côté du corps que le genou affecté.)

HUILES ESSENTIELLES BÉNÉFIQUES Pour de meilleurs résultats, utilisez des huiles de massage ou des lotions contenant de l'huile essentielle de lavande, qui soulage la douleur, et des huiles essentielles de camphre ou de gingembre, qui dégonflent et assouplissent.

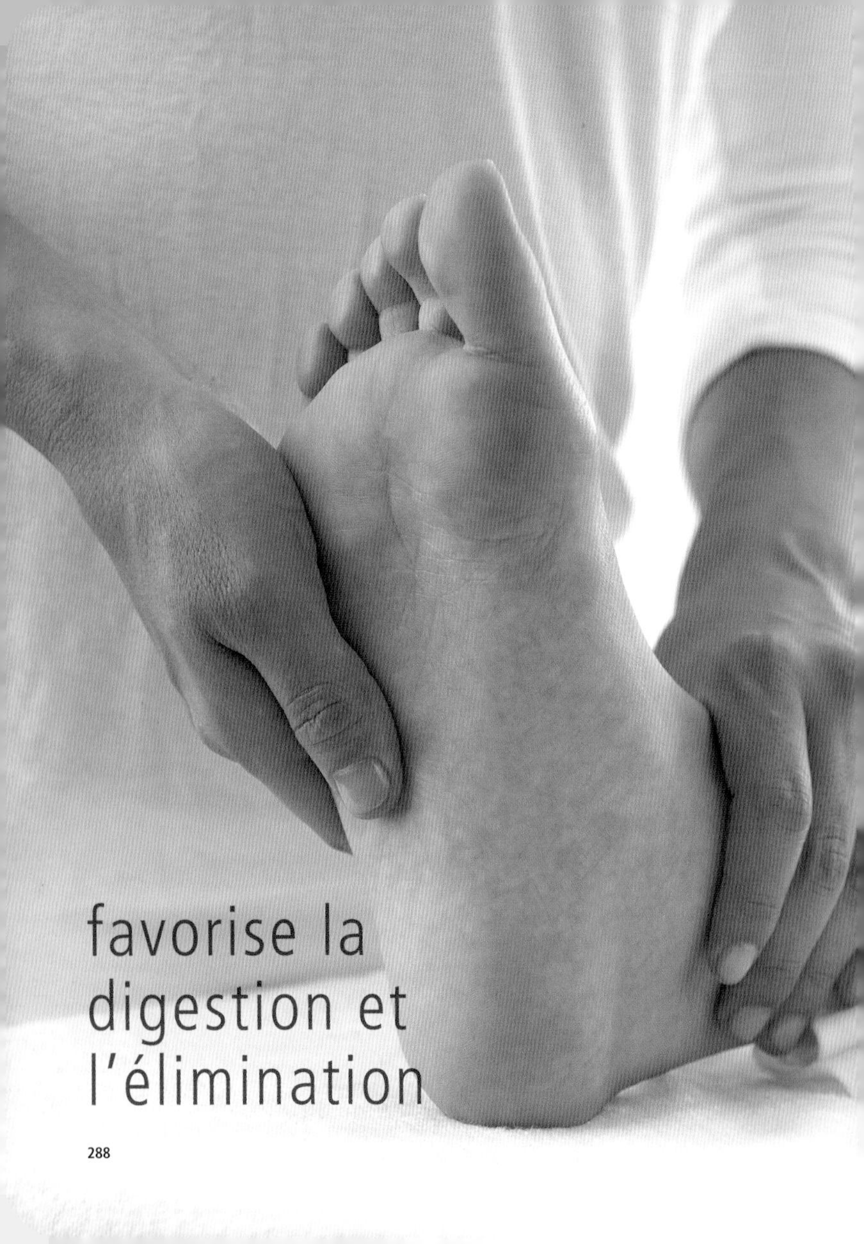

favorise la digestion et l’élimination

Le côlon ascendant

EMPLACEMENT Sur la plante du pied droit, l'extérieur du talon correspond au côlon ascendant.

PROBLÈMES SOULAGÉS PAR LE MASSAGE DE CE POINT Digestion, assimilation des nutriments, colite, élimination

TRAITEMENT Commencez par masser l'extérieur du talon droit avec le bas de la paume, puis pétrissez avec les phalanges depuis le bord externe du talon en progressant le long de la voûte plantaire. Si la douleur persiste, continuez à frotter cette zone avec le pouce et les doigts jusqu'à ce qu'elle devienne moins sensible. (Note : envisagez aussi de traiter les régions correspondant au côlon descendant et au côlon transverse.)

HUILES ESSENTIELLES BÉNÉFIQUES Pour de meilleurs résultats, utilisez des huiles de massage ou des lotions contenant des huiles essentielles de camomille ou de menthe poivrée, aux vertus digestives.

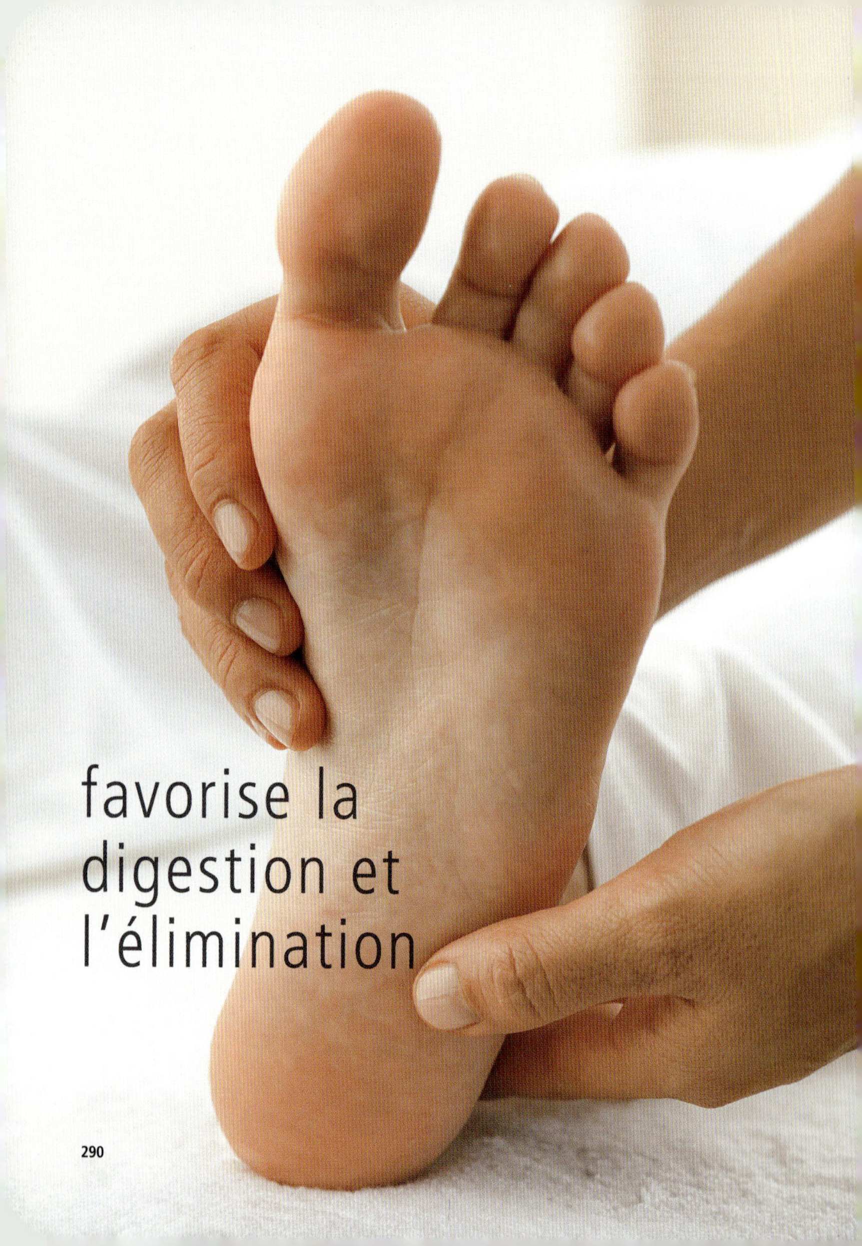

favorise la digestion et l'élimination

Le côlon descendant

EMPLACEMENT	Sur la plante du pied gauche, l'extérieur du talon correspond au côlon descendant.
PROBLÈMES SOULAGÉS PAR LE MASSAGE DE CE POINT	Digestion, assimilation des nutriments, colite, élimination
TRAITEMENT	Commencez par masser l'extérieur du talon gauche avec le bas de la paume, puis pétrissez avec les phalanges depuis le bord externe du talon en progressant le long de la voûte plantaire. Si la douleur persiste, continuez à frotter cette zone avec le pouce et les doigts jusqu'à ce qu'elle devienne moins sensible. (Note : envisagez aussi de traiter les régions correspondant au côlon ascendant et au côlon transverse.)
HUILES ESSENTIELLES BÉNÉFIQUES	Pour de meilleurs résultats, utilisez des huiles de massage ou des lotions contenant des huiles essentielles de camomille ou de menthe poivrée, aux vertus digestives.

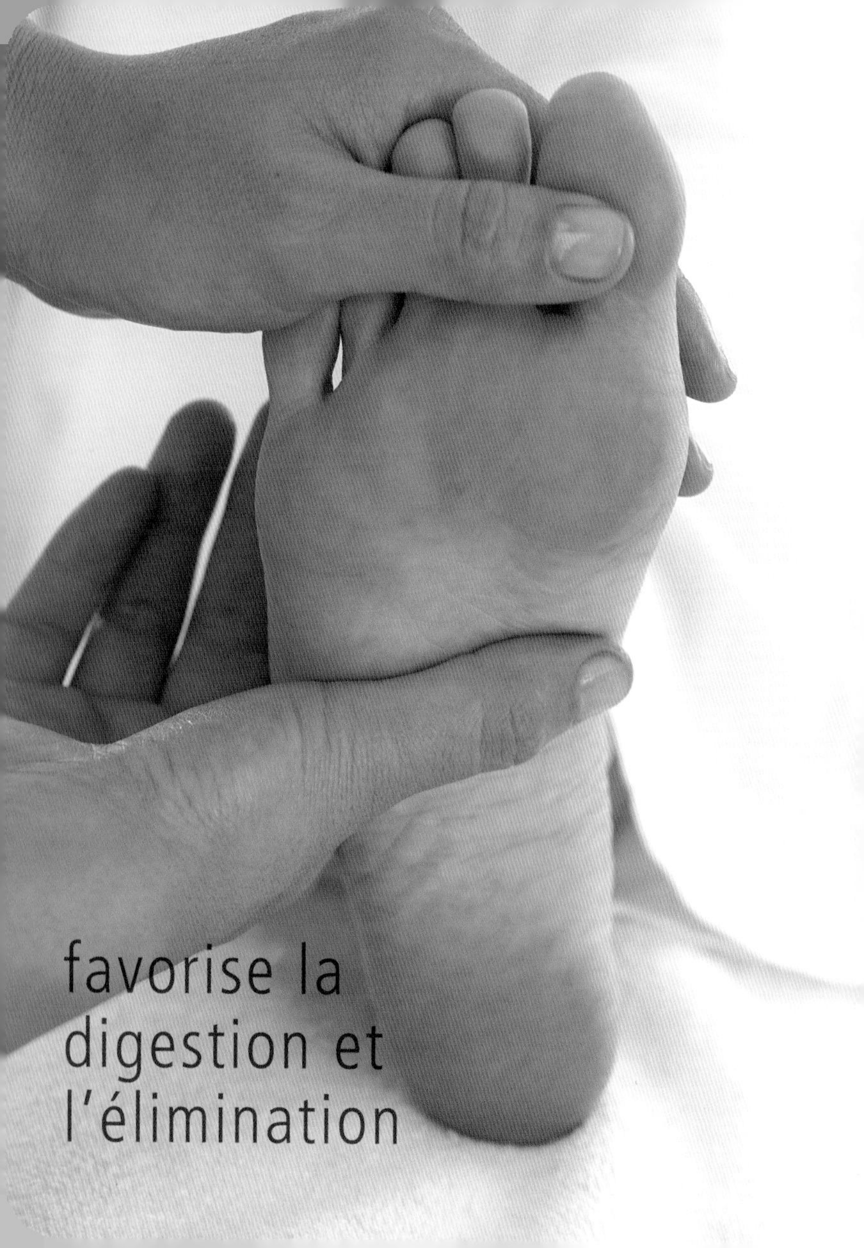

favorise la
digestion et
l'élimination

Le côlon transverse

EMPLACEMENT Sur les plantes des deux pieds, une bande allant de l'intérieur vers l'extérieur du pied, à la jointure du talon et de la voûte plantaire, correspond au côlon transverse.

PROBLÈMES SOULAGÉS PAR LE MASSAGE DE CE POINT Digestion, assimilation des nutriments, colite, élimination

TRAITEMENT Commencez par masser un pied au niveau de la jointure du talon et de la voûte plantaire avec le bas de la paume. Pétrissez avec les phalanges et frottez la plante du pied d'un côté à l'autre en augmentant progressivement la pression et en allant de l'intérieur vers l'extérieur du pied. Recommencez sur l'autre pied. (Note : envisagez aussi de traiter les régions correspondant au côlon ascendant et au côlon descendant.)

HUILES ESSENTIELLES BÉNÉFIQUES Pour de meilleurs résultats, utilisez des huiles de massage ou des lotions contenant des huiles essentielles de camomille ou de menthe poivrée, qui aident à digérer.

aide à digérer

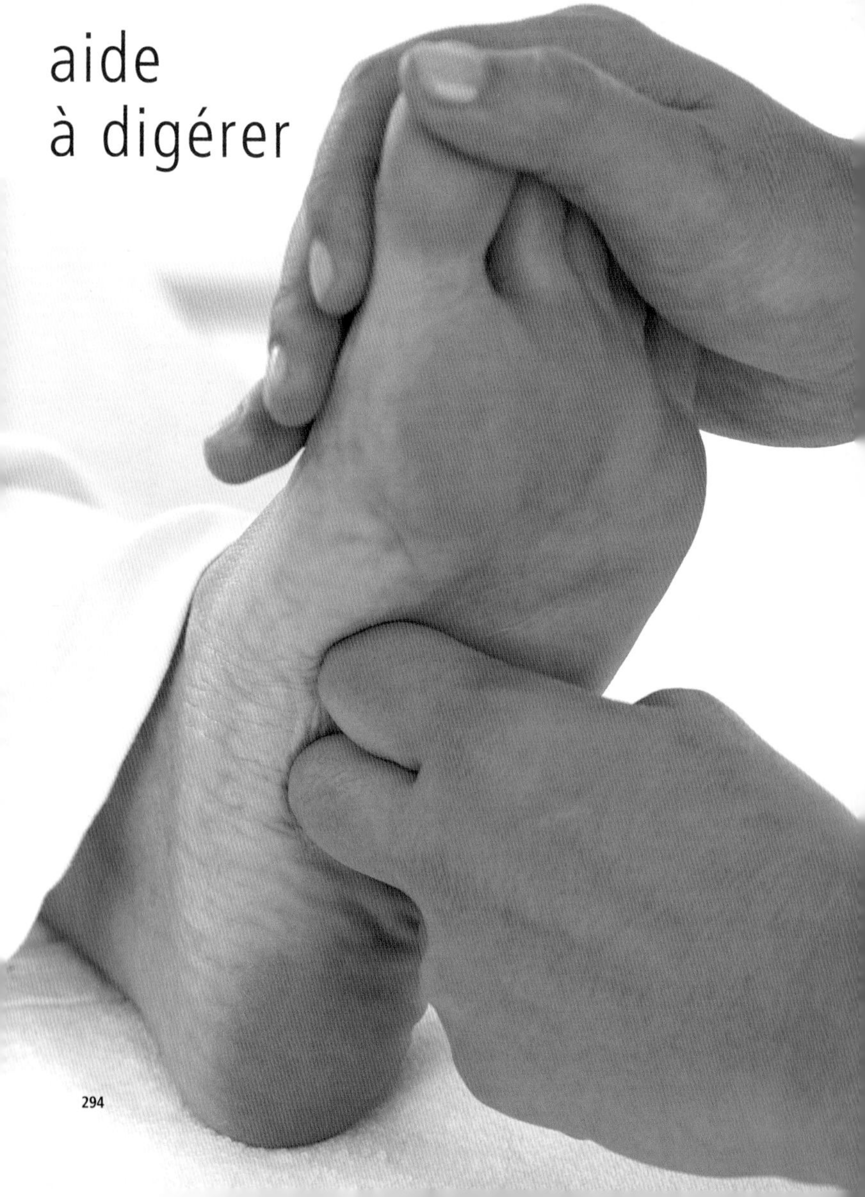

L'intestin grêle

EMPLACEMENT Sur les plantes des deux pieds, la zone située à l'intérieur du talon, près de la jointure du talon avec la voûte plantaire, correspond à l'intestin grêle.

PROBLÈMES SOULAGÉS PAR LE MASSAGE DE CE POINT Digestion, assimilation des nutriments, élimination

TRAITEMENT Commencez par masser un talon avec le bas de la paume en allant du milieu du talon vers l'intérieur du pied. Pétrissez le talon avec les phalanges en insistant sur la jointure entre le talon et la voûte plantaire et en augmentant progressivement la pression. Si la douleur persiste, continuez à frotter avec le pouce. (Note : envisagez aussi de traiter les régions correspondant au duodénum et à l'estomac.)

HUILES ESSENTIELLES BÉNÉFIQUES Pour de meilleurs résultats, utilisez des huiles de massage ou des lotions contenant des huiles essentielles de camomille ou de menthe poivrée, qui aident à digérer.

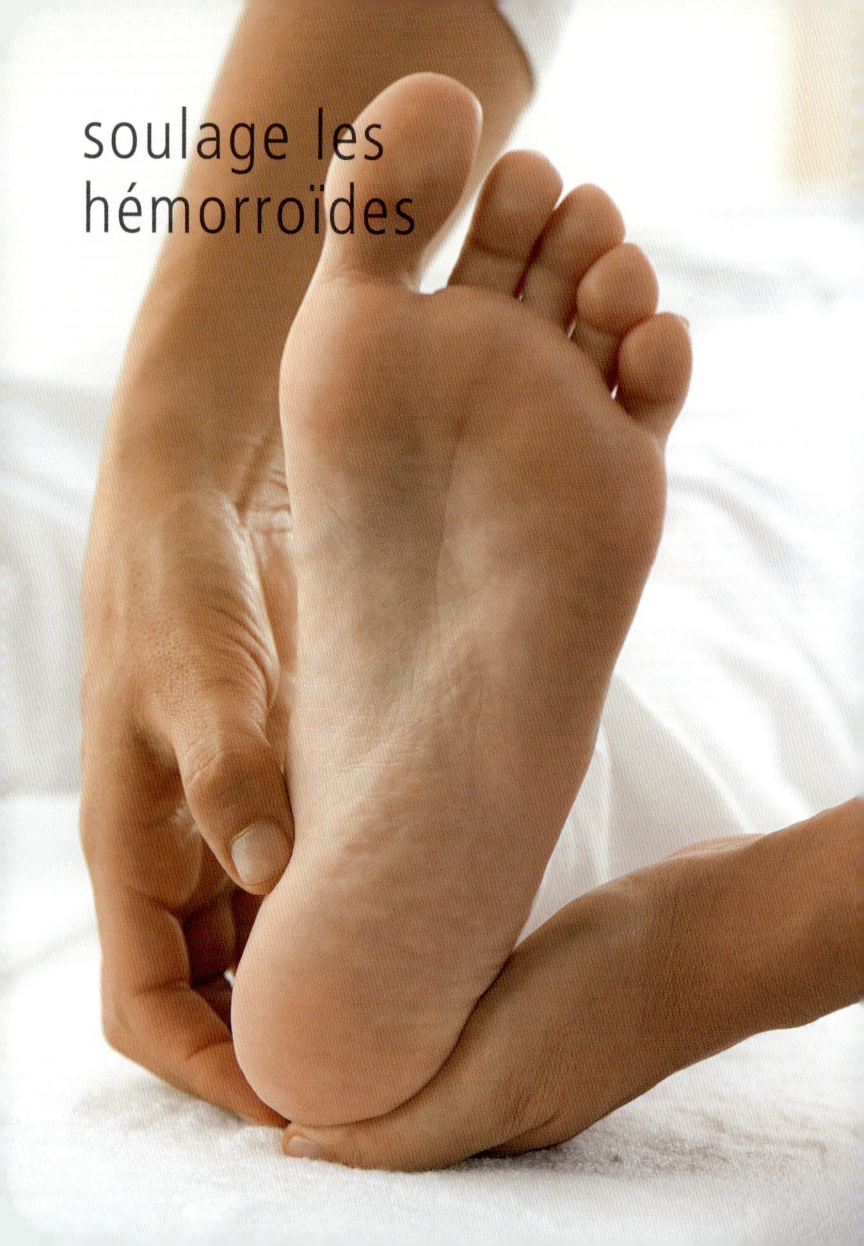
soulage les
hémorroïdes

Le rectum/l'anus

EMPLACEMENT	Sur la plante de chaque pied, la zone située à l'intérieur du talon, près de la jointure du talon avec la voûte plantaire, correspond au rectum et à l'anus.
PROBLÈMES SOULAGÉS PAR LE MASSAGE DE CE POINT	Hémorroïdes, élimination
TRAITEMENT	Commencez par masser l'intérieur d'un talon avec le bas de la paume, puis pétrissez avec les phalanges en augmentant progressivement la pression. Pour terminer, frottez la face interne du talon avec les pouces en allant de haut en bas, puis tenez et pressez de façon constante pendant au moins trente secondes. Recommencez sur l'autre pied.
HUILES ESSENTIELLES BÉNÉFIQUES	Pour de meilleurs résultats, utilisez des huiles de massage ou des lotions contenant des huiles essentielles de genévrier, de myrrhe ou de balsamine, aux vertus calmantes.

soulage les problèmes urinaires

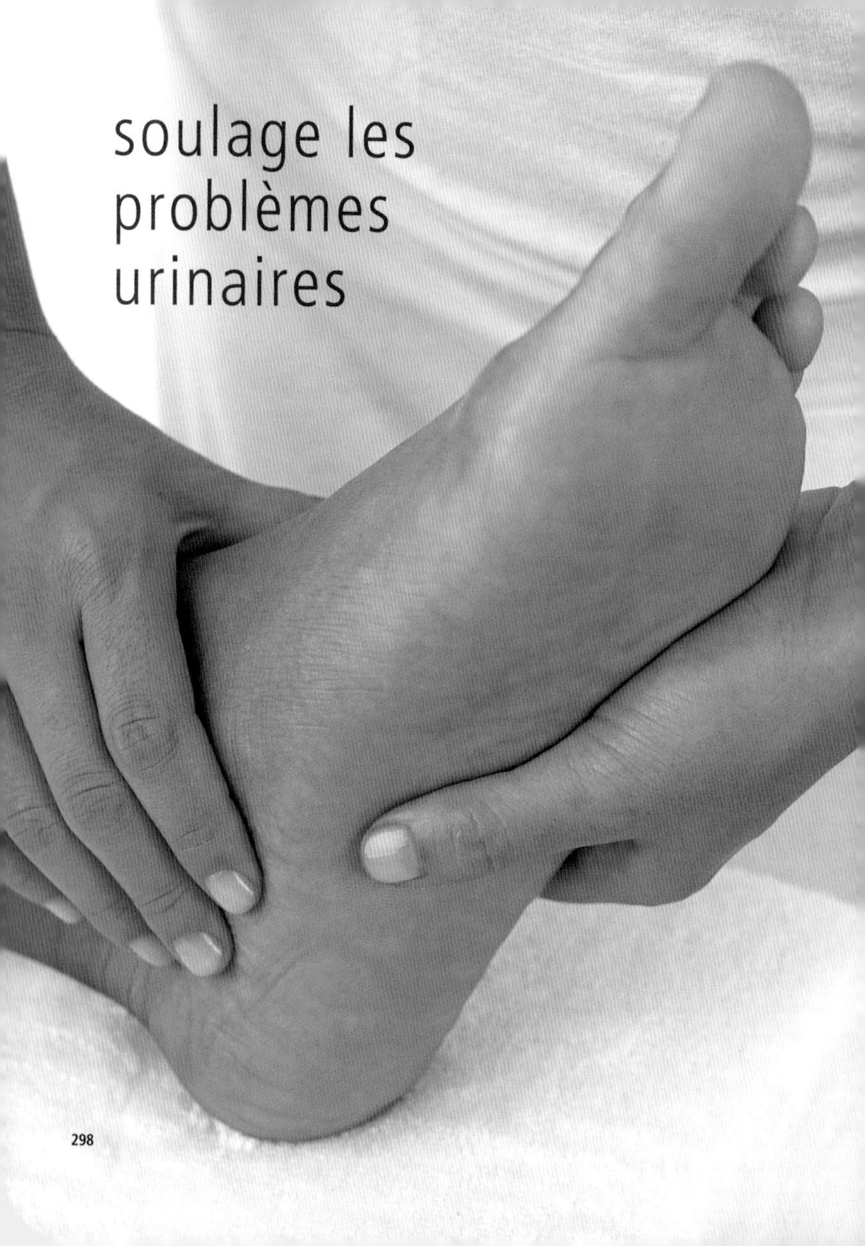

L'uretère

EMPLACEMENT	Sur les deux plantes de pied, une ligne allant de l'intérieur du talon au milieu de la voûte plantaire correspond à l'uretère.
PROBLÈMES SOULAGÉS PAR LE MASSAGE DE CE POINT	Problèmes urinaires
TRAITEMENT	Sur une plante de pied, massez avec le pouce en suivant un arc commençant à l'intérieur du talon jusqu'au milieu dela voûte plantaire, puis, en appuyant avec une phalange, revenez jusqu'à l'intérieur du talon. Recommencez plusieurs fois et refaites de même sur l'autre pied. (Note : envisagez aussi de masser la zone correspondant à la vessie.)
HUILES ESSENTIELLES BÉNÉFIQUES	Pour de meilleurs résultats, utilisez des huiles de massage ou des lotions contenant des huiles essentielles de bergamote ou de théier, aux vertus dépuratives et calmantes.

soulage les problèmes urinaires

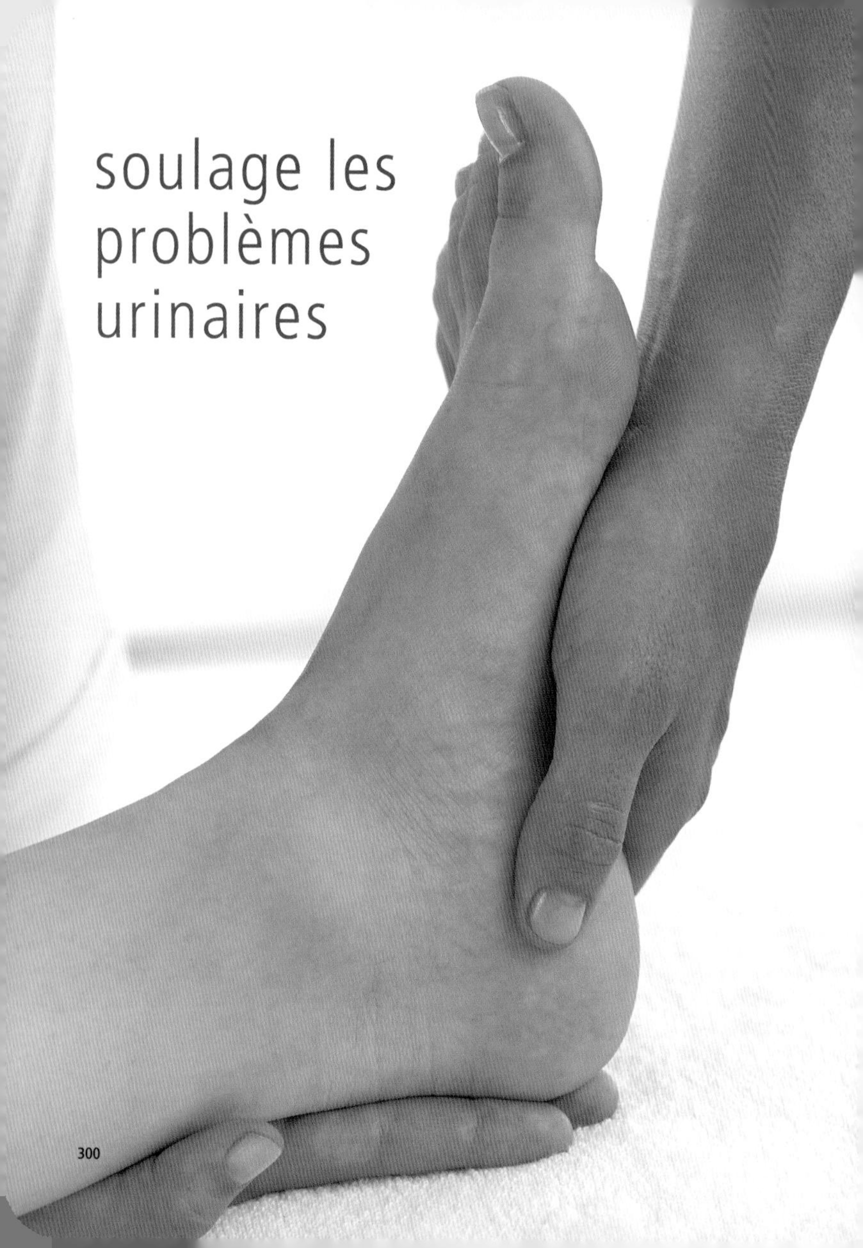

La vessie

EMPLACEMENT Sur les deux plantes de pied, l'intérieur du talon, à mi-chemin environ entre le dos du talon et sa jointure avec la voûte plantaire, correspond à la vessie.

PROBLÈMES SOULAGÉS PAR LE MASSAGE DE CE POINT Problèmes urinaires

TRAITEMENT Avec le bas de la paume, pétrissez l'intérieur d'un talon, puis massez avec les phalanges en utilisant un mouvement de balancier et en augmentant progressivement la pression. Pour terminer, massez avec le pouce une ligne allant de l'intérieur du talon jusqu'au milieu de la voûte plantaire (qui correspond aux reins). Recommencez sur l'autre pied.

HUILES ESSENTIELLES BÉNÉFIQUES Pour de meilleurs résultats, utilisez des huiles de massage ou des lotions contenant des huiles essentielles de bergamote ou de théier, aux vertus dépuratives et calmantes.

soulage les douleurs de dos et de jambes

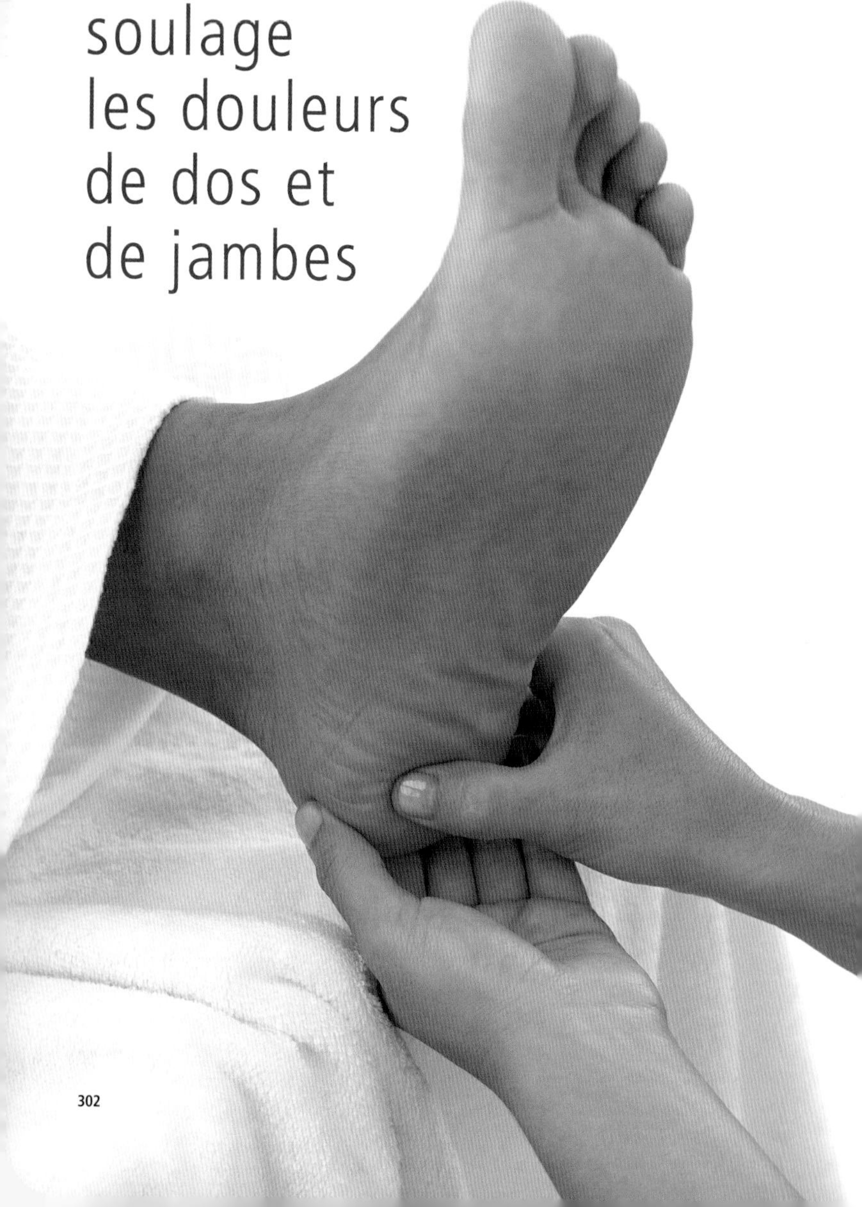

Le nerf sciatique

EMPLACEMENT Sur les deux pieds, une bande en travers du talon allant de l'intérieur vers l'extérieur du pied correspond au nerf sciatique.

PROBLÈMES SOULAGÉS PAR LE MASSAGE DE CE POINT Douleurs lombaires, crampes du mollet, douleurs ou insensibilité sur le derrière de la jambe, spasmes du dos, des jambes ou des pieds

TRAITEMENT Commencez par effleurer les deux talons avec le bout des doigts, puis, avec le pouce, appuyez doucement sur la ligne située en travers d'un talon en allant de l'intérieur vers l'extérieur et en augmentant progressivement la pression. Fermez le poing et massez avec les phalanges en allant de plus en plus profond jusqu'à ce que la douleur finisse par se calmer. Recommencez sur l'autre pied.

HUILES ESSENTIELLES BÉNÉFIQUES Pour de meilleurs résultats, utilisez des huiles de massage ou des lotions contenant des huiles essentielles de bergamote, de lemongrass, de lavande, de géranium ou de bois de santal, qui équilibrent à la fois le physique et le mental.